Grundriß der Augenheilkunde

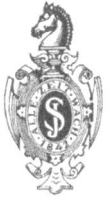

Grundriß der

Augenheilkunde

Mit einem Repetitorium für Studenten

Begründet von F. Schieck

Fortgeführt von E. Engelking

15. völlig neu bearbeitete Auflage

von

W. Leydhecker

Mit 280 zum Teil farbigen Abbildungen in 343 Einzeldarstellungen

Springer-Verlag Berlin Heidelberg GmbH 1968

Professor Dr. WOLFGANG LEYDHECKER
Direktor der Universitäts-Augenklinik Würzburg

ISBN 978-3-662-23612-3   ISBN 978-3-662-25691-6 (eBook)
DOI 10.1007/978-3-662-25691-6

Ursprünglich erschienen bei Springer-Verlag Berlin Heidelberg New York 1968.
Softcover reprint of the hardcover 15th edition 1968

Vorwort zur fünfzehnten Auflage

Gern bin ich der Aufforderung Herrn Prof. ENGELKINGS und des Springer-Verlages gefolgt, die neue Auflage dieses Grundrisses zu bearbeiten. Der Zweck dieses kurzen, von SCHIECK begründeten Buches, blieb unverändert: Dem Studierenden und dem praktischen Arzt soll ein Leitfaden gegeben werden, um sich mit den wichtigsten Fragen der Augenheilkunde vertraut zu machen.

Was ist wichtig? Besonders wichtig sind Krankheiten, deren Verkennen eine Gefahr für das Leben oder das Sehvermögen bildet oder die durch die Übertragbarkeit andere Menschen gefährden. Wichtig sind ferner Krankheiten, die besonders häufig sind und die der Nichtaugenarzt deshalb kennen soll, oder die der praktische Arzt selbst behandeln kann, wenn kein Facharzt erreichbar ist, sowie Augenveränderungen, die dem praktischen Arzt bei dem Erkennen von Allgemeinleiden nützen können. In jedem Kapitel habe ich mich bemüht, nach einer kurzen Schilderung der normalen Anatomie das Wichtigste zuerst zu bringen, wenn es möglich war. Der Text der 15. Auflage wurde fast völlig neu geschrieben.

Abbildungen steuerten die Univ.-Augenkliniken Bonn-Venusberg (Direktor Prof. Dr. SIEBECK) und Essen (Direktor Prof. Dr. MEYER-SCHWICKERATH) bei, ferner die Firmen Haag-Streit (Bielefeld bei Bern, Schweiz), Klein (Heidelberg), Möller (Wedel), Oculus (Dutenhofen) und Zeiss (Oberkochen). Neue Zeichnungen stammen von Herrn HEINRICH (Heidelberg), einige histologische Zeichnungen von Herrn Dr. MATHYL (Würzburg). Die Abbildungen 241 und 242 sind einer Arbeit des Verfassers mit freundlicher Genehmigung des Enke-Verlages entnommen. Herr Dr. WIDDER (Graz) und Frau GREGOR-SCHIESS (Bad Godesberg) haben das Manuskript in sprachlicher Hinsicht geprüft. Herr Prof. Dr. HENSCHLER (Würzburg) hat es in pharmakologischer Hinsicht durchgesehen. Ihnen allen danke ich für die Hilfe. Dem Verlag danke ich für das bereitwillige Eingehen auf meine Wünsche bei der Ausstattung des Werkes.

Würzburg, Juli 1968   W. LEYDHECKER

Inhaltsverzeichnis

Die Augenheilkunde

Die Augenheilkunde bietet einige Besonderheiten. Die Feinheit und Empfindlichkeit des Organs verbieten Derbheit bei der Untersuchung und Behandlung. Das Auge ist klein, bei vielen Operationen trägt der Arzt vergrößernde Sehhilfen oder blickt durch das Operationsmikroskop. Man könnte das Operieren mit einer Feinmechaniker-Arbeit vergleichen, wenn nicht die seelische Belastung für Patient und Arzt so groß wäre. Die Untersuchung der durchsichtigen Teile erfolgt im optischen Schnitt des Spaltlampenlichtes mit dem Untersuchungsmikroskop. Den Augenhintergrund sieht man bei der üblichen Betrachtung mit dem Augenspiegel bereits 16fach vergrößert, mit dem Untersuchungsmikroskop noch weit größer. In der Hornhaut erkennt der Arzt ohne weiteres Nerven, in der Retina Kapillaren. Diese ganz regelmäßig erhobenen Befunde im mikroskopischen Bereich kennen andere Fächer der Medizin nicht. Die Schönheit der Strukturen erfüllt den Betrachter mit Ehrfurcht vor der Schöpfung. Die Möglichkeit so klare Befunde zu erheben, veranlaßt ihn zu exaktem Beobachten und genauem ätiologischem und therapeutischem Denken. Die wertvollsten Quadratmillimeter des Körpers sind die beiden Foveæ centrales. Der hohe Wert des Auges legt dem Arzt eine besonders große Verantwortung auf. Das therapeutische Risiko ist groß. Ohne angewandte Psychologie, ohne Taktgefühl kann man nicht Augenarzt sein.

Mit der Gesamtmedizin ist die Augenheilkunde innig verflochten. Viele Allgemeinleiden bewirken Augenveränderungen. Diagnose und Therapie des Augenarztes führen ihn so täglich über sein Fach hinaus. Von den 12 Hirnnerven sind 6 am Auge und seinen Hilfsorganen beteiligt. Dadurch ist die Verflechtung mit der Neurologie besonders eng. Das Auge ist ja ein vorgeschobener Gehirnteil. Mit der Hals-Nasen-Ohrenheilkunde bestehen enge Beziehungen wegen der Nebenhöhlen, die dicht an das Auge heranreichen, mit der Dermatologie wegen der häufigen Erkrankungen der Lidhaut und Bindehaut. Der Wissenschaftler wird zum Studium des Auges vieler weiterer Wissensgebiete bedürfen: Der Physiologie, Chemie, Physik, Optik, Immunologie, Histologie, Psychologie und Statistik, um nur einige zu nennen. So betrachtet, ist die Augenheilkunde ein faszinierendes, klares und ästhetisches Arbeitsgebiet im Schnittpunkt vieler Wissenschaftszweige, das man nie auslernt, das große Verantwortung und tiefe Freude bringt, wenn man dem Kranken helfen kann.

Das Sehorgan

Das Sehorgan besteht aus den beiden Augen mit ihren Schutz- und Hilfsorganen, aus den Sehbahnen und Sehzentren. Der Augapfel enthält als wichtigsten Teil des Sehorgans die lichtempfindliche Netzhaut.

Sie ist ein nach vorn geschobener Hirnteil mit mehreren hintereinandergeschalteten Neuronen. Die adäquaten Reize sind elektromagnetische Wellen von etwa 400 bis 800 mμ. Bei jeder Blickrichtung ist den einzelnen Netzhautstellen ein be-

stimmter Ort im Raum zugeordnet: sie haben einen Raumwert. Die räumliche Unterscheidung und Ordnung der durch das einfallende Licht bedingten Sinneseindrücke
nennen wir Sehen.

Der Augapfel enthält bildentwerfende und bildaufnehmende Organe. Zu den
ersteren rechnen die *brechenden Medien:* Hornhaut und Linse. Das bildaufnehmende
Organ ist die Netzhaut *(Retina)*. In ihr wird der *physikalische Reiz* mittels photo-
chemischer Prozesse in einen *nervösen* Reiz umgewandelt. Der ihn weiterleitende
Sehnerv (*Nervus opticus*, anatomisch richtiger: *Fasciculus opticus*), das Chiasma nervorum,
die Tractus optici und intracerebralen Bahnen über den Thalamus opticus und die

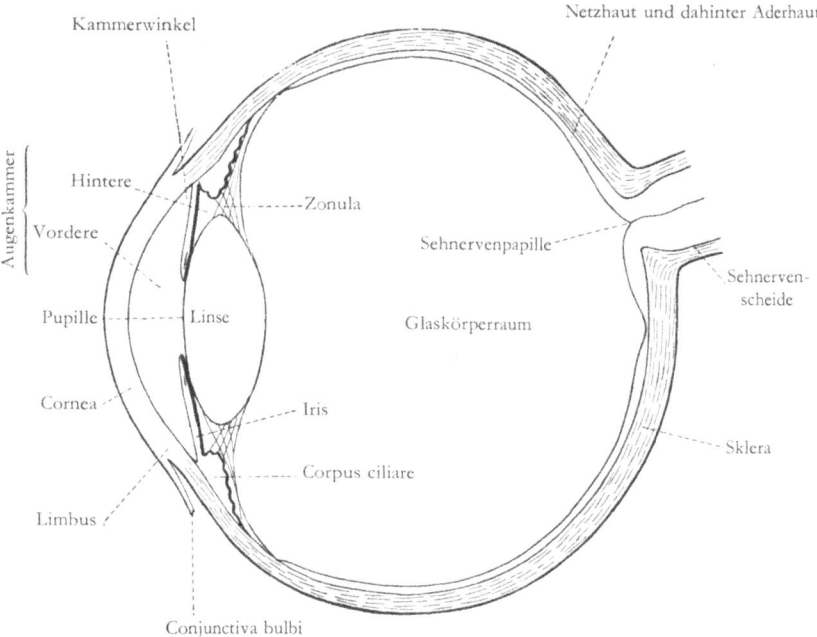

Abb. 1. Waagrechter schematischer Durchschnitt durch den linken Augapfel, von oben
gesehen

Gratioletsche Sehstrahlung bis in die Hinterhauptsrinde bilden die *nervöse Leitung*.
Hier, im *Sehzentrum*, befinden sich die Substrate der bewußten Lichtempfindung. Eine
Anzahl übergeordneter Bahnen, die von hier ausgehen und das Sehzentrum mit anderen Hirnteilen verbinden, sorgen für die weitere Verarbeitung der optischen Eindrücke und ihre Einordnung in den Gesamtkomplex der Erfahrung *(psychische
Leitung)*. Jeder überschwellige Lichtreiz, der zur Hirnrinde gelangt, hinterläßt wahrscheinlich in ihren Zentren gewisse dauernde Veränderungen (Engramme).

Der Augapfel erhält seine Gestalt durch eine kugelförmige Hülle festen Bindege-
webes, die vorn von der durchsichtigen Hornhaut *(Cornea)*, im übrigen von der weißen
Lederhaut *(Sklera)* gebildet wird. Die Hornhautkrümmung hat einen etwas kürzeren
Radius (8 mm = 42 dpt) als die übrige Bulbuskapsel, so daß die Cornea wie ein
Uhrglas der Bulbuswandung eingefügt ist. An ihrem Rand befindet sich deshalb eine
seichte Rinne *(Limbus corneae)*. Der horizontale Durchmesser der durchsichtigen
Hornhaut (nicht etwa mit dem Krümmungsdurchmesser zu verwechseln!) beträgt

etwa 11,5 mm (Normalwerte 10—13 mm), die sagittale Achse des normalen Auges etwa 24 mm.

Das Auge des Neugeborenen, obwohl bereits relativ sehr weit entwickelt, ist gegenüber dem des Erwachsenen viel kürzer. Seine Achsenlänge beträgt nur etwa 17 mm. Hornhaut und Linse sind entsprechend stärker gewölbt. Trotzdem ist das Neugeborenenauge in der Regel hypermetrop, auch wenn es später emmetrop oder myop wird. Der Hornhautdurchmesser bei Neugeborenen beträgt 8—10 mm (wichtig für die Diagnose der Hydrophthalmie!).

Hinter der Cornea liegt die *vordere Augenkammer,* die begrenzt wird von der Hornhauthinterfläche, dem Kammerwinkel, der Irisvorderfläche und, im Bereich der schwarzen Pupille, der Linsenvorderfläche (Abb. 1—3).

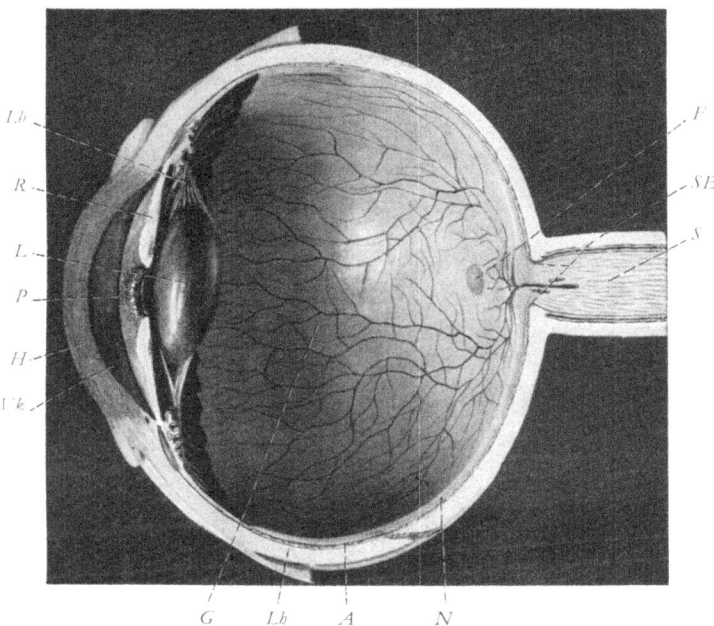

Abb. 2. Temporale Hälfte des rechten Augapfels (nach einem Lehrmodell. Die Linse ist nicht durchschnitten). *Lb* Linsenaufhängebänder, zirkulär um den Linsenrand angeordnet; *R* Regenbogenhaut; *L* Linse; *P* Pupille; *H* Hornhaut; *Vk* vordere Augenkammer; *G* innerer, vom Glaskörper ausgefüllter Hohlraum; *Lh* Lederhaut; *A* Aderhaut; *N* Netzhaut (dazwischen Pigmentschicht); *S* Sehnerv; *SE* Sehnerveneintritt; *F* Stelle des schärfsten Sehens (Fovea)

Der funktionell wichtige *Kammerwinkel* befindet sich dort, wo die Hornhautrückfläche zur Iris umbiegt. Er ist unseren Blicken entzogen, weil die weiße Lederhaut vorn etwas auf Kosten der durchsichtigen Hornhautoberfläche übergreift und den Kammerwinkel verdeckt. Die Umschlagstelle der Hornhaut zur Iris wird vom Trabeculum corneo-sclerale gebildet. Dem Kammerwinkel entlang und von diesem durch das Trabekelwerk getrennt zieht in den tieferen Lagen der Hornhaut-Lederhautlamellen der Schlemmsche Kanal. Er bildet einen ringförmigen Sinus. Das Kammerwasser fließt durch die schwammähnlichen Trabekel in den Schlemmschen Kanal und verläßt ihn über 20—30 Abflußkanälchen, die teils in den tiefen intraskleralen Venenplexus, teils in oberflächliche Bindehautvenen münden.

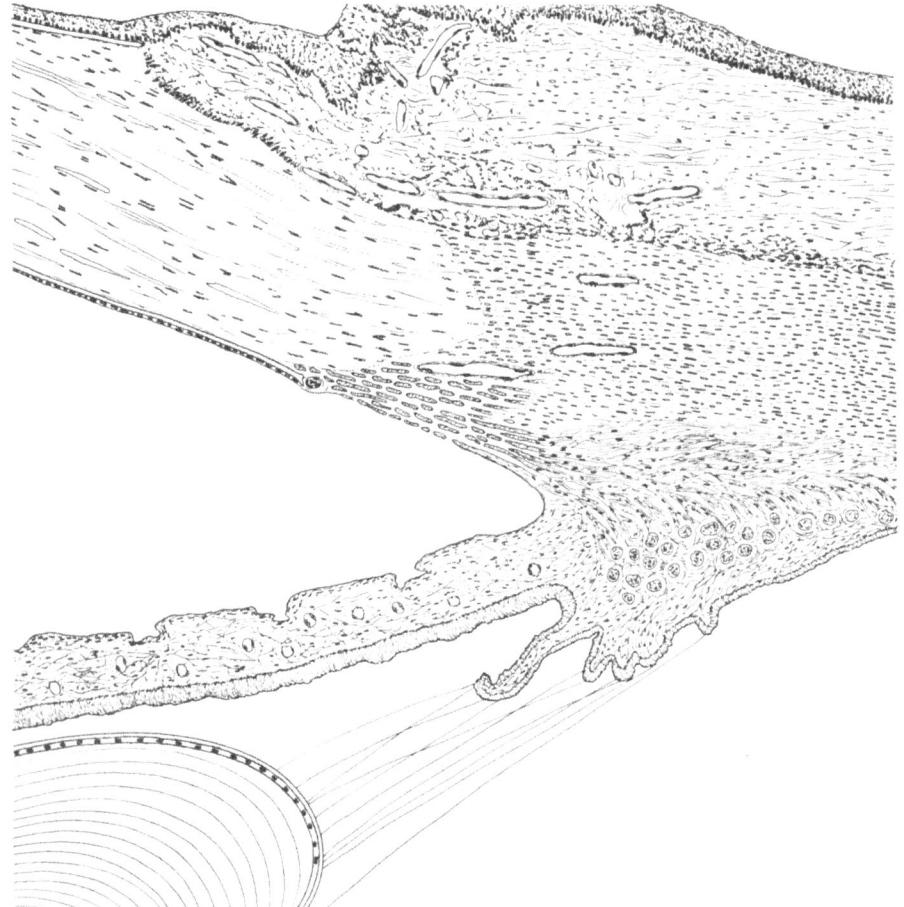

Abb. 3. Vorderabschnitt des menschlichen Auges mit Kammerwinkel. Vergleiche das gonioskopische Bild Abb. 221! Links oben Hornhaut, deren Peripherie von Sklera überdeckt ist. Die Lücken in der Sklera sind Venen des intraskleralen Plexus, durch die das Kammerwasser abfließt. Die Hornhaut ist innen von einem Endothel ausgekleidet. Das Endothel endet zusammen mit der Descemetschen Membran in einer Verdickung, die man gonioskopisch als Schwalbesche Linie sieht. Hierauf folgt zum Kammerwinkel hin ein im Schnitt dreieckiger spongiöser Körper, das Trabeculum corneosclerale. Durch dessen Lücken sickert das Wasser in den Schlemmschen Kanal und von hier aus in Venen des intraskleralen Plexus. Die hintere Wand des Kammerwinkels wird von der Iris gebildet, die der Linsenvorderfläche lose aufliegt. Das Linsenepithel reicht bis in die Äquatorgegend. Die Linse ist mit den Zonulafasern an den Ziliarfortsätzen und den Tälern zwischen den Ziliarfortsätzen aufgehängt. Am Ziliarkörper unterscheidet man die meridionalen Fasern des Brückeschen Muskels und die zirkulären Fasern des Müllerschen Muskels

Irishinterfläche, Processus ciliares, Zonula Zinnii und Linsenvorderfläche begrenzen die hinter der Ebene der Regenbogenhaut gelegene *hintere Augenkammer*. Vordere und hintere Augenkammer sind mit durchsichtigem Kammerwasser gefüllt, das von hinten durch die Pupille in die vordere Augenkammer übertritt, denn die

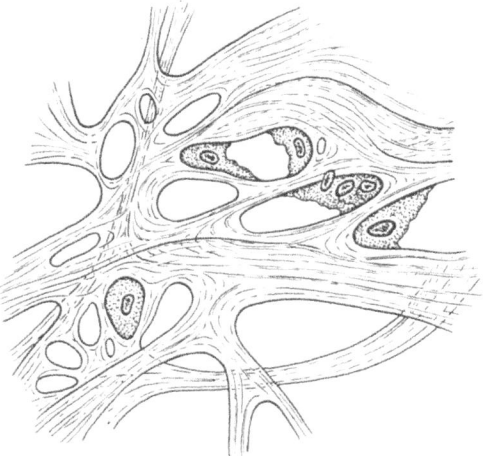

Abb. 4. Mikroskopischer Flachschnitt durch das Trabekelwerk, schematisiert, nach Tron-
coso. Durch die Lücken des schwammähnlichen Gewebes fließt das Kammerwasser ab

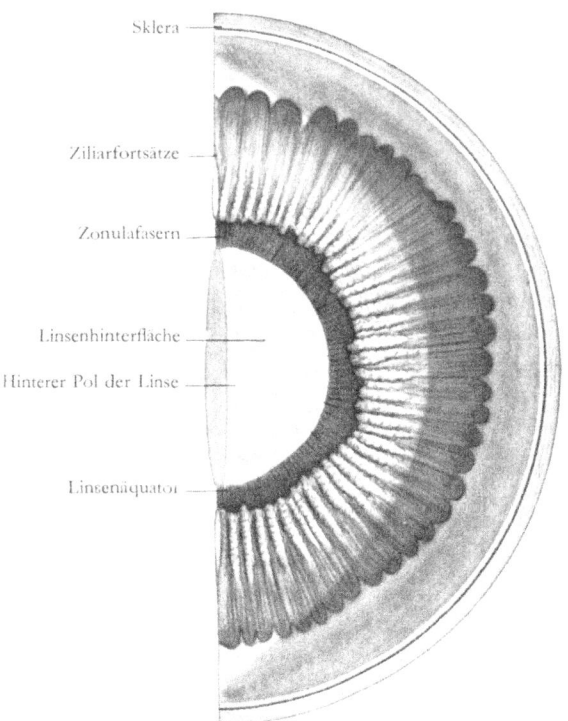

Sklera

Ziliarfortsätze

Zonulafasern

Linsenhinterfläche

Hinterer Pol der Linse

Linsenäquator

Abb. 5. Corpus ciliare und Linse von rückwärts. (Nach Eisler)

Irisfläche liegt der Linsenkapsel nur ganz lose auf. Der Pupillenrand gleitet beim
Pupillenspiel auf der Linsenvorderfläche hin und her.

Die *Linse* selbst liegt hinter der Pupille in der tellerförmigen Grube des Glaskörpers und ist durch die zarten Fasern der Zonula Zinnii an den Ciliarfortsätzen des Corpus ciliare befestigt. Die Zonulafasern gehen von der Pars plana sowie von den Tälern zwischen den Ziliarfortsätzen aus. Die Linse stellt einen kristallklaren Körper dar, dessen Brechungsindex größer ist als der des Kammerwassers und des Glaskörpers und überdies von außen nach innen zunimmt. Läßt durch Kontraktion des Ziliarmuskels der Zug der Zonulafasern auf die Linse nach, dann wölbt sich diese infolge ihrer eigenen Elastizität, und ihre Brechkraft nimmt zu. Linse und Zonula bilden die Scheidewand zwischen Glaskörperraum und Augenkammer. Die Linse hat keine Blutgefäße und keine Nerven.

Der Raum hinter der Linse wird vom festflüssigen Gel des *Glaskörpers* eingenommen, das in ein feines Gerüstwerk eingebettet ist. Der Brechungsindex des Glaskörpers entspricht ungefähr dem des Vorderkammerwassers (1,3). Der *Glaskörper* (Corpus vitreum) hat folgende Begrenzungen: vorn die Linsenhinterfläche und die rückwärtigen Fasern des Aufhängebandes der Linse, weiter nach hinten zunächst ein schmales Stück Corpus ciliare, das von rudimentärer Netzhaut überzogen ist und dann die Innenfläche der Netzhaut samt Sehnervenscheibe.

Die *Netzhaut* (Retina) ist entwicklungsgeschichtlich als eine bläschenförmige Ausstülpung des Gehirns angelegt (primäre Augenblase), die dann von vorn her einsinkt und somit zu einer Duplikatur (Augenbecher) wird. Die innere Zellage bildet später die eigentliche *Netzhaut,* die äußere das *Pigmentepithel* (Abb. 277, S. 215). Die Netzhaut entwickelt sich zu einem vielzelligen komplizierten Organ, das der Aufnahme der Lichtreize dient. Das Pigmentepithel bleibt einschichtig und haftet als Pigmentzellenbelag fest an der Innenfläche der zwischen Netzhaut und Lederhaut liegenden Aderhaut. Die beiden Blätter der Duplikatur, Netzhaut und Pigmentepithel, verwachsen nicht miteinander, sondern liegen lose aneinander. Das zu wissen ist für das Verständnis der Netzhautablösung (S. 139) wichtig. Nur nahe dem Corpus ciliare, wo die lichtempfindliche Partie der Netzhaut aufhört *(Ora serrata),* verschmelzen beide Blätter miteinander, indem auch die Netzhaut zu einer einschichtigen Epithellage wird, die sich mit dem Pigmentepithel verbindet. So überzieht die rudimentäre Netzhaut in doppelter Epithellage im vorderen Augenabschnitt die ganze Innenoberfläche des Corpus ciliare (Pars ciliaris retinae) und die Rückfläche der Iris (Pars iridica retinae). Im Gebiete des Corpus ciliare ist die als Fortsetzung der Netzhaut geltende innere Epithellage unpigmentiert, an der Irisrückfläche dagegen pigmentiert, so daß hier also zwei pigmentierte Zellagen aufeinanderliegen (von Pigment durchsetzte rudimentäre Netzhaut und Netzhautpigmentepithel); sie enthalten die radiär verlaufenden Fasern des M. dilatator pupillae.

Die Netzhautnervenfasern fließen auf der *Sehnervenscheibe* (Papilla nervi optici) zum *Sehnerven* zusammen, der durch die Löcher der *Siebplatte* (Lamina cribrosa sclerae) den Augapfel verläßt.

Regenbogenhaut (Iris), *Strahlenkörper* (Corpus ciliare) und *Aderhaut* (Chorioidea) bilden eine zusammenhängende Haut (Tunica vasculosa oder Tractus uvealis, kurz: Uvea). Am weitesten nach vorn liegt die aus Vorder- und Hinterblatt zusammengesetzte *Iris;* sie scheidet die vordere Augenkammer von der hinteren und bildet als Umgrenzung der Pupille die Blende des optischen Systems. Mit ihrem *Pupillenrand* schleift sie auf der Linsenvorderfläche, mit ihrer Wurzel, die den Kammerwinkel begrenzt, geht sie ohne scharfe Absetzung in den *Strahlenkörper* über. Dieser hat im

Querschnitt annähernd dreieckige Gestalt, die sich bei eintretender Akkommodationsanspannung ändert. Seine Fortsätze *(Processus ciliares)* sind Erhebungen, die an der Rückfläche des Organs speichenartig angeordnet sind und nach der Linse zu vorspringen (Abb. 3). Von ihnen spannt sich das *Linsenaufhängeband*, die *Zonula*, hinüber zur Linsenkapsel, auf der es sich mit einer Faserreihe vorn, mit einer anderen hinten anheftet. Treten durch die Kontraktion der an der Basis des Dreiecks liegenden Muskulatur des Corpus ciliare die Fortsätze mit ihren Kuppen näher an den Linsenäquator heran, dann erschlafft das Aufhängeband und wölbt sich die Linse stärker (s. Abb. 64, S. 51). Die vordere Kammer wird dabei etwas flacher. Gleichzeitig zieht sich die Pupille zusammen (Naheinstellungsreaktion), und endlich werden durch die meridionalen Fasern des Ziliarmuskels auch die vorderen Teile der Aderhaut angespannt und etwas nach vorn gezogen. Außerdem sondern die Epithelzellen des Strahlenkörpers (also die Zellen der rudimentären Netzhaut) das Kammerwasser ab. Weiter rückwärts wird das Corpus ciliare flacher; seine Pars plana geht ganz allmählich in die Aderhaut über.

Die *Iris* dient als Blende, der *Strahlenkörper* als Träger des Akkommodationsorganes sowie als Quelle des Kammerwassers.

Die *Aderhaut* ist innen, zur Netzhaut hin, von einem straffen Häutchen, der *Lamina vitrea*, begrenzt, der das Pigmentepithel der Retina aufsitzt. An die Lamina vitrea schließt sich zunächst die *Choriocapillaris* an, welcher die eigentliche Aufgabe der Netzhauternährung zufällt, sodann die *Schicht der mittleren und größeren Gefäße*. Durch die Zellagen der *Suprachorioidea* mit ihren Lymphräumen ist die Aderhaut mit der Lederhaut verbunden.

Die *Linse* ist zwischen vorderer Augenkammer und Glaskörper mit ihrem an die Fortsätze des Strahlenkörpers angehefteten Aufhängebande befestigt, das mit seinen Fasern in die Linsenkapsel übergeht. Linse samt Zonula bilden daher die Scheidewand zwischen Augenkammer und Glaskörperraum (s. Abb. 1, 2 und 3).

Der Augapfel ist in das orbitale Fettgewebe eingebettet, das von den Augenmuskeln und einem System feiner Bindegewebsstränge durchsetzt wird. Diese umgeben insbesondere die Lederhaut mit einer zarten Fascienhülle, die sich von der Duralscheide des Sehnerven aus als eine Art Kapsel *(Tenonsche Kapsel)* nach vorn erstreckt. Hier geht sie in die Muskelscheiden über, sendet aber auch Fasern bis in die Conjunctiva bulbi, zur Fascia tarso-orbitalis und — als *Ligamenta capsularia* oder Retinacula oculi — zur Periorbita. Muskulatur, Fascienapparat und orbitales Fett halten den Bulbus schwebend und beweglich in seiner Lage. Während hinten und seitlich die Schädelknochen den Raum der Orbita umschließen, ist er nach vorn durch die Lider, insbesondere die Tarsusknorpel und das von ihnen zum knöchernen Orbitalrande ziehende *Septum orbitale* begrenzt.

Über die Lage der Tränenorgane wird S. 62 berichtet.

Das Blutgefäßsystem (Abb. 6). *Die arterielle Gefäßversorgung der Orbita* und besonders des Augapfels geschieht durch die Äste der A. ophthalmica, die aus der Carotis interna stammt und mit dem N. opticus durch das Foramen opticum des Keilbeins in die Augenhöhle gelangt.

Das venöse Blut des Augapfels und der Augenhöhle wird im wesentlichen durch die *V. ophthalmica* abgeführt, die durch die Fissura orbitalis superior mit dem Sinus cavernosus in Verbindung steht. Nach vorn hin bestehen Anastomosen mit den

Gesichtsvenen, so daß ein Furunkel von Oberlippe oder Naseneingang zur Thrombose des Sinus cavernosus führen kann.

Am Augapfel selbst unterscheiden wir die Bindehaut-, Ziliar- und Netzhautgefäße. Das *Bindehautgefäßsystem* liegt ganz oberflächlich; schon am ungereizten Auge sind einzelne Äderchen auf der weißen Lederhaut sichtbar. Sie lassen sich mitsamt der Conjunctiva bulbi auf der Lederhaut leicht verschieben.

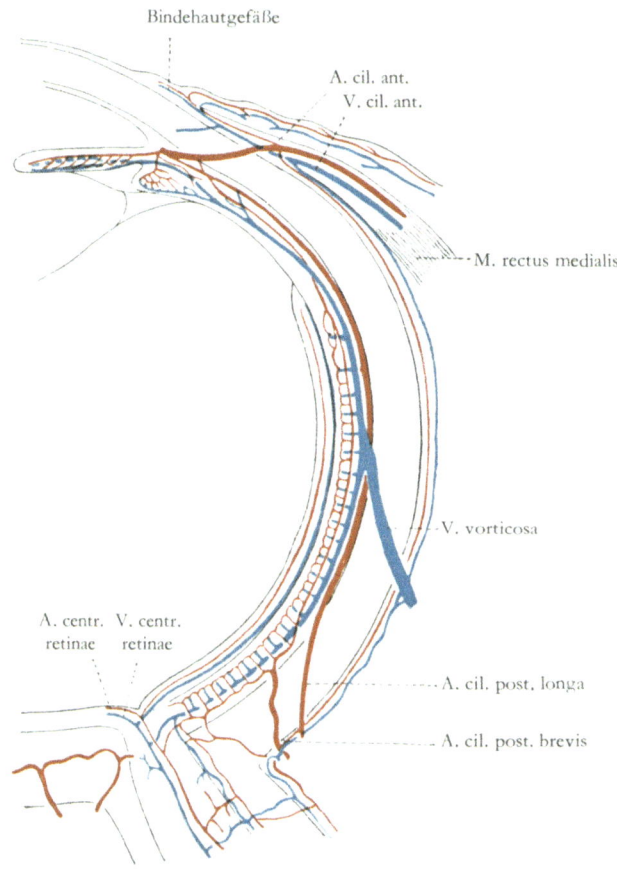

Abb. 6. Blutgefäße des Auges. (Nach Th. Leber)

Demgegenüber stellt der *Ziliarkreislauf* ein Netz dar, welches die tieferen Teile des Auges, vorzüglich die Uvea, versorgt. Die vorderen Ziliararterien und -venen durchbrechen die Sklera in der Höhe des Ansatzes der geraden Augenmuskeln, mit denen sie an das Auge herankommen. Sie verzweigen sich innerhalb der Iris und des Corpus ciliare. Vielfache Anastomosen bestehen zwischen ihnen und den hinteren Ziliargefäßen. Diese gliedern sich in kurze und lange Äste. Die 4—6 Aa. ciliares posteriores breves *(Arteriae chorioideae)* und 2 longae *(Arteria iridis nasalis* und *temporalis)* treten an der Hinterfläche des Augapfels in der Umgebung des Sehnerven durch die Sklera hindurch. Von hier aus verästeln sich die kurzen Arterien unmittelbar in die Aderhaut, wo sie in die Schicht der größeren Gefäße übergehen. Die zwei

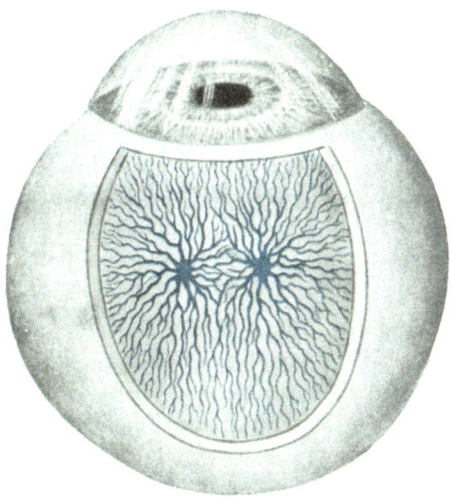

Abb. 7. 2 Vortexvenen. Die Sklera ist zum Teil entfernt, so daß man die schematisch wiedergegebenen Wirbelvenen an der Außenfläche der Aderhaut sehen kann

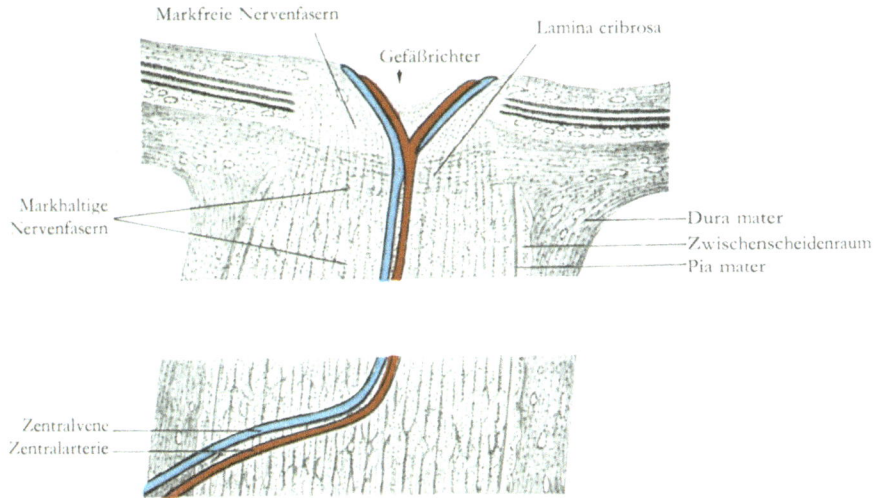

Abb. 8. Schematischer Durchschnitt durch Sehnerv und Papille

langen Arterien ziehen jedoch ziemlich genau medial und lateral vorerst ungeteilt nach vorn, um sich an der Versorgung der Iris und des Corpus ciliare zu beteiligen, indem sie die schon erwähnten Verbindungen mit den vorderen Ciliargefäßen eingehen. Das venöse Blut der Aderhaut hingegen sammelt sich in den *Wirbelvenen* (Vv. vorticosae), deren es am oberen und unteren Augapfelumfange je zwei gibt. Sie werden von den einzelnen Stämmchen in der Schicht der größeren Aderhautgefäße so gespeist, daß überall dort, wo eine Wirbelvene die Sklera durchbohrt, sich ein radiär verlaufender Strahlenstern von zahlreichen Venen in das Hauptgefäß (s. Abb. 7) ergießt. Der Durchtritt der Wirbelvenen durch die Lederhaut erfolgt in ganz schräger Richtung (Abb. 6).

Wir haben oben gesehen, daß die äußeren Netzhautschichten ihr Ernährungsmaterial von der Kapillarschicht der Aderhaut zugeführt erhalten. Die inneren Schichten dagegen, die Nervenfasern und Ganglienzellen, haben ein eigenes Gefäßsystem (Abb. 8). Ungefähr 6 mm vor Eintritt des Sehnerven in den Augapfel dringen in seinen Stamm von unten her die Zentralarterie und Zentralvene ein, um durch die Mitte der Siebplatte hindurchzubrechen und sich nun vom Gefäßtrichter der Sehnervenscheibe aus auf der Innenfläche der Netzhaut zu verästeln. Die Netzhautzentralgefäße sind sog. Endgefäße, d. h. sie haben keine Kollateralen mit anderen Gefäßsystemen. Ihre Verstopfung bringt daher die Funktion des ganzen versorgten Gebietes sofort zum Erliegen.

Die Nerven des Sehorgans. *Der Sehnerv* (Fasciculus oder Nervus opticus) ist nicht eigentlich ein Nerv, sondern wie die Netzhaut ein vorgeschobener Gehirnteil. Durch die Lamina cribrosa der Sklera das Auge verlassend, zieht er, von Dura und Pia umgeben, in einer leichten Windung zum Foramen opticum und von hier in das Schädelinnere, um im *Chiasma nervorum* aufzugehen. (Weiterer Verlauf s. S. 165).

Motorische Nerven. Der *N. oculomotorius* innerviert von den äußeren Augenmuskeln den M. rectus superior, rect. inf., rect. med., obliquus inf., außerdem den Levator palpebrae superioris; von den inneren Augenmuskeln über die motorische Wurzel des Ganglion ciliare den M. sphincter iridis und den Ziliarmuskel (der M. dilatator iridis wird vom Sympathicus innerviert). Der *N. abducens* innerviert den M. rect. lat., der *N. trochlearis* den M. obliquus superior.

Sensible Nerven. Die sensible Versorgung des Sehorgans geschieht durch den *N. trigeminus.* Sein erster Ast *(Ramus ophthalmicus)* betritt durch die Fissura orbitalis superior die Orbita und versorgt die Haut des Oberlides, der Stirn und des behaarten Kopfes dahinter, ferner die Bindehaut und — über das Ganglion ciliare — den Ziliarkörper, die Iris und Cornea. Der zweite Ast kommt aus der Fossa pterygopalatina durch das Foramen rotundum; sein Hauptast, der *N. infraorbitalis,* zieht von dort aus am Boden der Orbita im Sulcus infraorbitalis nach vorn zum Foramen infraorbitale. Er versorgt die Haut des Unterlides und der Wange.

Sympathische Nerven stammen aus dem Centrum ciliospinale des Rückenmarkes und gelangen über das *Ganglion cervicale craniale* und den *Plexus cavernosus des Sympathicus* durch die Fissura orbitalis superior in die Orbita. Mit den Nn. ciliares longi und breves treten sie in das Auge. Der Sympathicus innerviert den zwischen den Fasern des Levator palpebrae superioris eingelagerten Müllerschen *Lidheber* und entsprechende Muskelfasern am Unterlid, ferner über die sympathische Wurzel des Ganglion ciliare den in der Pars iridica retinae verborgenen M. dilatator pupillae.

Parasympathische Nerven gelangen mit dem N. oculomotorius zum Ganglion ciliare. Dessen postganglionäre Fasern verlaufen mit den Nn. ciliares breves zum Bulbus und innervieren den M. sphincter pupillae und M. ciliaris. Sekretorische parasympathische Fasern innervieren die Tränendrüse. Sie verlaufen mit dem sensiblen N. lacrimalis.

Das *Ganglion ciliare* liegt hinter dem Augapfel zwischen dem M. rect. lat. und dem Sehnerven im Orbitalfettgewebe. Es empfängt eine *lange sensible* Wurzel aus dem Nasociliaris des ersten Trigeminusastes, eine *kurze motorische* aus dem den M. obliquus inf. innervierenden Aste des Oculomotorius und eine *sympathische* aus dem Plexus cavernosus des Sympathicus, der mit dem Ganglion cervicale craniale in Verbindung

steht. Vom Ganglion ciliare und vom Trigeminus unmittelbar (zwei lange Ziliar-
nerven) ziehen die feinen Nn. ciliares zum Bulbus, in den sie ähnlich wie die Ziliararterien in der Umgebung des Sehnerven eintreten.

Der *N. facialis* innerviert den M. orbicularis oculi, den Schließmuskel der Augenlider.

Der intraokulare Flüssigkeitswechsel

Die intraokulare Flüssigkeit des Glaskörpers, der hinteren und vorderen Kammer
stammt aus den Geweben des Tractus uvealis. Aus der Choriocapillaris treten er-
nährende Substanzen in die äußere Schicht der Netzhaut über. Die Ziliarfortsätze
sondern Kammerwasser ab, das von der hinteren Kammer durch die Pupille in die
Vorderkammer fließt, seine Zusammensetzung auf diesem Weg durch Diffusion in
und aus den Irisgefäßen ändert und dann größtenteils durch das Trabeculum corneosclerale in den Schlemmschen Kanal gelangt, von wo es in die Blutbahn abfließt.
Die treibende Kraft für den Kammerwasserstrom ist ein hydrostatisches Druckgefälle.
Gebildet wird das Kammerwasser durch Ultrafiltration und Sekretion (aktive Zell-
tätigkeit des Ziliarepithels). Die Menge des abfließenden Kammerwassers ist etwa
2 mm³/min. Ein weit geringerer Teil sickert nach hinten zur Uvea und verläßt das
Auge durch die Sklera.

Die Untersuchungsmethoden des Auges

Die *objektiven* Untersuchungsmethoden betrachten das Auge als Teil des Körpers,
die *subjektiven* als Sinnesorgan, dessen Funktionen unter Mithilfe des Patienten geprüft werden.

Objektive Untersuchungsmethoden

Die Untersuchung des Auges beginnt mit einer Inspektion der Umgebung des
Auges, der Gegend der Fossa lacrimalis, der Lider (z.B. die Weite der Lidspalte,

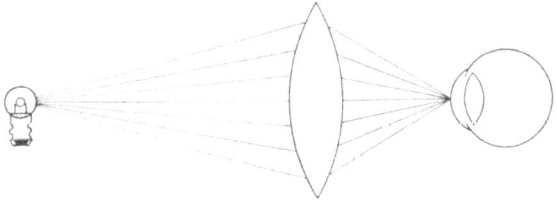

Abb. 9. Strahlengang bei fokaler Beleuchtung

die Stellung der Lider und Tränenpünktchen, die Häufigkeit des Lidschlages).
Man beachtet die Lage des Auges in der Orbita (Exophthalmus, Verdrängung nach
den Seiten, Zurückdrängbarkeit), ferner Größe und Gestalt des Bulbus, Geräumig-
keit des Bindehautsackes, Farbe der Bindehaut, etwaige Sekretion, Größe, Form und
Durchsichtigkeit der Hornhaut, das Verhalten der Vorderkammer, Iris und Pupille.
Mit einem spitz gedrehten Wattebausch, mit dem wir die Hornhaut zart berühren,
prüfen wir ihre Sensibilität. Endlich werden wir auch sogleich darauf achten, ob
die beiden Augen sich parallel miteinander bewegen.

Über die Stellung orientiert am einfachsten eine kleine elektrische Taschenlampe, mit der man das Purkinjesche Hornhautspiegelbildchen auf der Hornhautmitte erzeugt. Diese fällt zwar nicht ganz genau mit der Visierlinie des Auges zusammen, aber doch annähernd (die Abweichung beträgt in der Regel nicht mehr als 2—4 Winkelgrade = Winkel γ), so daß man schnell einen Überblick gewinnt, ob und in welcher Richtung evtl. eine Abweichung vom normalen Zustande besteht. (Über die Prüfung auf Doppelbilder s. S. 204 und 206.)

Nach Untersuchung bei Tageslicht schreitet man im verdunkelten Raum zur Untersuchung des vorderen Bulbusabschnittes bei seitlich fokaler Beleuchtung sowie mit der Spaltlampe. Bei *fokaler Beleuchtung* erkennt man feinere Trübungen der Hornhaut, des Kammerwassers und der Linse sowie Einzelheiten der Iriszeichnung.

Eine Lichtquelle (Abb. 9) steht seitlich vorn vor dem Patienten in ungefähr $^1/_2$ m Abstand; ihr Licht wird mit Hilfe einer Lupenlinse von $+ 20,0$ dpt in einen annähernd 5 cm langen Strahlenkegel verwandelt. Richten wir nun die Spitze dieses Kegels auf die zu untersuchende Stelle, so erstrahlt sie in hellem Licht, während die Umgebung dunkel bleibt.

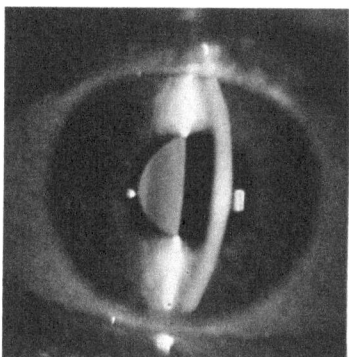

Abb. 10. Untersuchungen des Vorderabschnittes des Auges an der Spaltlampe. Das Lichtbüschel der Spaltlampe kommt von rechts. Hornhautmikroskop und Spaltbüschel sind auf die Hornhautvorderfläche fokussiert. Deshalb ist die Abbildung des Lichtbüschels der Spaltlampe auf der Iris und Linse (links im Bild) unschärfer

Durch Verschieben des Strahlenkegels von vorn nach hinten kann man die einzelnen Ebenen des vorderen Augenabschnittes nacheinander ableuchten: Hornhaut, Vorderkammer, Iris und schräg durch die Pupille hindurch die Linse. Mittels der fokalen Beleuchtung kann man auch das Purkinjesche *Spiegelbildchen* (vgl. Abb. 10) der Hornhaut untersuchen. Es erlaubt uns, wenn wir es über die Oberfläche der Hornhaut hingleiten lassen, zu erkennen, ob diese regelmäßig gewölbt, spiegelnd, glatt und glänzend ist oder krankhaft verändert. Die gleiche Untersuchung ist auch mit dem Bilde des Fensterkreuzes möglich, wenn der Patient einem Fenster gegenüber sitzt. Auch die hintere Linsenfläche gibt ein (umgekehrtes), ziemlich lichtstarkes Spiegelbildchen, so daß die Anwesenheit der Linse und evtl. ihre Lageveränderung diagnostiziert werden kann.

Man verwendet zur Untersuchung des Vorderabschnittes eine Taschenlampe mit fokussiertem Licht, wie sie der Augenarzt als Visitenlampe bei sich trägt (Hersteller z.B. Firma Oculus). Sie bewährt sich für den Studenten auch in der Vorlesung und beim Staatsexamen.

Der Augenarzt untersucht stets mit dem fokalen Licht der Spaltlampe am Hornhautmikroskop (Abb. 10, 11, 12) das GULLSTRAND konstruierte. Es ist neben dem Augenspiegel von HELMHOLTZ das wichtigste Untersuchungsgerät. Man verwendet meist eine 10—16fache Vergrößerung. Das schmale Lichtbüschel der Spaltlampe legt einen optischen Schnitt durch die transparenten Augengewebe, der die Feinstruktur und die

Lage der Gewebe weit besser als diffuses Licht erkennen läßt. Das Mikroskop ist mit dem Beleuchtungsarm gekoppelt, so daß man am Auge jedes Patienten lebendes Gewebe mikroskopiert. Wenn man eine starke Zerstreuungslinse (nach HRUBY) vorschaltet oder ein Kontaktglas auf die Hornhaut setzt, kann man auch Glaskörper, Netzhaut und Papille binocular mikroskopisch untersuchen. Gewiß werden diese Untersuchungsmethoden dem Augenarzt vorbehalten bleiben, sie haben aber die Erkenntnisse von Augenleiden so gefördert und verändert, daß wir uns auch bei der einfachsten Darstellung der Augenheilkunde auf sie beziehen müssen.

Die Untersuchung mit dem Augenspiegel (Ophthalmoskopie). Man glaubte früher, die Pupille sei schwarz, weil das Netzhautpigment das Licht absorbiere. Tat-

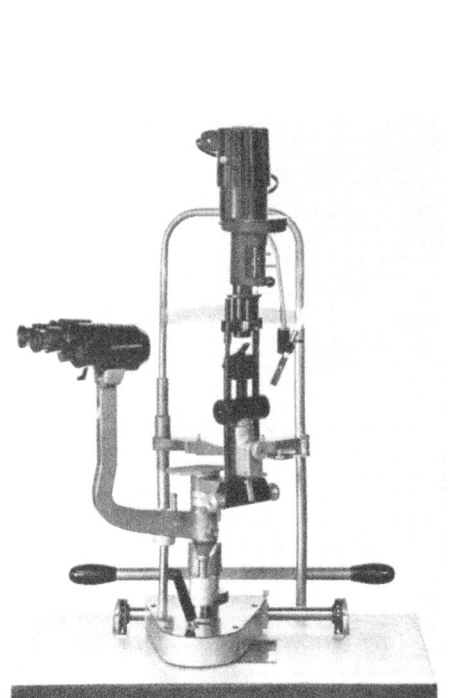

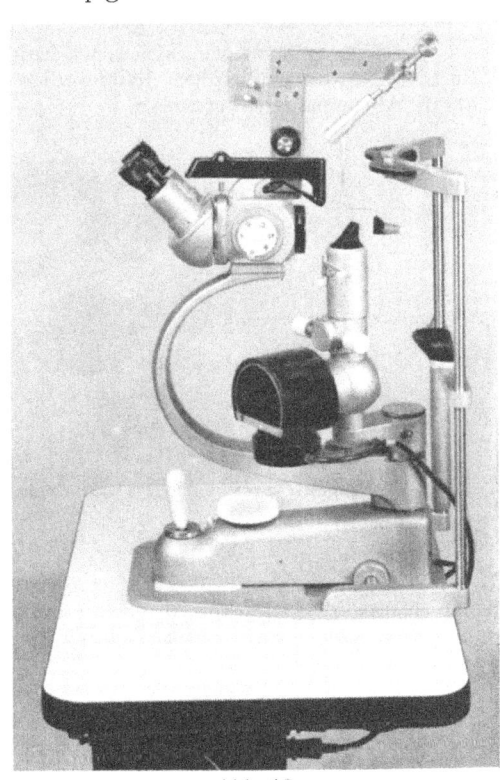

Abb. 11   Abb. 12

Abb. 11. Spaltlampe nach GOLDMANN, Firma Haag-Streit. Der linke Schwenkarm trägt das binokulare Mikroskop, der rechte Schwenkarm die Beleuchtungseinrichtung. Beide Arme lassen sich in einem beliebigen Winkel zueinander verstellen. Der Patient sitzt hinter der Spaltlampe und stützt das Kinn auf die Kinnstütze, während er mit der Stirn das oben abgebildete Stirnband berührt. Rechts im Bild ein Fixierlämpchen. Die ganze Spaltlampe läßt sich an dem schwarzen Handgriff (unten) verschieben

Abb. 12. Spaltlampe der Firma Carl Zeiss, Oberkochen. Links oben das binokulare Mikroskop. An dem weißen Drehgriff lassen sich verschiedene Vergrößerungen einstellen. Am Mikroskoparm ist die Hrubylinse befestigt (hochgeklappt, schwarze Umrandung), ferner ein in der Abbildung zum Messen fertig heruntergeklapptes Applanationstonometer nach GOLDMANN. In der Mitte des Bildes der Spaltlampenarm. Rechts die Kinn- und Stirnstütze für den Patienten. Der Arzt sitzt auf der linken Seite des Tisches und bewegt das ganze Instrument an dem weißen Handgriff links unten im Bild

sächlich erscheint sie schwarz, weil der Kopf des Betrachters sie beschattet. Wenn dieser sein Auge in den Strahlengang einer Lichtquelle bringt, leuchtet die Pupille rot auf.

Diesen Zusammenhang erkannte v. HELMHOLTZ und erfand 1850 den Augenspiegel (Abb. 13). Er brachte eine Lichtquelle seitlich hinter dem Patienten an und reflektierte das Licht mit einem Spiegel in das Patientenauge (Abb. 18). Dabei erhält man ein *aufrechtes Bild* des Fundus, das ungefähr 16fach vergrößert ist. Nachteile der Methode sind der geringe Überblick, die Notwendigkeit, möglichst nahe an das Auge heranzugehen und dabei die eigene Akkommodation zu entspannen. Ein scharfes Bild erhält man nur dann, wenn die Augen von Patient und Arzt emmetrop sind oder die Refraktionsfehler sich zu Null ergänzen.

Beispiele: a) Aus einem emmetropen Patientenauge treten die Strahlen parallel aus, auf der Netzhaut des emmetropen Arztes werden parallel einfallende Strahlen fokussiert, wenn er die Akkommodation entspannt.

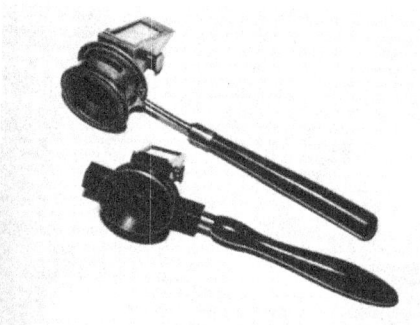

Abb. 13. Augenspiegel nach HELMHOLTZ. (Aus der Sammlung der Univ.-Augenklinik Würzburg)

b) Wenn der Patient —3 dpt myop ist, der Arzt +3 dpt hypermetrop, so entsteht gleichfalls ein scharfes Bild, weil die Strahlen aus dem myopen Patientenauge konvergent austreten und der hypermetrope Arzt nur konvergente Strahlen zu einem scharfen Bild auf seiner Netzhaut vereinigt.

c) Wenn der Patient —5 dpt myop ist, der Arzt —3 dpt, so muß man ein Glas von —8,0 dpt hinter den Augenspiegel schalten, damit eine scharfe Abbildung entsteht.

d) Ist der Patient +5 dpt hypermetrop, der Arzt —3 dpt myop, so müssen +2 dpt hinter den Spiegel geschaltet werden.

Neuere Augenspiegel tragen außer der elektrischen Lichtquelle auch noch einen Satz verschieden starker Linsen, die rasch durch das Drehen eines Rädchens in die Durchblicköffnung geschaltet werden können und so auch bei Refraktionsfehlern das Spiegeln im aufrechten Bild gestatten.

Will man einen größeren Überblick über die Netzhaut gewinnen, so spiegelt man *im umgekehrten Bild*. Man bleibt 45—50 cm mit dem Augenspiegel vom Patientenauge entfernt und läßt die dort austretenden Strahlen durch eine Sammellinse von 13 dpt (die man etwa 5 cm vor das Patientenauge hält) zu einem virtuellen umgekehrten Bild vereinigen. Der Arzt fixiert dieses Bild, das somit ungefähr 8 cm vor seiner Lupe oder etwa 13 cm vor dem Patientenauge liegt. Den Vorzügen des Überblickes und der größeren Helligkeit steht der Nachteil gegenüber, daß die Vergrößerung nur etwa 4fach ist.

Bei der Untersuchung eines Kranken wendet man deshalb stets beide Untersuchungsmethoden an und spiegelt erst im umgekehrten Bild, um sich einen Überblick zu schaffen, sodann im aufrechten Bild, um Einzelheiten zu beurteilen. Meist erweitert man die Pupille durch ein möglichst kurz wirkendes Medikament (Sympathicomimetica bzw. Parasympathicolytica: z. B. Mydrial®, Mydriaticum Roche®) und läßt den Patienten in verschiedene Richtungen blicken, damit auch die Peripherie sichtbar wird. Nur systematisches Absuchen schützt vor dem Übersehen von Verän-

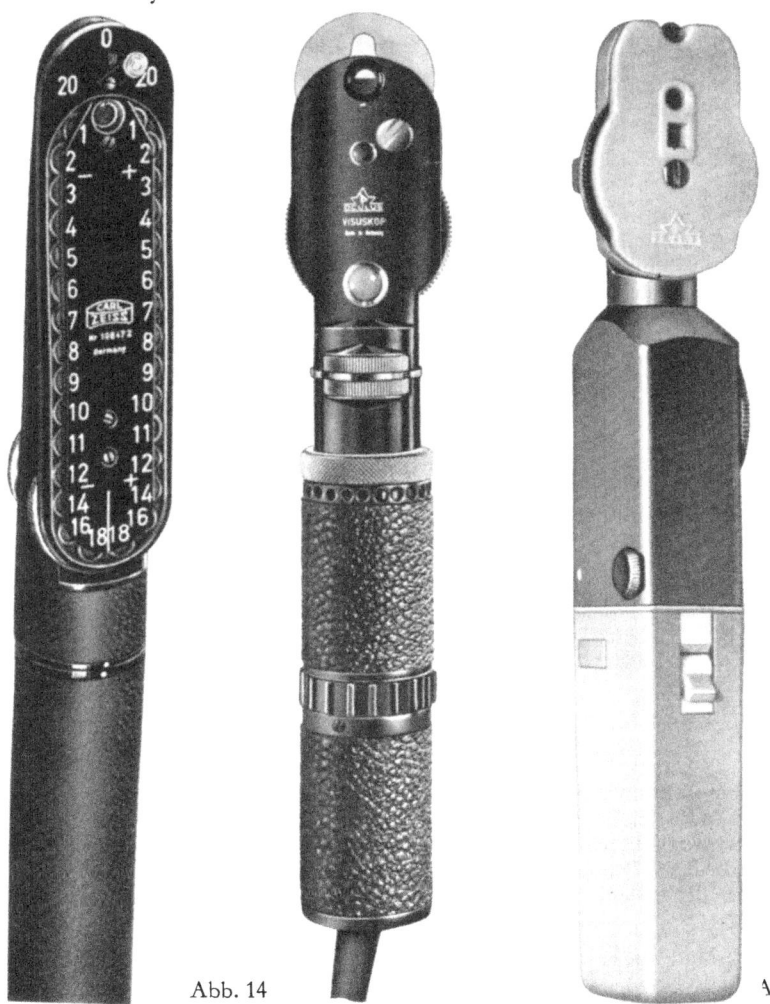

Abb. 14 Abb. 15

Abb. 14. Moderne elektrische Augenspiegel. Der Handgriff trägt die elektrische Lichtquelle, deren Licht über ein Prisma in das Auge des Patienten gelenkt wird. Der Arzt beobachtet durch ein kleines Loch, das sich am linken Spiegel zwischen den Zahlen $+1$ und -1 befindet, und kann die auf dem Instrument angegebenen Linsen rasch vorschalten. Links ein Spiegel der Firma Zeiss, rechts ein Spiegel der Firma Oculus

Abb. 15. Moderner elektrischer Augenspiegel. Der Strom wird durch einen Akkumulator im Handgriff des Spiegels geliefert, der direkt an der Steckdose aufgeladen werden kann

Die 3 Spiegel sind nicht im gleichen Maßstab abgebildet. In Wirklichkeit ist der rechte Augenspiegel am kleinsten

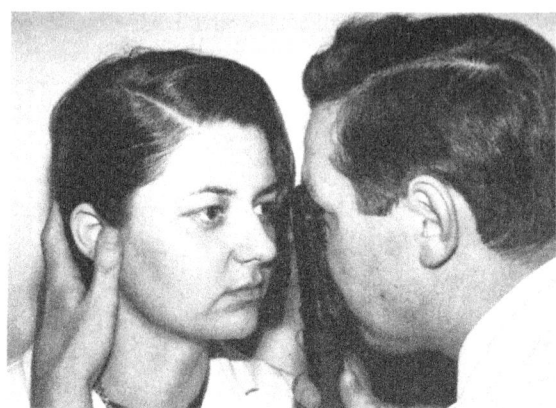

Abb. 16. Spiegeln im aufrechten Bild. Man geht möglichst nahe an das untersuchte Auge heran, so als wollte man ein Zimmer durch das Schlüsselloch betrachten. Im allgemeinen wird man die Pupille mit einem möglichst kurzfristig wirkenden Medikament erweitern (Mydriaticum Roche®, Mydrial®, Veritol®). Zum Spiegeln des linken Auges des Patienten nimmt der Arzt sein linkes Auge und umgekehrt, damit die Nasen sich nicht behindern

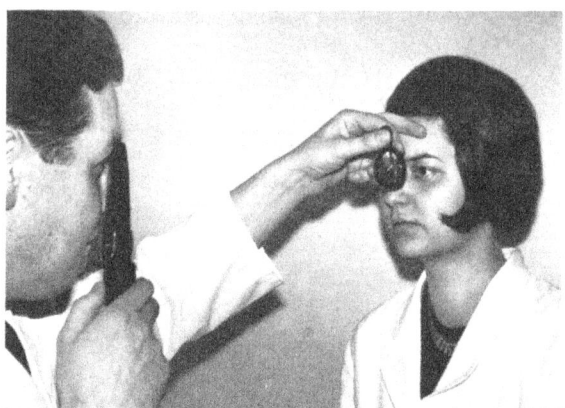

Abb. 17. Spiegeln im umgekehrten Bild. Das umgekehrte virtuelle Bild des Augenhintergrundes befindet sich im Brennpunkt der Linse, also etwa 8 cm vor ihr. Auf dieses Bild muß der Arzt akkommodieren. Wird das linke Auge gespiegelt, so fixiert der Patient mit dem rechten Auge das linke Ohr des Arztes. Der Arzt stützt die linke Hand, die die Lupe hält, so an die Stirn des Patienten, daß er das zur Fixation dienende rechte Auge nicht verdeckt

derungen. Man sucht deshalb am besten im umgekehrten Bild im Sinne des Uhrzeigers die mittlere und äußere Peripherie ab, dann den hinteren Pol gesondert. Die Makula und feinere Veränderungen betrachtet man anschließend im aufrechten Bild.

Lupenspiegel. Mit dem Augenspiegel kann man auch Trübungen der brechenden Medien aufdecken und ihre Lage bestimmen. Man setzt $+10,0$ dpt in den Durchblick des Augenspiegels und nähert sich dem Auge auf 10 cm, also auf die Brennweitendistanz der Lupe. In der rot aufleuchtenden Pupille heben sich alle Trübungen als dunkle Schatten ab. Ihre Lage ist nicht ohne weiteres zu erkennen. Erst wenn der Patient eine Blickbewegung ausführt, sehen wir wohin der Schatten sich verschiebt:

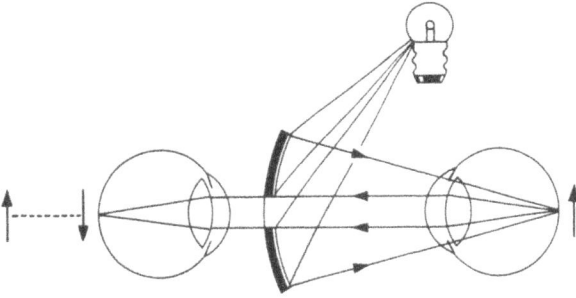

Abb. 18. Strahlengang beim Spiegeln im aufrechten Bild. Der Arzt (symbolisiert durch das linke Auge) geht möglichst nahe an das Patientenauge (rechts) heran, akkommodiert nicht und gleicht die Fehlsichtigkeit durch eine zwischengeschaltete Linse aus, die hier nicht eingezeichnet ist. Auf der Netzhaut des Arztes entsteht eine umgekehrte Abbildung des Patientenfundus, kortikal sieht also der Arzt ein aufrechtes Bild

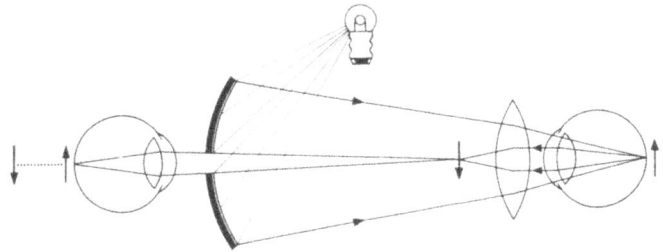

Abb. 19. Strahlengang bei Untersuchung im umgekehrten Bild. Der Arzt (durch das linke Auge symbolisiert) hält etwa 45 cm Abstand vom Patientenauge (rechts) und akkommodiert auf das virtuelle umgekehrte Bild im vorderen Brennpunkt der Linse. Auf der Netzhaut des Arztes entsteht eine aufrechte Abbildung. Dementsprechend sieht der Arzt (kortikal) ein umgekehrtes Bild des Patientenfundus

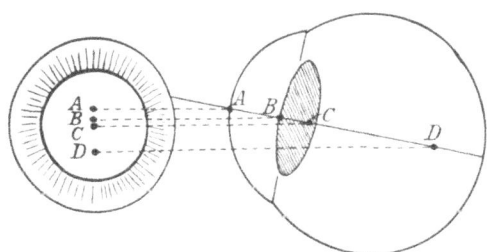

Abb. 20. Bei Untersuchung mit dem Lupenspiegel kann man nicht erkennen, in welcher Tiefe die Trübung A, B, C oder D des Patientenauges liegt, wenn dieser geradeaus blickt. Beim Blick nach oben tritt die hier gezeichnete Verschiebung der Trübungen ein, so daß die Tiefenlage sich erkennen läßt

In der Pupillarebene liegende Trübungen bleiben am Ort, davor liegende Trübungen wandern beim Blick nach oben mit, weiter hinten liegende Trübungen wandern beim Blick nach oben entgegen der Blickrichtung nach unten (Abb. 20). Glaskörpertrübungen flottieren: man läßt den Kranken rasch nacheinander nach rechts, links und dann ruhig geradeaus blicken. Frei bewegliche Glaskörpertrübungen schwimmen einige Sekunden noch herum, wenn das Auge schon wieder ruhig steht.

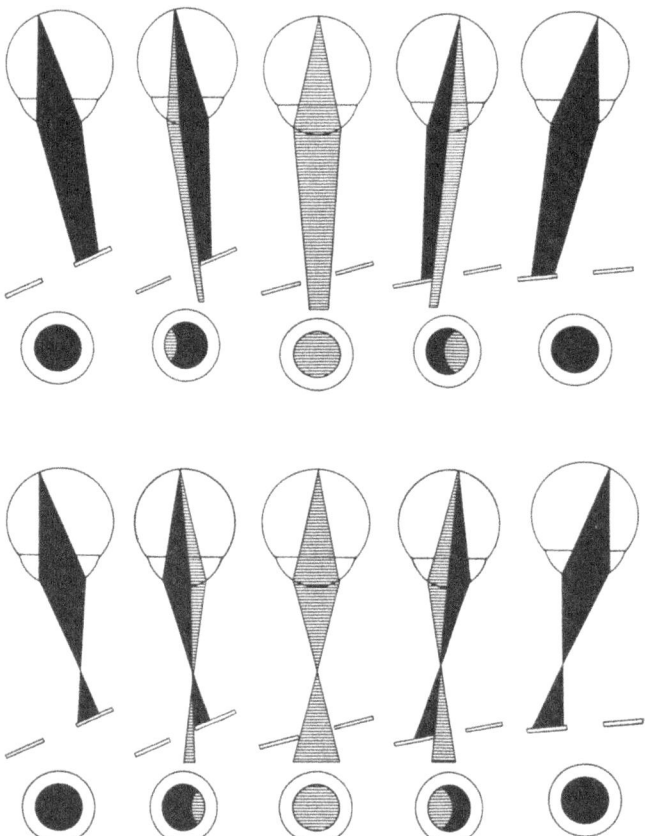

Abb. 21. Skiaskopie mit dem Planspiegel (nach AXENFELD-SERR). Schwarz: Pupille erscheint dunkel. Gestrichelt: Pupille leuchtet rot auf. Oben: Bei Hypermetropie, Emmetropie oder ganz geringer Myopie liegt der Schnittpunkt der aus dem Auge austretenden Strahlen hinter dem Untersucher. Das Licht wandert mit der Bewegungsrichtung des Spiegels von links nach rechts. Unten: Bei höherer Myopie kreuzen sich die aus dem Auge austretenden Strahlen vor dem Spiegel des Untersuchers, der Fernpunkt des untersuchten Auges ist geringer als der Untersuchungsabstand. Die Lichtwanderung erfolgt entgegen der Bewegungsrichtung des Spiegels

Die Skiaskopie (Schattenprobe) dient der objektiven Bestimmung der Brechkraft. Dies ist stets bei Kindern nötig, ebenso bei Erwachsenen, wenn deren Angaben nicht zuverlässig sind.

Mit einem durchbohrten Planspiegel wirft man aus 1 m Abstand Licht in das Auge, ohne eine Lupe zu verwenden. Die erweiterte Pupille leuchtet rot auf. Läßt man nun das Licht von links nach rechts über das Auge wandern, indem man den Griff des Spiegels dreht, so verschwindet seitlich der rote Schein und es folgt ihm ein Schatten. Licht und Schatten wandern in der Drehrichtung des Spiegels, wenn sich die Strahlen, die aus dem Auge des Patienten austreten, vorher nicht gekreuzt haben, wenn also der Fernpunkt des Auges weiter als 1 m entfernt liegt (Hypermetropie oder Emmetropie oder Myopie von weniger als 1 dpt). Erfolgt die Wanderung von Licht und Schatten entgegen der Drehrichtung des Spiegels, so haben sich die Strahlen aus dem Patientenauge vorher gekreuzt, sein Fernpunkt liegt also näher als 1 m (Myopie über 1 dpt).

Bei der *labilen Methode* der Skiaskopie ändert der Arzt den Untersuchungsabstand so lange, bis er sich gerade in der Entfernung befindet, in der die Schattenwanderung aufhört und bei weiterer Annäherung in die entgegengesetzte Richtung umschlägt („Umschlagspunkt"). Dies ist der Fernpunkt des Auges und gibt somit seine Brechkraft an. Erfolgt z.B. der Umschlag der Schattenbewegung in 50 cm, so ist das Auge —2 dpt myop. Ein emmetropes Auge hat den Umschlagspunkt im Unendlichen. Für die Untersuchung in endlicher Entfernung muß man es durch Vorsetzen eines Konvexglases künstlich myop machen: mit +1,0 hat es den Fernpunkt in 1 m (künstliche Myopie von 1 dpt); mit +2,0 bringt man den Fernpunkt eines emmetropen Auges auf 50 cm (künstliche Myopie von 2 dpt). Bei übersichtigen Augen muß man eine entsprechend stärkere Konvexlinse vor das Patientenauge halten, um den Umschlagspunkt in eine endliche Entfernung zu bekommen. Ihre Stärke und den Untersuchungsabstand muß man bei der Refraktionsbestimmung in Rechnung stellen.

Stabile Methode. Man kann ebensogut bei gleichbleibendem Untersuchungsabstand nur mit Vorschalten von Linsen arbeiten. Beispiele für 50 cm Untersuchungsabstand: a) Mit

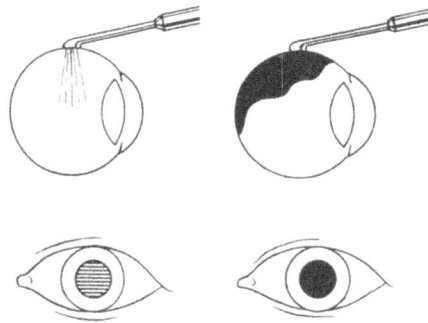

Abb. 22. Diasklerale Durchleuchtung. Wird der Lichtträger auf die Sklera aufgesetzt, so leuchtet die ganze Pupille im Dunkelzimmer rot auf (links im Bild). Befindet sich an dieser Stelle eine lichtundurchlässige Masse (Melanoblastom), so tritt hier eine Verschattung auf, die Pupille leuchtet nicht rot auf (rechts im Bild)

einer +2,0-Linse ist keine Schattenbewegung mehr erkennbar. Das Auge ist emmetrop, denn mit der vorgehaltenen Linse wird das Auge —2 dpt myop gemacht, so daß sein Fernpunkt gerade im Untersuchungsabstand von 50 cm liegt. Ohne die vorgehaltene Linse wäre der Fernpunkt also im Unendlichen. b) Keine Schattenbewegung mit +4,0 sph: das Auge ist +2,0 dpt hypermetrop, da man +2 dpt wie in Beispiel (a) für den hier gewählten Untersuchungsabstand abziehen muß. c) Keine Schattenbewegung mit +6,0 sph: das Auge ist +4,0 dpt hypermetrop. d) Keine Schattenbewegung mit +1,0 sph: das Auge ist —1,0 myop. e) Keine Schattenbewegung mit —1,0 sph: das Auge ist —3 dpt myop. f) Keine Schattenbewegung mit —5,0 sph: das Auge ist —7,0 dpt myop. — Einen Astigmatismus mißt man durch Skiaskopie in beiden Achsen oder durch Vorsetzen von Zylindergläsern nach Ausgleich der sphärischen Komponente (Zylinderskiaskopie nach LINDNER).

Die diasklerale Durchleuchtung dient in erster Linie der Differentialdiagnose zwischen gewöhnlicher Netzhautablösung und Melanosarkom. Man setzt einen konischen Metallansatz auf den Augenspiegel. Nur an der Spitze trägt er eine Öffnung für die Lichtstrahlen. Im Dunkelzimmer und bei Mydriasis sieht man die Pupille rot aufleuchten, wenn dieser Lichtspender auf die Sklera gesetzt wird. Bei gewöhnlicher Ablatio retinae befindet sich hinter der Netzhaut eine transparente Flüssigkeit, die Pupille leuchtet also normal rot auf. Wenn die Vorwölbung der Retina jedoch durch einen pigmenthaltigen Tumor entstand (Melanosarkom, aber auch bei Blutungen!), so sieht die Pupille bei diaskleraler Durchleuchtung dieser Stelle dunkel aus.

Den **P₃₂-Test** zieht man gleichfalls für die Diagnose des Melanosarkoms heran. Radioaktiver Phosphor wird im Tumorgewebe stärker und länger gespeichert als in der gesunden Aderhaut. Nach i.v.-Injektion der Substanz vergleicht man mittels eines Geiger-Zählrohres die verdächtige Stelle mit anderen Stellen des kranken Auges und mit der entsprechenden Stelle des gesunden Auges und kontrolliert nochmals nach 1 Tag.

Die Tonometrie (Messung des Augeninnendruckes) ist eine wichtige Untersuchungsmethode, die der Student ebenso erlernen sollte, wie den Gebrauch des Augenspiegels, weil Glaucoma simplex zu den verbreitetsten Augenleiden gehört

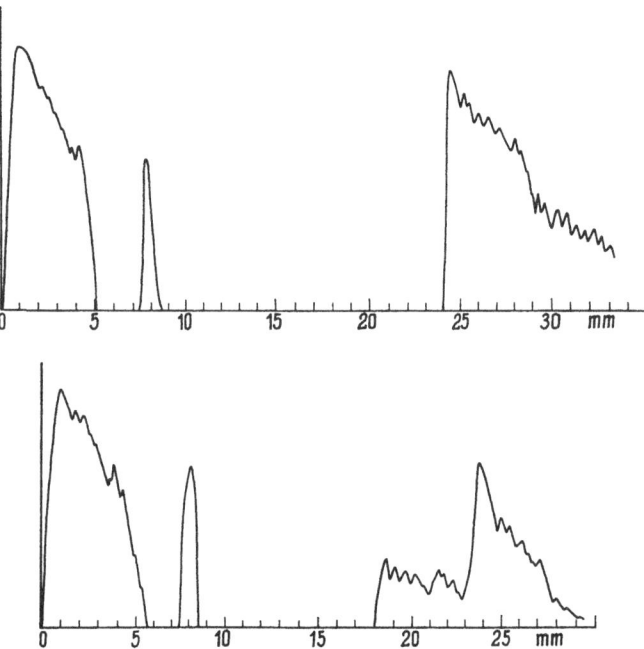

Abb. 23. Oben: Normales Echogramm. Der Schallkopf ist auf die Hornhaut aufgesetzt, Beschallungsrichtung zum hinteren Pol. 0—5 mm: Eigenecho des Schallkopfes einschließlich des Echos der Hornhaut und des Echos der Linsenvorderkapsel. 7 mm: Echo der Linsenrückfläche. 24 mm: Echo der hinteren Bulbuswand. Unten: Bei 18 mm beginnt ein pathologisches Echo, das solidem Gewebe entspricht (Echogramm bei zentral sitzendem Tumor des Augenhintergrundes)

und am sichersten mit dem Tonometer erkannt wird. Die Prinzipien des *Impressionstonometers nach* SCHIÖTZ sowie des *Applanationstonometers nach* GOLDMANN sind S. 175 beschrieben.

Mit der **Tonographie** mißt man eine Größe C, die zwar den Abflußwiderstand des Kammerwassers nicht exakt angibt, aber meist entscheidend davon abhängt. Die Methode dient zur Diagnose des Glaucoma simplex, bei dem der Abflußwiderstand des Kammerwassers erhöht ist (Abb. 228).

Die **Gonioskopie** nennt man die Untersuchung des Kammerwinkels. Er wird nur mit besonderen Haftschalen sichtbar, die man nach Lokalanaesthesie (1—2 Tropfen Kerakain®, Novesin® oder Cornecain® in den Bindehautsack) auf die Hornhaut

setzt. Es gibt Linsen durch die man beim liegenden Kranken direkt auf den Kammerwinkel blickt (Leydhecker-Linse, Abb. 220), während man bei anderen über einen
schräg gestellten Spiegel in der Linse den Kammerwinkel im Sitzen an der Spaltlampe untersucht (Goldmann-Linse, Abb. 219).

Das Dreispiegelglas nach GOLDMANN enthält außer dem Spiegel für die Gonioskopie noch zwei andere, die es ermöglichen, eine **Spaltlampenmikroskopie der
Fundusperipherie** vorzunehmen.

Bei der **Ultraschall**-Untersuchung nimmt man ein Echogramm auf, das an der
Trennfläche von festen, halbfesten oder flüssigen Körpern entsteht. Man kann damit
die Dicke der Linse oder die Länge des Bulbus messen, insbesondere aber feststellen, ob sich ein solider Körper (Tumor) im Auge befindet, selbst wenn ein
Einblick mit dem Augenspiegel nicht mehr möglich ist.

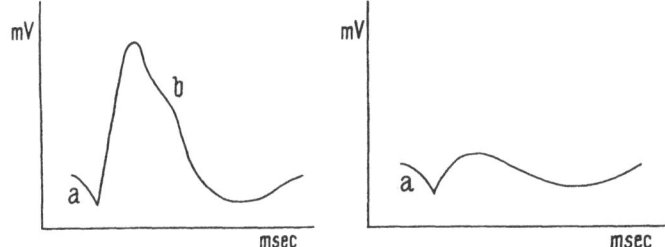

Abb. 24. Links normales Elektroretinogramm. Rechts fehlende *b*-Welle (z. B. bei Pigmentdegeneration oder Siderose der Netzhaut)

Die Elektroretinographie (ERG) leitet mittels einer auf das Auge gesetzten
Haftschale Aktionspotentiale der Netzhaut ab, die bei Belichtung in den bipolaren
Zellen entstehen. Man kann damit nichts über das Sehvermögen aussagen, da selbst
bei praktischer Erblindung durch Glaukom die bipolaren Zellen ein normales ERG
ergeben. Klinisch wichtig ist das Fehlen der b-Welle bei Netzhautdegenerationen in
einem Stadium, in dem mit dem Augenspiegel typische Veränderungen noch nicht
erkennbar sind, z. B. bei Kindern mit erblicher Pigmentdegeneration der Netzhaut.
Bei Siderosis bulbi mit dichter Linsentrübung zeigt das Fehlen der b-Welle an, daß
die Staroperation dem Patienten nicht die erhoffte Sehverbesserung bringen würde,
weil auch die Netzhaut verrostet ist.

Die Dynamometrie mißt das Verhältnis des Blutdruckes in der Arteria brachialis
(Blutdruckmanschette) zur A. ophthalmica, deren Druck ermittelt wird, indem man
mit einem kalibrierten Federstempel immer stärker auf die Sklera drückt, bis die
A. centralis retinae pulsiert: dies zeigt den Blutdruck im nächstgrößeren zuführenden
Gefäß, der A. ophthalmica an. Die Methode läßt Seitendifferenzen des Blutdruckes
im Carotis interna-Gebiet erkennen und hilft zur Abklärung der Ursache von Kopfschmerzen.

Weitere Untersuchungsmethoden sind besprochen S. 49, 54, 63, 64, 67, 68,
76, 82, 101, 104, 111, 117, 120, 129, 130, 131, 172, 175, 179, 187, 193, 204, 207, 209.

Subjektive Untersuchungsmethoden

Die subjektiven Methoden prüfen die Sehschärfe, das Gesichtsfeld, den Farbensinn, den Lichtsinn, den Raumsinn und den sensorischen Anteil der Zusammenarbeit

beider Augen (Untersuchung auf Doppelbilder, Korrespondenz, Fusion). Der Patient muß durch seine Angaben bei der Untersuchung mitwirken. Je nach dem Grad seiner Intelligenz, Übung, Reaktionsgeschwindigkeit und Selbstkritik, kann eine solche Untersuchung einfach oder äußerst schwierig sein, zumal man ja jeweils an der Grenze des individuellen Wahrnehmens prüft, wo auch bei den Geübtesten die Angaben naturgemäß schwanken. Sind bei dem Patienten die okulären oder zerebralen Funktionen vermindert, oder trifft gar beides zusammen, so braucht der Arzt sehr viel Geduld und Selbstbeherrschung. Seine Fähigkeiten beeinflussen das Ergebnis.

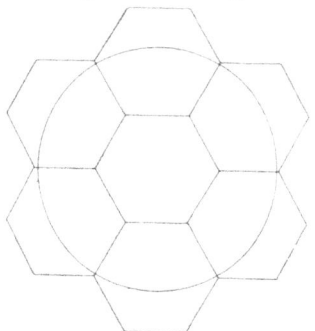

Abb. 25. Zapfenraster und kreisförmige Erregungsfläche

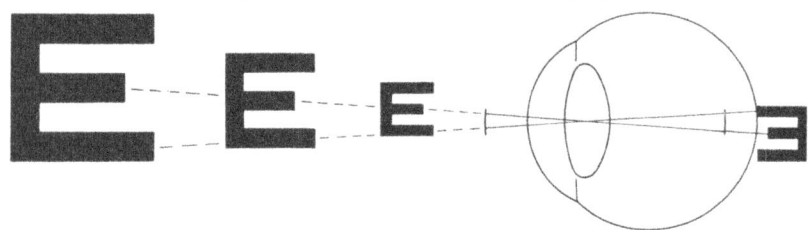

Abb. 26. Konstruktion der Sehproben nach dem Prinzip von SNELLEN

Eine freundliche Anleitung des Kranken, der antworten soll ehe er ermüdet, eine genaue Kenntnis des Bereiches, in dem die Angaben des Untersuchten etwa zutreffen könnten, zielgerichtetes Arbeiten ohne dem Patienten die Antwort einzureden und kritisches Auswerten der Angaben ermöglichen es aber doch in den meisten Fällen, verwertbare Ergebnisse zu erhalten.

Die Sehschärfe. Wir verstehen darunter das Auflösungsvermögen der Netzhaut und messen es durch den kleinsten Winkel, unter dem zwei Lichtpunkte eben noch getrennt wahrgenommen werden (Minimum separabile). Infolge verschiedener physikalischer Momente wie Pupillenweite, achromatische Aberration, Astigmatismus schiefer Büschel, chromatische Aberration, Randbeugung und Tyndall-Beugung wird ein leuchtender Punkt auf der Netzhaut nicht punktförmig, sondern stets als Fläche abgebildet *(Erregungsfläche)*. Dieser entspricht eine *Empfindungsfläche*, die aber nicht immer von genau der gleichen Größe wie jene ist. (Dabei spielt auch die Leuchtstärke eine Rolle.)

Die Zapfen bilden am Augenhintergrund, besonders an der Stelle des deutlichsten Sehens, einen aus 6seitig begrenzten Elementen recht regelmäßig zusammengesetzten „Raster". Obwohl die einzelnen Zapfen fast völlig gleich aussehen, stellen sie funktionell vielleicht (!) drei ganz verschiedene Arten von Sinneselementen dar. Man spricht deshalb

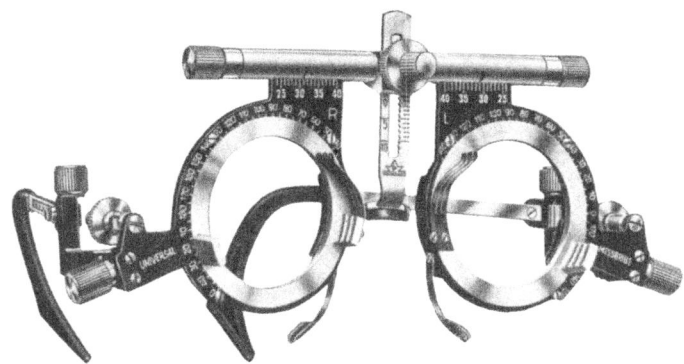

Abb. 27. Brillenprobiergestell. Der Pupillenabstand und die Höhe des Gestelles vom Nasenrücken, sowie die Länge der Bügel sind verstellbar. Die Fassungen für die Probiergläser
sind drehbar, damit verschiedene Achsen des Zylinders eingestellt werden können

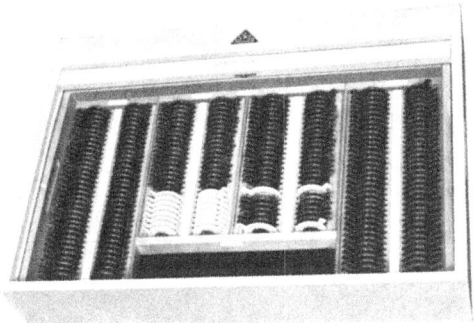

Abb. 28. Brillenkasten. Links Minusgläser, rechts Plusgläser, in der Mitte Zylindergläser

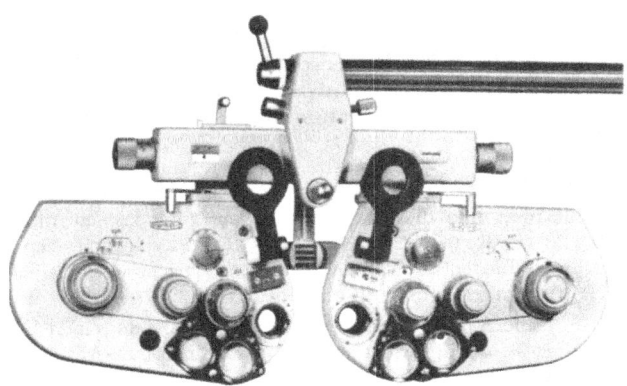

Abb. 29. Modernes Sehprüfgerät, das staubdicht und gegen Verschmutzung gesichert
sämtliche Testgläser für jedes Auge enthält. Der Patient sitzt hinter dem Gerät, das wie eine
riesige Brille vor seine Augen geklappt wird. Der Arzt stellt die Brillengläser durch Drehen
an den verschiedenen Knöpfen ein

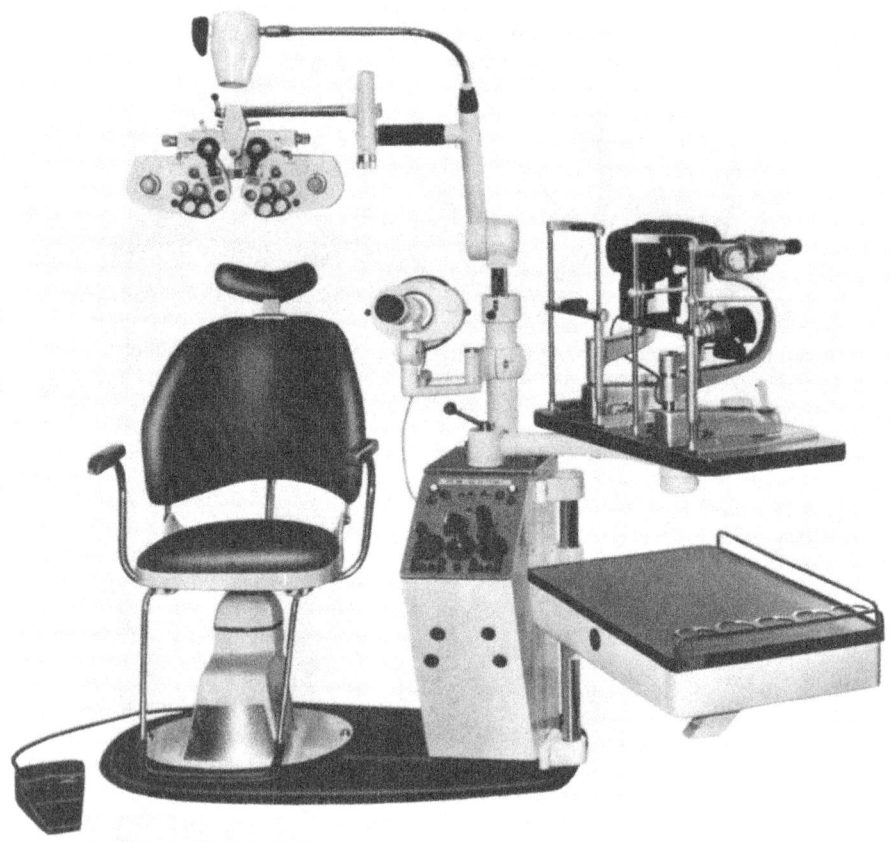

Abb. 30. Moderne Untersuchungseinheit. Patientenstuhl, in der Höhe elektrisch verstellbar durch Fußtaste (links unten). Oben im Bild Beleuchtungslampe für Nahleseproben und Sehprüfgerät mit den verschiedenen Brillengläsern. An der Hauptsäule in der Mitte des Bildes unten Köcher für verschiedene Augenspiegel, in der Mitte Projektor für Sehzeichen. Rechts unten Schreibplatte für den Arzt. Mitte rechts auf dem Schwenkarm Spaltlampe und Keratometer

auch von einem *Dreifachraster*. Nach neueren Untersuchungen werden nun immer mindestens ein Zentralzapfen und die ihn umgebenden 6 Randzapfen gleichzeitig gereizt (Abb. 25). Durch die erwähnte Abbildungsweise würde also, auch wenn die einzelnen Zapfen funktionell verschieden sein sollten, trotzdem erreicht werden, daß jeder „Lichtpunkt" unter allen Umständen farbrichtig erkannt wird.

Nach anderen Forschern hat die optimale Erregungsfläche nur einen Durchmesser von etwa 0,0005 mm. Diese Größe entspricht nach REIN ungefähr dem Abstande zweier Zapfen im Gebiete der Fovea centralis. Danach wären Größe und Abstand der Zapfen ziemlich genau dem optimalen Auflösungsvermögen des dioptrischen Apparates angepaßt.

Wie dem auch sei, zwei Lichtpunkte werden jedenfalls als getrennt erkannt, wenn sich die Empfindungsflächen eben berühren. Das ist im allgemeinen der Fall, wenn die Punkte um mindestens *eine Winkelminute* voneinander entfernt sind.

Unsere Sehproben (Abb. 26) bestehen deshalb aus Zahlen, Buchstaben oder ähnlichen Figuren, deren einzelne Teile bei einer bestimmten Entfernung unter dem *Sehwinkel* von *einer* Winkelminute erscheinen (SNELLENS Prinzip). Neben den Figuren ist stets die Entfernung angegeben, in welcher sie gelesen werden müssen. Die Untersuchung wird auf eine Entfernung von 5 oder 6 m ausgeführt, damit der Patient mit praktisch akkommodationslosem Auge liest. Wird nun ein Zeichen, das auf 10 m erkannt werden sollte, nur in einem Abstand von 5 m gelesen, so besteht eine Sehschärfe von 5/10 = 0,5. Wird aber in diesem Abstande die für 5 m bestimmte Reihe gelesen, so beträgt der Visus 5/5 = 1,0 (Visus = 5/5 oder S = 5/5). Bei Sehschärfen unter 5/50, d.h. also, wenn auch die 50 m-Reihe nicht entziffert wird, muß man die Sehprobe näher heranführen, z.B. auf 3 m (S = 3/50). Oder man

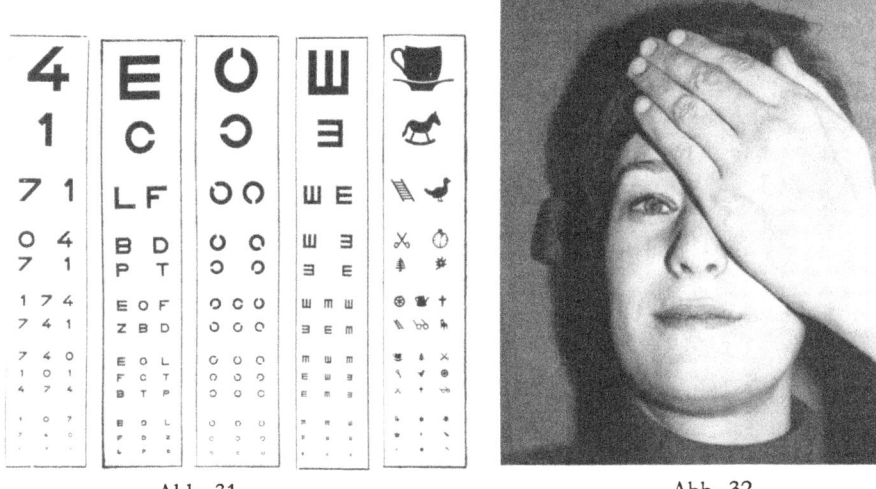

Abb. 31.   Abb. 32.

Abb. 31. Verschiedene Typen der Leseprobentafeln mit Zahlen, Buchstaben, Landolt-Ringen, E-Haken (für Personen, denen unsere Zahlen und Buchstaben unbekannt sind) und Bilder für die Prüfung des Sehvermögens bei Kindern

Abb. 32. Zuhalten eines Auges bei behelfsmäßiger Prüfung. Man deckt das Auge mit der Handfläche ab, nicht mit den Fingern, weil der Patient sonst durch die Lücken zwischen den Fingern blicken kann

prüft, in welchem Abstande ausgebreitete Finger gezählt werden, z.B. „Finger in 2 m" oder „Handbewegung in ½ m" usw. Wird nur noch das Auftauchen von Licht bemerkt, das im Dunkelzimmer mit dem Spiegel ins Auge geworfen wird, so sprechen wir von „Lichtschein" und, falls die Richtung des einfallenden Lichtes erkannt wird, von „richtiger Projektion".

Bei Trübung der brechenden Medien kommt es vor, daß die Lichtprojektion falsch oder unsicher ist, obgleich die Netzhaut normal funktioniert. Deshalb prüft man bei der Entscheidung, ob z.B. eine getrübte Linse entfernt werden muß, auch die *Aderfigur der Netzhautgefäße*. Dabei bewegt man für jeden Quadranten des Auges gesondert eine helle Lichtquelle über die Sklera. Der Kranke sieht ein Strichmuster wie „Flüsse auf einer Landkarte" oder „Adern eines Blattes im Herbst", das durch die wandernden Schatten seiner Netzhautgefäße erzeugt wird. Ist das Gefäßmuster nicht mehr erkennbar, so kann man nicht hoffen, durch die Entfernung der getrübten Linse dem Patienten ein brauchbares Sehvermögen wiederzugeben, es bestehen dann erhebliche Gesichtsfeldausfälle. Man prüft Lichtprojektion oder Aderfigur im Dunkelzimmer bei sorgfältig verschlossenem 2. Auge wiederholt. Der Kranke muß das untersuchte Auge ruhig halten.

Gewöhnlich prüfen wir mit den Leseproben die Sehschärfe der Fovea centralis: also die *zentrale Sehschärfe*. In vielen Fällen aber, z. B. bei einem Ausfall der Stelle des deutlichsten Sehens, ist auch die Leistung exzentrischer Netzhautteile von Interesse; wir sprechen dann von *peripherer Sehschärfe*. Diese sinkt schon normalerweise mit zunehmendem Abstande von der Netzhautmitte schnell, weil in der Peripherie für mehrere Sehelemente immer nur *eine* gemeinsame Nervenfaser zur Fortleitung des Lichtreizes zur Verfügung steht, während in der Fovea centralis jeder Zapfen seine eigene Ableitung in einer besonderen Faser besitzt. Überdies vergrößert sich der Zapfenraster anatomisch und funktionell nach der Netzhautperi-

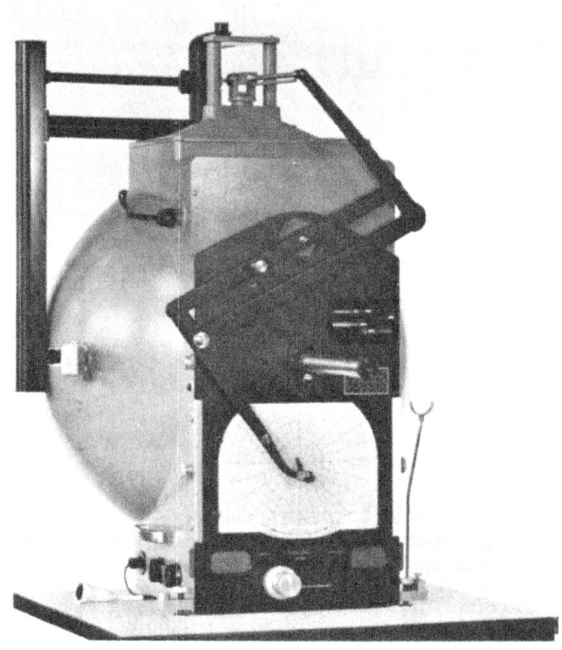

Abb. 33. Kugelperimeter nach Goldmann (Fa. Haag-Streit) von der Arztseite. Unten Mitte Gesichtsfeldschema. An dem schwarzen Hebel bewegt der Arzt über ein Storchschnabelsystem die Reizmarke und hat gleichzeitig mit dem Handgriff eine Kontrolle, an welcher Stelle sie steht. Sobald der Patient das Erkennen der Marke angibt, markiert der Arzt diesen Punkt auf dem Papiervordruck

pherie zu, und endlich enthält die Netzhaut bekanntlich in diesen Teilen auch nicht mehr nur Zapfen, sondern in wechselndem Ausmaß auch Stäbchen, also Elemente, die am Tagessehen nicht teilnehmen, sondern erst mit Eintritt der Dämmerung ihre Funktion aufnehmen können.

Für die *Prüfung des Sehvermögens in der Nähe* benutzt man Drucksätze, die angenähert nach Snellen's Prinzip gearbeitet sind. Die gebräuchlichsten sind die von Birkhäuser und die von Nieden. Ein gesundes Auge muß die Probe Nieden Nr. 1 in 40 cm Abstand lesen können, Nieden Nr. 7 in 100 cm Abstand.

Das Gesichtsfeld ist der Bezirk der Außenwelt, den man bei ruhiggehaltenem Auge wahrnimmt (was man bei bewegtem Auge sieht, heißt *Blick*feld). Man untersucht es mit dem *Perimeter*. Hierbei müssen konstante Bedingungen eingehalten werden, da man sonst wechselnde Befunde erhält, obgleich sich beim Kranken nichts änderte. Am besten geschieht dies mit Instrumenten, die die Hälfte einer Hohlkugel

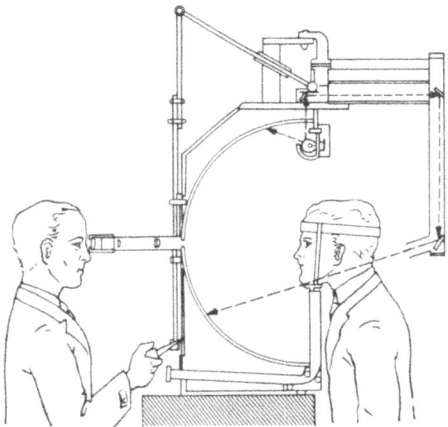

Abb. 34. Schematischer Schnitt durch das Perimeter nach GOLDMANN. Der Arzt (links) beobachtet durch ein Okular, ob der Patient das Auge ruhig hält. Das rechte, nicht untersuchte Auge des Patienten ist im Bild nicht sichtbar, es wird durch eine Schale abgedeckt. Die Ausleuchtung des Hohlkugelperimeters geschieht durch dieselbe Glühlampe, die auch zur Projektion der Lichtmarke verwendet wird. Dadurch ist ein gleichmäßiges Verhältnis der Helligkeit von Perimetergrund und Reizmarke vorhanden. Der Arzt bewegt die Reizmarke über ein Storchschnabelsystem und kann damit auf einem Papierschema gleichzeitig markieren, an welcher Stelle des Gesichtsfeldes sich die Reizmarke befindet. Sobald der Patient die Marke erkennt, gibt er durch Klopfen auf den Tisch ein Zeichen

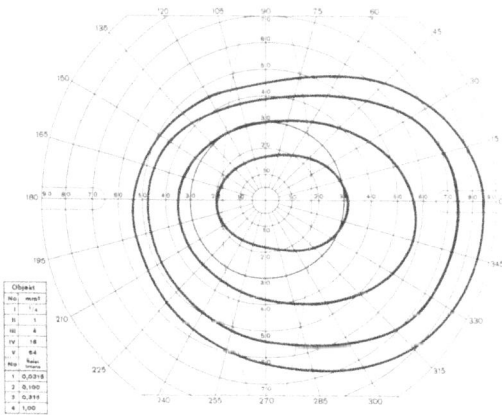

Abb. 35. Normale Gesichtsfeldgrenzen. Die Isopteren des rechten Auges eines 20—30jährigen gesunden Menschen für ein Objekt von 1/4 mm² am Goldmann-Perimeter. Äußerste Linie: volle Helligkeit (Marke I/4), nächste Linie: 1/3 der Helligkeit (Marke I/3), nächstfolgende Linie: 1/10 der Helligkeit (Marke I/2), engste Linie: 1/30 der normalen Helligkeit (Marke I/4). Beginnende Ausfälle kann man nur mit kleinen Marken feststellen

darstellen und deren Helligkeit meßbar und standardisiert ist. Auch das Verhältnis der Helligkeit der Reizmarken zur Helligkeit des Kugelgrundes muß standardisiert sein. Auf eine Reihe anderer Umstände ist zu achten: genaue Korrektur der Fehlsichtigkeit des Untersuchten für den üblichen Prüfabstand von 33 cm, bei wiederholter Unter-

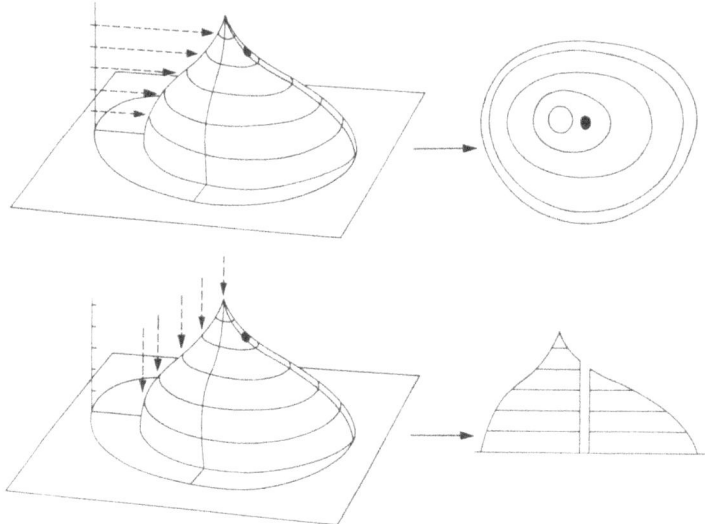

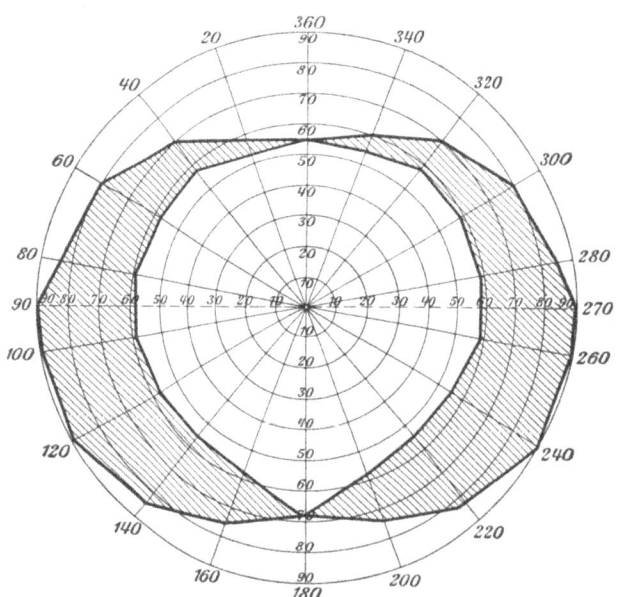

Abb. 36. Bei der Isopterenperimetrie (oben im Bild) verwendet man Lichtmarken, die um so früher wahrgenommen werden, je größer oder je heller sie sind. Durch Abstufung von Größe und Helligkeit erhält man annähernd konzentrische Kreise, vergleichbar den Höhenlinien eines Berges auf der Landkarte.—Bei der Profilperimetrie wird die Lichtempfindlichkeit der Netzhaut so gemessen, als würde man einen Schnitt durch den Berg des Gesichtsfeldes legen. Man erhält damit eine genauere Auskunft über das Empfindlichkeitsgefälle zwischen den Höhenlinien der Isopterenperimetrie (nach HARMS und AULHORN)

Abb. 37. Binokulares Gesichtsfeld. Die schraffierten Teile werden jeweils nur von einem Auge gesehen, links vom linken, rechts vom rechten Auge

suchung derselben Person gleiche Pupillenweite, Vermeiden von Ermüdung, gleiche Reizmarkengröße. Moderne selbstregistrierende Hohlkugelperimeter stammen von GOLDMANN, HARMS und ETIENNE.

Untersuchungstechnik. Man prüft im allgemeinen jedes Auge einzeln. Nur für besondere Fragestellungen untersucht man auch das binokulare Gesichtsfeld. Dieses hat beiderseits temporal eine halbmondförmige periphere Sichel, die jeweils nur monokular wahrgenommen wird.

Bei der *kinetischen Methode (Isopterenperimetrie)* läßt man den Patienten eine Marke, die seinem Auge geradeaus gegenübersteht, fixieren und führt von außen her radiär kleine Lichtmarken zum Zentrum. Sobald der Patient bei ruhig gehaltenem Auge deren Auftauchen peripher wahrnimmt, markiert der Arzt dies auf seinem Papiervordruck. Wiederholt man die Untersuchung in allen Quadranten, so kann

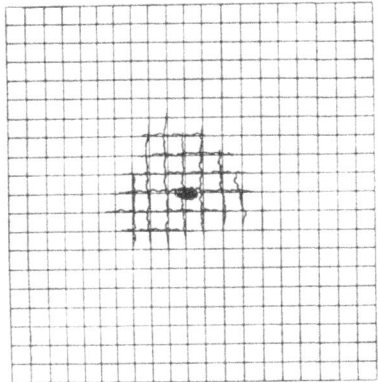

Abb. 38. Die Karte nach AMSLER ist für die Untersuchung makularer Veränderungen bestimmt. Der Gesunde fixiert einen Punkt in der Mitte und sieht alle Linien scharf und parallel. Bei einer Entzündung oder Degeneration der Makula erscheinen die zentrumsnahen Linien verzerrt, wie hier abgebildet

man die Markierungspunkte zu einer Linie gleicher Empfindlichkeit, einer Isoptere, miteinander verbinden. Hellere oder größere Marken werden weiter peripher wahrgenommen, kleinere oder lichtschwächere erst näher zum Zentrum. So ermittelt man annähernd konzentrisch zueinanderliegende Isopteren, die die höchstempfindliche Mitte umgeben wie die Höhenlinien einen Berggipfel auf der Landkarte. Der Abstand der Isopteren bezeichnet das Empfindlichkeitsgefälle zur Peripherie hin. Man verwendet meist weiße Marken, die in Größe und Helligkeit abgestuft sind. Farbmarken bringen nur für einige seltene Spezialfragen Vorteile. Die Standardmarke für die Außengrenze ist am Perimeter nach GOLDMANN nur $1/4$ mm^2 groß. Früher prüfte man mit viel zu großen Marken oder mit Farben und verwandte unvollkommen oder garnicht standardisierte *Bogenperimeter,* die jetzt veraltet sind (Instrumente nach FÖRSTER oder MAGGIORE).

Eine moderne Ergänzung der kinetischen Methode ist die *statische Perimetrie (Profilperimetrie)* nach HARMS, bei der man die Helligkeit einer unbewegten peripher dargebotenen Reizmarke langsam steigert, bis sie eben wahrgenommen wird. Die Methode gibt nicht „Höhenlinien" um den „Berg" des Gesichtsfeldes, sondern einen Profilschnitt durch den Berg und heißt deshalb auch „Profilperimetrie".

Eine weitere Untersuchungstechnik ist die *Kampimetrie* an einer ebenen Fläche (Tafel oder Tuch), dem sog. Bjerrum-Schirm in 1—2 m Abstand. Sie erlaubt die genaue Untersuchung des zentralen Gesichtsfeldes bis zu etwa 30°.

Ausfälle der Netzhautmitte, sogar feinste Unregelmäßigkeiten des zentralen Sehens (Verzerrtsehen = Metamorphopsie) können mit dem *Gitternetz nach* AMSLER nachgewiesen werden. Der Kranke blickt auf die Mitte eines mit feinen waagrechten und senkrechten Strichen, wie Millimeterpapier, bedeckten Blattes und bemerkt recht zuverlässig, ob die Linien ihm wellig verzerrt erscheinen. Ein einfaches binokulares *Stereoskop* für die Kampimetrie gab HAITZ an.

Konfrontationstest (Kontrollgesichtsfeld). Wenn keine Untersuchungsgeräte verfügbar sind, kann man sich über große Gesichtsfelddefekte oberflächlich orientieren,

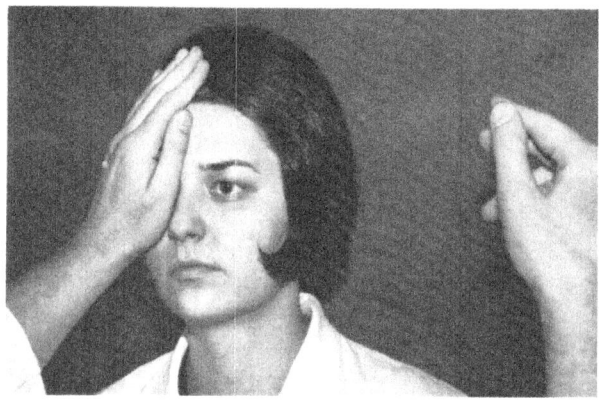

Abb. 39. Konfrontationstest, behelfsmäßige Gesichtsfeldprüfung. Das rechte Auge des Untersuchten wird verdeckt, der Arzt steht dem Patienten Auge in Auge gegenüber und schließt sein linkes Auge. Bei normalem Gesichtsfeld erkennt der Patient die von verschiedenen Richtungen herangeführte Hand ebenso früh wie der Arzt. Die Methode empfiehlt sich nur dann, wenn eine regelrechte Perimetrie nicht möglich ist

indem man sich dem Patienten Auge in Auge auf Armeslänge gegenüberstellt. Dem Patienten hält man ein Auge zu und schließt das gegenüberliegende eigene Auge. Patient und Arzt fixieren sich mit dem freien Auge. Wenn der Arzt von außen einen Finger heranführt, so sehen ihn Arzt und Patient normalerweise etwa gleichzeitig. So wenig diese Methode eine exakte Perimetrie ersetzt, so nützlich kann sie doch bei bewußtseinsgetrübten oder bettlägerigen Patienten mit Gesichtsfelddefekten sein (z.B. nach einem Unfall oder bei einer neurologischen Erkrankung mit Beteiligung der Sehleitung), da diese Kranken oft nicht die Aufmerksamkeit und Voraussetzung für eine exakte Prüfung aufbringen, bei dem Konfrontationstest aber doch einigermaßen brauchbare Angaben machen.

Ausfälle im Gesichtsfeld bezeichnet man als Skotome (von Skotos, griechisch = Schatten), wenn sie innerhalb des Gesichtsfeldes liegen, wie z.B. ein zentraler Ausfall = Zentralskotom oder ein vom blinden Fleck bogenförmig ausgehender Ausfall = Bogenskotom oder Bjerrumskotom. Ausfälle von außen nennt man Einschränkung oder Ausfall: Quadrantenausfall oder Halbseitenausfall (Hemianopsie) bei Erkrankung des Tractus opticus oder des Chiasma; konzentrische Einschränkung z.B. bei Pigmentdegeneration der Netzhaut.

Der Farbensinn. Wir unterscheiden den Farbton, die Sättigung (Weißunähnlichkeit) und die Helligkeit. Das normale helladaptierte Auge kann etwa 150 Farbtöne unterscheiden, das dunkeladaptierte dagegen nur Helligkeit: „Nachts sind alle Katzen grau". Alle Töne des Spektrums lassen sich durch Mischen von drei Spektralfarben (Rot, Grün und Violett) herstellen. Hierauf baut die Young-Helmholtzsche

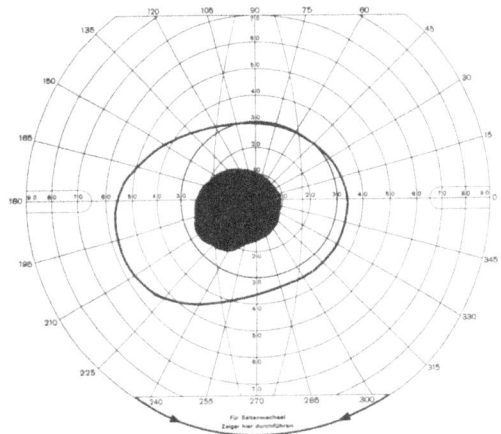

Abb. 40. Großes absolutes Zentralskotom bei retrobulbärer Neuritis. Sehschärfe 0,1

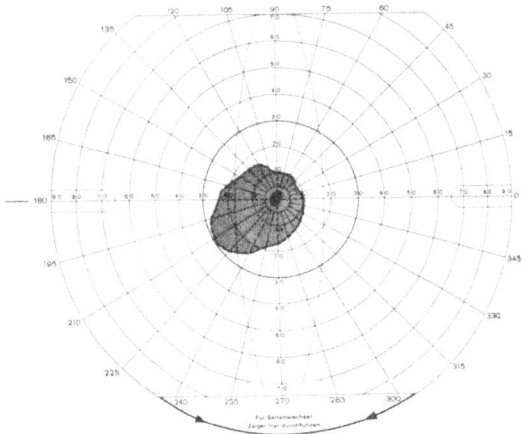

Abb. 41. Bei Besserung wird aus dem absoluten Skotom ein relatives Skotom, der zentrale Kern bleibt zunächst noch absolut

Farbtheorie auf, die drei entsprechende Farbkomponenten in den Zapfen der Netzhaut annimmt. Sie erklärt jedoch nicht alle physiologischen Tatsachen. Die elektrophysiologische und photochemische Forschung über das Farbsehen ist noch nicht abgeschlossen. — Farbtüchtigkeit nennt man normale Trichromasie.

Die *angeborenen Farbsinnstörungen* sind dem Betroffenen meist nicht bewußt. Sie haben eine große Bedeutung, da 8% aller Männer und 0,4% der Frauen eine rezessiv-geschlechtsgebundene vererbte Form der Farbsinnanomalie haben. — Diese Per-

sonen sind für viele Berufe ungeeignet: Führen von Lokomotiven, Schiffen, Flugzeugen, Straßenbahnen, Omnibussen, Taxis; Anstreicher, Chemiker, Mode- und
Stoff-Branche, Färber, Elektriker u.a. Am häufigsten sind Dichromasien, Störungen
des Rot-Grün-Sinnes, wodurch Verkehrssignale nicht erkannt oder verwechselt

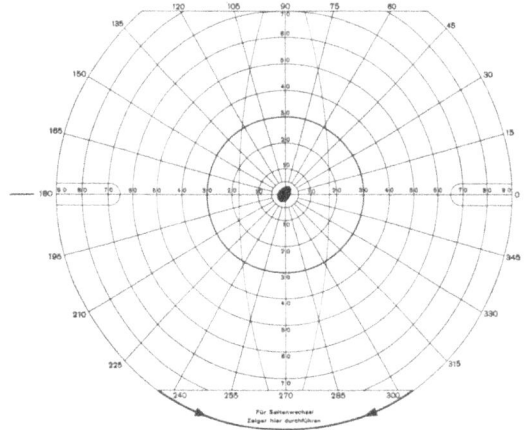

Abb. 42. Bei weiterer Besserung bleibt ein kleines zentrales absolutes Skotom, Sehschärfe
0,3. Es kann schließlich völlig verschwinden

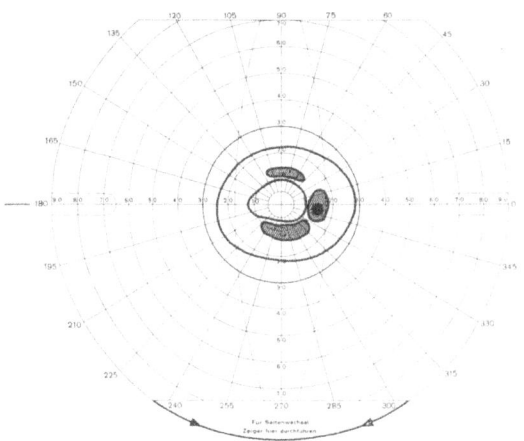

Abb. 43. Bogenförmige Skotome bei Glaucoma simplex (Bjerrum-Skotome), anfangs oft
noch nicht im Zusammenhang mit dem blinden Fleck

werden. Man unterscheidet zwei Formen: Bei dem *Protanopen* ist das Spektrum am
langwelligen Ende stark verkürzt, er ist rotblind. Der *Deuteranope* ist grünblind.
Beide verwechseln Rot und Grün, sie sehen beide Farben nicht normal, da ihr Farb-
system nur aus zwei (statt drei) Komponenten besteht, aus Blau und Gelb.
Man nennt sie *Dichromaten.* Eine abgeschwächte Form dieser Störung liegt bei der
Protanomalie (Rotschwäche) und *Deuteranomalie* (Grünschwäche) vor. Solche Personen (anomale Trichromaten) verwechseln Rot und Grün unter ungünstigen Be-

dingungen, z.B. im Straßenverkehr bei großer Geschwindigkeit und diesiger Sicht. Eine Gefahr im Verkehr entsteht aber weniger durch anomale Trichromate als vielmehr durch dichromate Personen, wobei die Protanopen wegen der verminderten Ansprechbarkeit für Rot ein rotes Signal eher übersehen können als die Deuteranopen.

In der Bevölkerung sind 4,2% deuteranomal, 1,6% protanomal, 1,5% deuteranop und 0,7% protanop. Sehr selten und von geringer praktischer Bedeutung ist die Störung des Blau-Gelb-Sinnes (*Tritanopie*, Blaugelbblindheit; Tritanomalie, Blaugelbschwäche).

Wenn *totale Farbenblindheit* besteht, spricht man von Monochromasie. Die Zapfenfunktion ist ausgefallen. Daraus ergeben sich die weiteren Symptome: normales Sehen bei Dämmerung, bei Tag herabgesetzte Sehschärfe auf 5/50 durch Zentral-

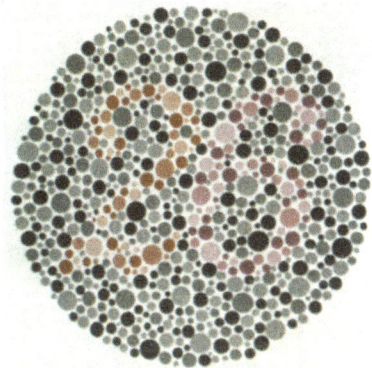

Abb. 44. Prüfung des Farbsehens mit Ishihara-Farbtafeln. Die Punkte sind so angeordnet, daß der Rotblinde (Protanope) 6 liest, der Grünblinde (Deuteranope) 2, der Farbtüchtige 26

skotom, pendelndes Augenzittern (Nystagmus) weil nicht fixiert werden kann und Lichtscheu. Der Erbgang ist einfach-rezessiv.

Der praktische Arzt und Schularzt untersuchen den Farbensinn mit den pseudoisochromatischen Farbtafeln nach STILLING (Velhagen) oder den besonders gut gelungenen nach ISHIHARA. Sie zeigen Zahlen, die aus zahlreichen verschiedenen Farbtupfen so gedruckt sind, daß der Farbtüchtige die richtige Zahl erkennt, der Farbuntüchtige keine oder eine falsche Zahl liest. Mit diesen Pigmentfarben kann man zwar die meisten Störungen des Rot-Grün-Sinnes erkennen, aber die Art der Störung nicht genau analysieren. Dies gelingt mit dem *Anomaloskop* nach NAGEL, dessen Anwendung bei allen gutachtlichen Fragen und bei den Eignungsprüfungen der Bundesbahn usw. vorgeschrieben ist.

Es handelt sich um ein einfaches Farbenmischgerät. Der Prüfling blickt auf eine Scheibe, deren eine Hälfte ein spektrales (Natrium-)Gelb zeigt (589 mμ). In der anderen Hälfte kann man mittels einer Mischschraube eine Mischung von (Lithium-)Rot und (Thallium-)Grün herstellen. Der Farbtüchtige stellt aus Rot (671 mμ) und Grün (535 mμ)-Gemisch ein Gelb ein, das der oberen Scheibenhälfte farbgleich ist. Falsch eingestellte Mischungsverhältnisse erlauben die exakte Diagnose, welche Art der Rot-Grün-Sinnstörung vorliegt. Aus dem Mischungsverhältnis wird der Anomalquotient errechnet, der für bestimmte Berufsgruppen wichtig ist (Polizei, Bundeswehr, Berufskraftfahrer).

Der Lichtsinn. Elektromagnetische Schwingungen von 400 bis 800 mμ lösen eine Lichtempfindung aus. Unter optimalen Bedingungen können hierfür wenige Quanten genügen. Das Auge paßt sich den jeweils herrschenden Lichtverhältnissen an. Begibt man sich von Tageshelligkeit ins Dunkle, so sieht man zunächst nichts. Bald tritt aber eine Dunkelanpassung ein, die in einer raschen Empfindlichkeitssteigerung der Netzhaut besteht. Nach den ersten 2—3 min der Sofort- oder Zapfen-Adaptation, zeigt die Adaptationskurve (Abb. 45) einen Knick, weil nun nur noch die Stäbchen für die weitere Dunkelanpassung sorgen, indem sie ihren im Licht ausgebleichten Sehpurpur regenerieren. Die Dunkeladaptation hat nach 35 min nahezu ihr Maximum erreicht.

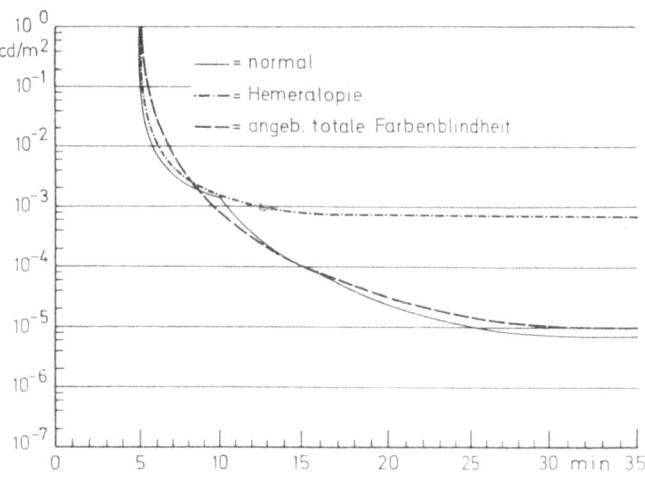

Abb. 45. Verlauf der Dunkeladaptation. Beim Normalen (ausgezogene Linie) zeigt die Adaptationskurve nach etwa 10 Minuten einen Knick, weil dann die Zapfenadaptation beendet ist. Die weitere Adaptation erfolgt durch die Stäbchen. Bei angeborener totaler Farbenblindheit (gestrichelte Linie) fehlt der Knick, die Adaptationskurve verläuft in den ersten 10 Minuten langsamer, weil nur eine Stäbchenadaptation erfolgt. Bei Nachtblindheit (Punkt-Strich-Linie) fehlt die Stäbchenadaptation, nach 10 Minuten ist bereits der maximal mögliche, nur geringe Dunkelanpassungszustand durch Zapfenadaptation erreicht

Dies hängt auch von dem Maß der Ausbleichung des Sehpurpurs ab. Wer tags extrem hellem Licht am Strand ausgesetzt war, wird abends bei der Heimfahrt auch nach 2 Std noch nicht so gut dunkeladaptiert sein wie sonst. Das dunkeladaptierte Auge ist farbenblind. Es sieht nur mit den Stäbchen, die Zapfen haben ihre Funktion eingestellt. Daher ist die Sehschärfe auf $^{1}/_{10}$ herabgesetzt, und es besteht ein physiologisches Zentralskotom. Bei der Durchleuchtung sieht der dunkeladaptierte Röntgenologe weniger Einzelheiten als er auf der im Hellen betrachteten Aufnahme erkennt. Will man im nächtlichen Wald einen Gegenstand erkennen und blickt hin, so verschwindet er — blickt man daran vorbei, so taucht er wieder auf. Das Helligkeitsmaximum verschiebt sich beim Dämmerungssehen von Gelb (560 mμ) nach Gelb-Grün (525 mμ), so daß rote Farben dunkler erscheinen als blaue (Purkinje-Phänomen). Zugleich wird das Auge leicht myop. Im nächtlichen Straßenverkehr kommen als weitere Erschwerungen die Blendung hinzu, gegen die die Menschen verschieden empfindlich sind, und die Schwierigkeit, Entfernungen zu schätzen. Da die Blendung ein retinales Problem ist, kann man sich bei nächtlichem Fahren dagegen schützen, indem man ein Auge schließt, wenn ein Fahrzeug entgegenkommt. Dieses Auge wird nicht geblendet und schützt den Fahrer davor, nach der Begegnung eine Strecke ohne Sicht zu fahren.

Zur Prüfung der Dunkeladaptation dienen *Adaptometer,* von denen zahlreiche Modelle im Gebrauch sind. Für Kliniken ist zur Zeit meist das Gerät von GOLD-MANN-WEEKERS (Abb. 46) üblich.

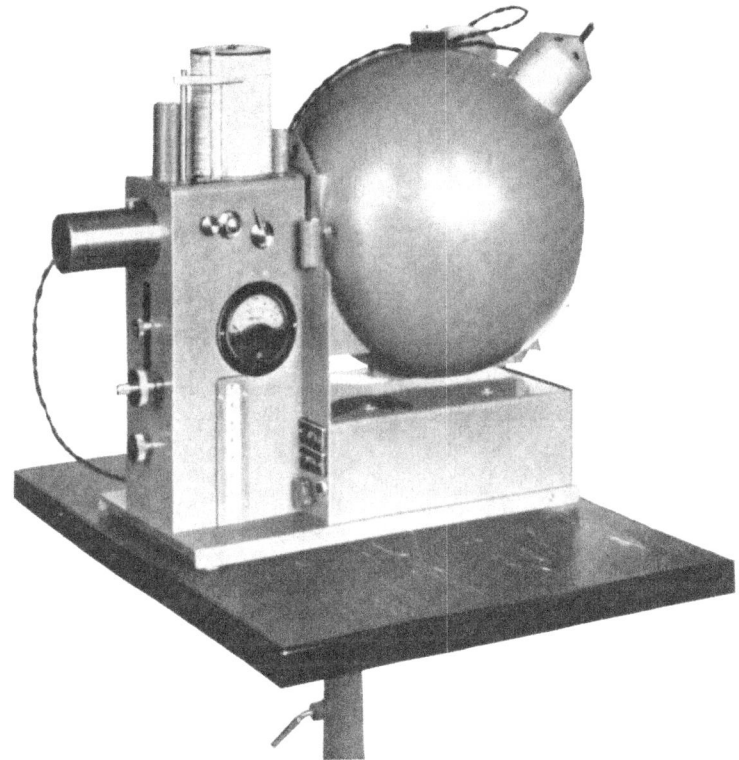

Abb. 46. Adaptometer nach GOLDMANN-WEEKERS. Der Untersuchte sitzt rechts vor dem Gerät. Der links im Bild sichtbare Teil des Gerätes enthält eine automatische Aufzeichnungsvorrichtung für die Adaptationskurve

Nachtblindheit (Hemeralopie) kommt bei Erkrankung der Netzhautperipherie vor, so bei Pigmentdegeneration, Chorioretinitis, Glaukom mit Gesichtsfeldausfällen, hoher Myopie oder Opticusatrophie. Da Vitamin A für die Regeneration des Sehpurpurs nötig ist, verursacht der Vitamin A-Mangel in der Nahrung oder eine Leberzirrhose Nachtblindheit. Ferner kommt Hemeralopie als dominant- oder als rezessiv-geschlechtsgebundene Krankheit (dann meist mit Myopie zusammen) vor.

Auch großer Helligkeit paßt das Auge seine Empfindlichkeit an (Helladaptation). Die Retina enthält also zwei verschiedene Lichtsinnesorgane, die Zapfen für das Farbsehen und das scharfe Sehen, die Stäbchen für das periphere Sehen, vor allem von Bewegungen, und für das Dämmerungssehen *(Duplizitätstheorie).*

3 b Leydhecker, Grundriß der Augenheilkunde, 15. Aufl.

Die Refraktion

Die Brechkraft (Refraktion) eines optischen Systems wird in Dioptrien angegeben. Ein Dioptrie (dpt) ist die Brechkraft einer Linse, die parallel einfallende Strahlen in 1 m Abstand vereinigt; der Brennpunkt liegt also in 1 m Abstand. Beträgt die
Brennweite einer Linse 50 cm, so besitzt sie eine Brechkraft von $100:50 = 2$ dpt,
beträgt sie 25 cm, so $100:25 = 4$dpt usw. *Konvexe Linsen* (Abb. 47) sammeln die
Strahlen hinter der Linse im Brennpunkt und heißen deshalb Sammelgläser. *Konkav-*

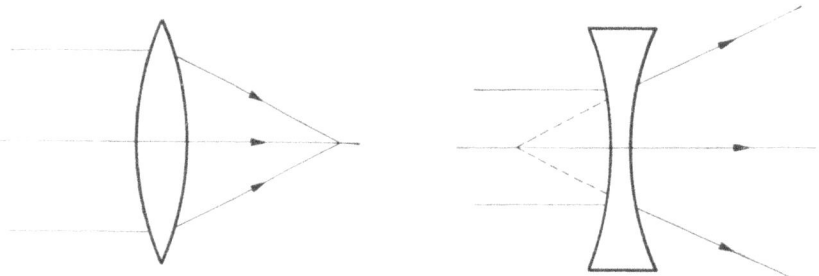

Abb. 47. Links der Strahlengang beim Sammelglas (+-Linse): Parallel einfallende Strahlen
vereinigen sich im Brennpunkt. Rechts Strahlengang beim Zerstreuungsglas (—-Linse):
Parallel einfallende Strahlen zerstreuen sich so, als ob sie aus einem vor der Linse gelegenen
Punkt (dem negativen Brennpunkt) kämen

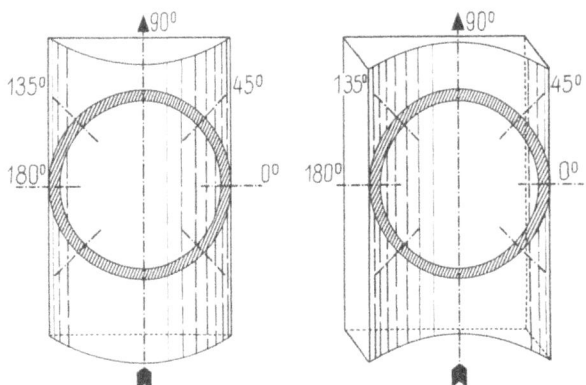

Abb. 48. Links Konvexzylinder, rechts Konkavzylinder. Eine Brillenfassung ist auf den
Zylinder gezeichnet. Der Pfeil gibt die Achse des Zylinders an. In dieser Richtung erfolgt
keine Brechung

gläser zerstreuen das Licht so, als ginge es von einem Brennpunkt aus, der entgegen
der Lichtrichtung vor der Linse liegt. Beim Zeichnen gibt man die Richtung mit
dem Strahlengang mit +, entgegen dem Strahlengang mit dem Vorzeichen — an.
Deshalb nennt man die sammelnden Konvexlinsen auch Plus-Gläser, die zerstreuen-
den Konkavlinsen Minus-Gläser.

Das sphärische Glas bricht in jeder Achse gleich, es ist achsensymmetrisch. Man
kann es sich als Ausschnitt aus einer Glaskugel vorstellen. Ein Zylinderglas dagegen
ist so geschliffen, daß es nur in einer Achse bricht, während die darauf senkrechte, in

den Probiergläsern durch eine strichförmige Marke bezeichnete Achse, die Strahlen ungebrochen durchläßt. Zylindergläser erzeugen deshalb keinen Brennpunkt, sondern eine Brennlinie. Die Achse gibt die nicht brechende Richtung an.

Die Abb. 48 zeigt die von Brillengläserfassungen umgrenzten Ausschnitte eines Konvexzylinders und Konkavzylinders. Durch die Pfeile ist die Achse von 90° bezeichnet, in der keine Lichtbrechung erfolgt. Soll in einer Brille die Achse

Den _____   196

Augengläser-Verordnung

		sph.	cyl.	Achse	Prisma	Basis
Ferne	rechts					
	links					
Nähe	rechts					
	links					

Scheitelabstand   mm   Sehschärfe R   /
                                          L   /

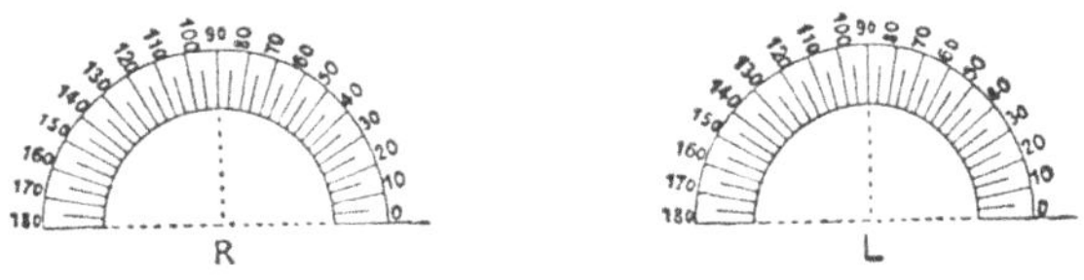

R

L

Bemerkungen:

Pup. Dist.

Brille — Bifokalglas — Trifokalglas
Tönung

Für

Abb. 49

schräg oder horizontal liegen, so gibt man die Winkelgrade in einem Berechnungsschema an, das TABO*-Schema genannt wird und dessen Notierung vom Arzt aus gesehen rechts mit 0 beginnt und über den oberen Kreisbogen weiter zählend links mit 180° endet (Abb. 49).

Außer den sphärischen und zylindrischen Gläsern verwendet man Prismengläser bei Stellungsanomalien. Horizontale Abweichungen des Auges behandelt man durch Übungen der Fusion in einer Sehschule oder durch eine Operation (s. S. 211). In vertikaler Richtung ist die Fusionsbreite jedoch sehr gering. Prismenbrillen sind deshalb nur bei Höhendifferenzen zwischen beiden Augen angezeigt.

* Technischer Ausschuß für Brillenoptik.

Brillengläser waren früher optisch wenig befriedigende bikonkave oder bi-
konvexe Gläser mit achromatischer und chromatischer Aberration (Abb. 50) sowie
sonstigen Nachteilen. Heute verwendet man allgemein durchgebogene Gläser
(Abb. 51). Periskopische Gläser sind wenig durchgebogen, die (besseren) Menisken

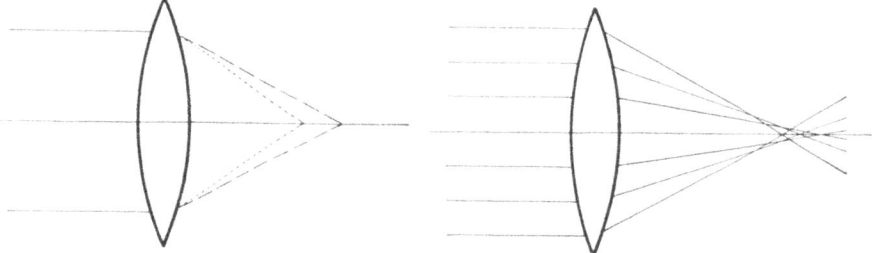

Abb. 50. Links chromatische Aberration: Die kurzwelligen Strahlen vereinigen sich eher
als die langwelligen. Rechts achromatische Aberration: Die Randstrahlen werden stärker
gebrochen und vereinigen sich eher als die achsennahen Strahlen

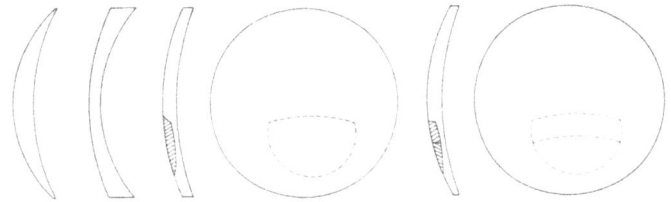

Abb. 51. Von links nach rechts: durchgebogene (punktuell abbildende) +-Linse (Sammellinse), —-Linse (Konkavlinse), Bifokalglas, Bifokalglas von vorn, Trifokalglas von der
Seite, Trifokalglas von vorn

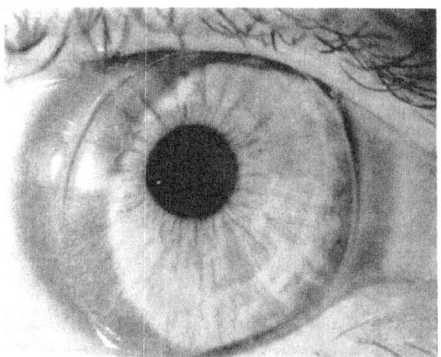

Abb. 52. Hornhauthaftschale

stärker gebogen. Noch besser sind punktuell abbildende Gläser. Bei Menschen, die
wegen der Alterssichtigkeit für Ferne und Nähe verschiedene Gläser benötigen,
empfiehlt sich das *Bifokalglas* (2-Stärken-Glas), in dem der Nahteil eingeschliffen
oder eingeschmolzen ist. Wenn in höherem Alter die Akkommodationsfähigkeit ganz
erlischt, ist damit das Auge für die Ferne und für den Leseabstand korrigiert. Manchmal ist außerdem eine Korrektur für eine mittlere Distanz nötig. Man verordnet dann

ein *Trifokalglas* (3-Stärken-Glas), das teuer ist, sehr sorgfältig angepaßt werden muß und Eingewöhnung erfordert, die nicht jeder Patient aufzubringen bereit ist. Neuerdings hat man auch Gläser mit *kontinuierlichem Übergang* vom Fern- zum Nahteil hergestellt (Firmenname z.B. Varilux), die jedoch den Nachteil haben, die nichtfixierten Gegenstände verzeichnet abzubilden. Das ist nicht schädlich, aber vielen Patienten so lästig, daß sie die Nachteile einer Korrektur für nur 2 oder 3 Entfernungen vorziehen.

Haftschalen waren bis zur Zeit des 2. Weltkrieges äußerst schwierig anzupassende, sehr kompliziert herzustellende Gebilde, die mit einem haptischen Teil der Sklera fest aufsaßen, mit ihrem optischen Teil die Hornhaut ohne Berührung überwölbten. Sie wurden selten verordnet. Jetzt dagegen verwendet man sehr dünne Linsen von nur 9 mm Durchmesser (oder noch weniger), die keinen Sklerateil mehr haben, sondern auf dem Tränenfilm der Cornea schwimmen (Abb. 52). Der Patient lernt selbst sie einzusetzen und abends herauszunehmen.

Nachteile. Nicht jeder verträgt sie ganztägig. Langsam zunehmende Eingewöhnungszeit. Ungeschickte oder alte Menschen mit zittrigen Händen lernen das Einsetzen nicht. Sie sind weit teurer als Brillengläser. Augenärztliche Kontrollen der Hornhaut sind immer wieder nötig, da die Haftschalen zu Hornhauterosionen oder bei chronischer Entzündung der Tränenwege sogar zu Hornhautgeschwüren führen können.

Indikationen. Aus den geschilderten Nachteilen folgt, daß man Haftschalen nicht für jeden Patienten kritiklos empfiehlt, der eine Brille braucht, sondern nur solchen Menschen anpaßt, die eine Brille nicht tragen können oder wollen. Besondere Indikationen sind: 1. Der beginnende Keratokonus wird durch Haftschalen in seinem weiteren Fortschreiten oft aufgehalten, das Sehvermögen ist viel besser als mit Brillengläsern. 2. Auch bei anderen Formen des irregulären Astigmatismus ist nur durch Haftschalen, nicht aber durch Gläser eine Besserung zu erzielen. 3. Bei hoher Myopie engen Gläser das Gesichtsfeld ein und zeigen eine unerwünschte prismatische Wirkung. Ein besseres Sehvermögen und größeres Gesichtsfeld erreicht man mit Haftschalen. 4. Bei einseitiger Aphakie kann der Kranke kein Starglas tragen, weil er das vergrößerte Netzhautbild nicht mit dem Bild des anderen Auges fusionieren kann (Aniseikonie = ungleiche Bildgröße beider Netzhäute). Dies gilt für alle stärkeren Refraktionsunterschiede (Anisometropie). Die Haftschale ergibt ein so wenig vergrößertes Bild, daß es mit dem des anderen Auges fusioniert wird. Der einseitig aphake Patient kann wieder binocular sehen. 5. Berufliche Gründe können das Tragen einer Brille verbieten: Seeleute, Schauspieler. 6. Kosmetische Gründe sind der bei weitem häufigste Anlaß für Patientinnen, sich Haftschalen anpassen zu lassen.

Verträglichkeit. Fast regelmäßig wird die Haftschale vertragen, wenn der Patient sie dringend wünscht und keine Krankheiten der Lider, Bindehaut oder Hornhaut hat. Wer mit seiner Brille gut auskommt, ist kein Kandidat für die Anpassung.

Neue Entwicklungen. Es gibt bifokale Haftschalen, bei denen der ringförmige Nahteil so angebracht ist, daß er sich vor die Pupille schiebt, wenn der Patient nach unten blickt. Andere Haftschalen enthalten eine farbige Iris und dienen bei traumatischer oder kongenitaler Aniridie als wirksamer Blendschutz. Sie sind in manchen Ländern bei dunkeläugigen Damen beliebt, die so blauäugig werden. Ein Lichtschutz kann wie bei Brillengläsern eingefärbt werden. Erfolgversprechende Versuche sind im Gang, die Haftschale aus einem organischen Gel statt aus Glas herzustellen.

Schutzbrillen werden hergestellt, um gegen Splitter, Flüssigkeiten oder Gas zu schützen (Chemiker, Steinmetz), gegen Lichtstrahlen (Sonnengläser 50—75% absorbierend, Strand, Gebirge, Schilauf), gegen ultraviolette Strahlen (beim Schweißen, Hochgebirge), gegen Wärmestrahlen (Glasbläser, Arbeit vor offenem Feuer) oder zum Tauchen. Der Augenarzt braucht eine Schutzbrille, wenn er bei einem Neugeborenen mit Blennorrhoe die Lider auseinanderzieht, da der Eiter mit starkem Druck herausspritzt und die Infektion in kürzester Zeit bei ihm eine Erblindung verursachen kann.

Lupenbrillen sind Brillen mit einfachen Konvexgläsern, die eine starke Annäherung an den Text ohne Beanspruchung der Akkommodation ermöglichen und damit ein vergrößertes Bild auf dem Augenhintergrund hervorrufen. (Jede Lese-

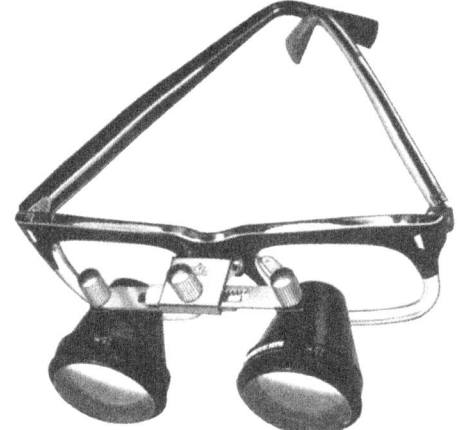

Abb. 53. Lupenbrille, Vergrößerung 2,5fach

brille ist im Grunde eine Lupenbrille, wenn sie höhere Pluswerte als 3,0 hat. In den sog. Lupenbrillen finden sich diese Konvexgläser häufig in Spezialausführungen, z.B. in besonders kleinem Format, aus Plexiglas oder auch asphärisch geschliffen.)

Fernrohrbrillen sind Brillen, die ein oder beidseitig eine kleine Ausführung eines holländischen Fernrohres enthalten. Sie können nur für die Ferne benutzt werden. Ein Herumgehen damit ist wegen Scheinbewegungen und engen Gesichtsfeldes nicht möglich. Tragbar sind sie nur im Kino, Theater, zum Fernsehen, für die Schultafel. Die Vergrößerung ist nie höher als 1,8- bzw. 2fach.

Fernrohrlupenbrillen sind Fernrohrbrillen, die vor dem holländischen Fernrohr als Vorsatz ein Plusglas haben, das entsprechend seiner Stärke eine Annäherung an den Lesetext erlaubt. Die Fernrohrlupenbrillen haben auf Grund der 2fachen Vergrößerung des holländischen Fernrohres bei gleicher Annäherung an den Text eine stärkere Vergrößerung als die einfachen Lupenbrillen. Die Fernrohrlupenbrillen werden also verordnet, wenn stärkere Vergrößerungen bei einem noch tragbaren Abstand des Textes vom Auge nötig sind.

Lupenbrillen, Fernrohrbrillen oder Fernrohrlupenbrillen sind bei manchen Fällen von Schwachsichtigkeit angezeigt. Die Anpassung ist schwierig und erfolgt durch einen besonders erfahrenen Augenarzt. Außerdem werden solche vergrößernden Sehhilfen von Normalsichtigen für Naharbeiten getragen, bei denen besonders feine

Einzelheiten unterschieden werden sollen, ohne daß ein Mikroskop erforderlich wäre (Feinmechaniker, Uhrmacher, Juwelier, Augenarzt). Der Augenarzt geht in den letzten Jahren für kompliziertere Operationen jedoch immer mehr zum Gebrauch des Mikroskops über.

Die Verordnung von Brillengläsern ist stets Sache des Augenarztes. Tatsächlich gehen aber viele Patienten unmittelbar zum Optiker. Dieser erhält zwar eine

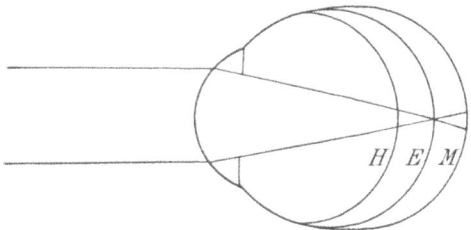

Abb. 54. Parallel einfallende Strahlen vereinigen sich im emmetropen Auge auf der Netzhaut, sind bei dem zu kurzen hypermetropen Auge beim Auffall auf die Netzhaut noch nicht vereinigt und haben sich bei dem zu langen myopen Auge bereits vor der Netzhaut gekreuzt

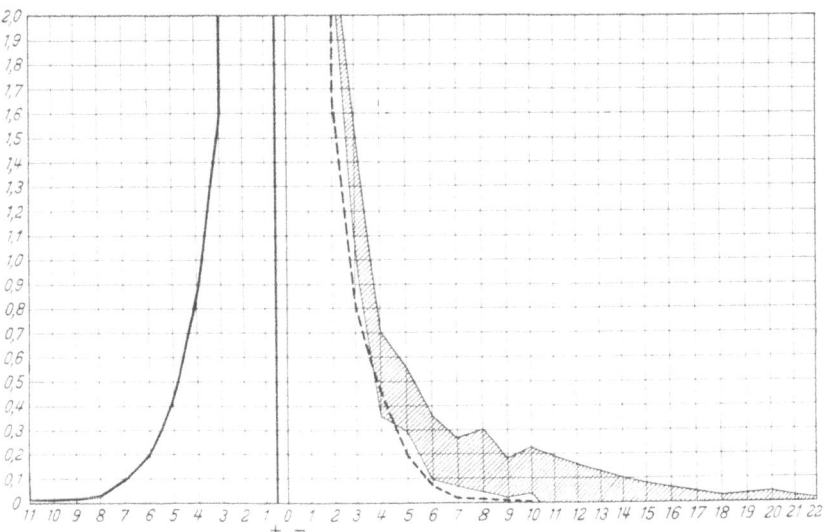

Abb. 55. Häufigkeitsverteilung der Hypermetropie und Myopie. (Nach BETSCH und SCHERER.) Myopie ist häufiger als Hypermetropie. Zieht man jedoch von der Gesamtzahl der Fälle diejenigen ab, bei denen myope Augenhintergrundsveränderungen vorkommen (schraffierte Zone), so entsteht eine fast spiegelbildliche Häufigkeitsverteilung. Hypermetropie und Myopie ohne Funduskomplikationen sind also gleich häufig, wenn man die Symmetrieachse bei + 0,5 dpt legt

gute Ausbildung im Anpassen der Brillen, kann aber nicht beurteilen, ob die Sehbeschwerden des Patienten allein durch die Brille zu beheben sind oder ob noch andere Augenleiden vorliegen. Insbesondere soll der Augenarzt bei jeder Untersuchung den Augeninnendruck messen, da gerade in dem Alter, in dem die Lesebrille nötig wird, Glaukom an Häufigkeit zunimmt. Der Optiker kann aber nicht tonometrieren.

Deshalb soll der praktische Arzt seine Patienten, bei denen er eine Presbyopie oder einen anderen durch eine Brille zu behebenden Sehfehler vermutet, nicht zum Optiker schicken, sondern zunächst zum Augenarzt.

Die Refraktion des Auges hängt von dem Verhältnis der Brechkraft der brechenden Medien (Hornhaut und Linse) zu der Achsenlänge des Bulbus ab. Normal ist eine Gesamtbrechkraft von etwa 58 dpt und eine Achsenlänge von etwa 24 mm. Die meisten Abweichungen vom Normalzustand entstehen durch Kurzbau oder Langbau des Auges (Achsen-Ametropie), seltener durch zu schwache oder zu starke Brechung (Brechungs-Ametropie). Das hypermetrope Auge ist gewöhnlich zu kurz, das myope zu lang gebaut (Abb. 54). Ein emmetropes Auge vereinigt parallel einfallende Strahlen auf der Fovea. Die Häufigkeitsverteilung der Ametropien bis etwa 6 dpt ist symmetrisch (Abb. 55), es handelt sich also nicht um Krankheiten, sondern

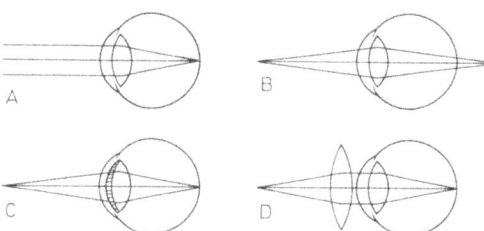

Abb. 56. Emmetropie (Normalsichtigkeit). A Parallel einfallende Strahlen vereinigen sich auf der Netzhaut. B Aus endlichem Abstand einfallende Strahlen bilden auf der Netzhaut Zerstreuungskreise. C Durch Wölbungszunahme der Linse vereinigen sich aus endlichem Abstand kommende Strahlen auf der Netzhaut (Akkommodation). D Bei fehlender Akkommodation kann dies durch ein entsprechendes Sammelglas erreicht werden

um Anomalien, die auf Erbanlage beruhen. Eine Krankheit dagegen ist die hohe Myopie mit Augenhintergrundsveränderungen. Die Ametropie des Auges wird in der Praxis nach der Dioptrienzahl des korrigierenden Glases bezeichnet, was nicht ganz korrekt ist, denn das Brillenglas befindet sich ja etwa 12 mm vor der Hornhaut. Da die Wirkung von Minusgläsern zunimmt, wenn man sie dem Auge nähert, müssen Haftschalen für Kurzsichtige schwächer sein als das Brillenglas, solche für Übersichtige stärker.

Das emmetrope Auge vereinigt parallel einfallende Strahlen in der Fovea, der Fernpunkt liegt also im Unendlichen. Zum Sehen in der Nähe muß das Auge durch Anspannen des Ziliarmuskels seine Brechkraft erhöhen (Akkommodation, S. 50). Das Auge braucht nur im Alter wegen der Presbyopie (Abb. 56) eine Lesebrille. — Emmetropie bedeutet *nicht,* daß das Auge normales Sehvermögen hat: Ein emmetropes Auge mit durchschnittenem Sehnerv ist blind, bleibt aber emmetrop, denn es vereinigt weiterhin parallel einfallende Strahlen auf der Fovea.

Das myope Auge ist im Verhältnis zur Brechkraft zu lang. Meist ist die Achse zu lang, seltener die Brechkraft zu groß (bei Keratokonus, Kugellinse, Katarakt, Linsenverlagerung nach vorn). Dadurch vereinigen sich parallel einfallende Strahlen vor der Netzhaut im Glaskörper. Die danach divergierenden Strahlen geben ein unscharfes Bild auf der Netzhaut. Verfolgt man den Strahlengang in umgekehrter Richtung, so ergibt sich sinngemäß, daß die von der Netzhaut zurückgeworfenen Strahlen sich vor der Hornhaut in einem endlichen Abstand vereinigen (Abb. 57 *B*), und zwar um so näher vor dem Auge, je länger dieses ist. Dieser Punkt ist also der fernste Punkt, den das kurzsichtige Auge eben noch deutlich sieht: *Der Fernpunkt des myopen Auges liegt in endlichem Abstand!* Alle jenseits dieses Punktes gelegenen Gegenstände im Raume werden sich auf der Netzhaut nur in Zerstreuungskreisen abbilden können. Nach der Lage des Fernpunktes wird deshalb auch der Grad der

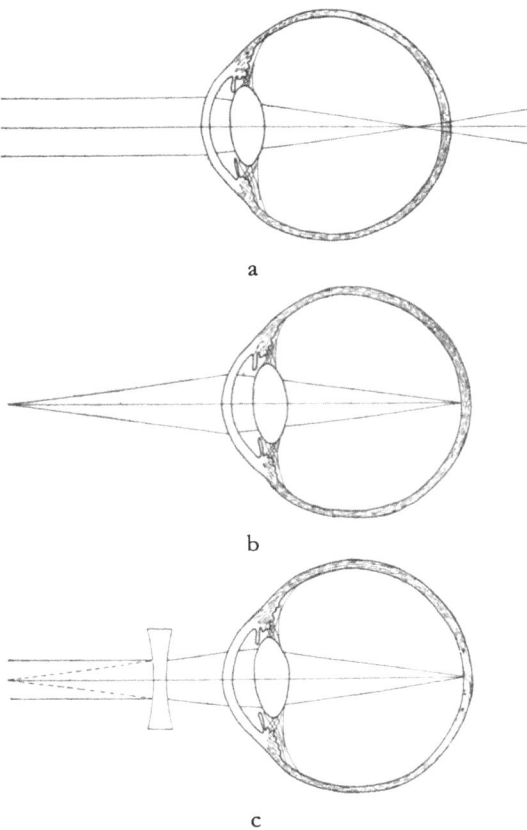

Abb. 57a—c. Myopie. a parallel einfallende Strahlen vereinigen sich vor der Netzhaut. Auf der Netzhaut entstehen Zerstreuungskreise. b Aus dem in endlicher Entfernung befindlichen Fernpunkt des Auges kommende Strahlen werden auf der Netzhaut fokussiert. c Durch ein Zerstreuungsglas (—-Glas, Konkavglas) werden parallel einfallende Strahlen so gebrochen, daß sie sich auf der Netzhaut vereinigen. Die Myopie ist korrigiert

Myopie bezeichnet. Vereinigen sich z.B. die von der Netzhaut zurückgeworfenen und aus dem Auge austretenden Strahlen in 25 cm Abstand — Fernpunkt —, so hat dieses eine Myopie von 4 dpt (bei einer Lage des Fernpunktes in 10 cm Abstand = 10 dpt usw.). Andererseits: Werden bei einer Myopie aus der Ferne parallel ankommende Strahlen durch ein vor dem Auge befindliches Zerstreuungsglas von 4 dpt so zerstreut, als ob sie aus dem Fernpunkt des Auges kämen, so geben sie auf der Netzhaut ein scharfes Bild, und wir sagen, das Auge habe eine Myopie von 4 dpt. In der Ferne sieht der Myope ohne Glas also schlecht. Durch Blinzeln erzeugt er eine stenopäische Lücke und verbessert sein Sehen. Davon hat der Zustand den Namen (griechisch: myein = blinzeln, die Augen schließen).

Die Korrektur erfolgt *durch das schwächste Minusglas, das gerade eben volle Sehschärfe in der Ferne ergibt.* Ein stärkeres Minusglas wird vom Kurzsichtigen oft angenommen, da er die zuviel vorgesetzten Dioptrien durch Akkommodation ausgleichen kann. Die Überkorrektur führt jedoch zu Kopfschmerzen (akkommodative Asthenopie).

Bei Myopie über 15 dpt gelingt die volle Korrektur wegen der Dehnungsveränderungen des Augenhintergrundes meist nicht. Die Gläser sind schwer, verengen

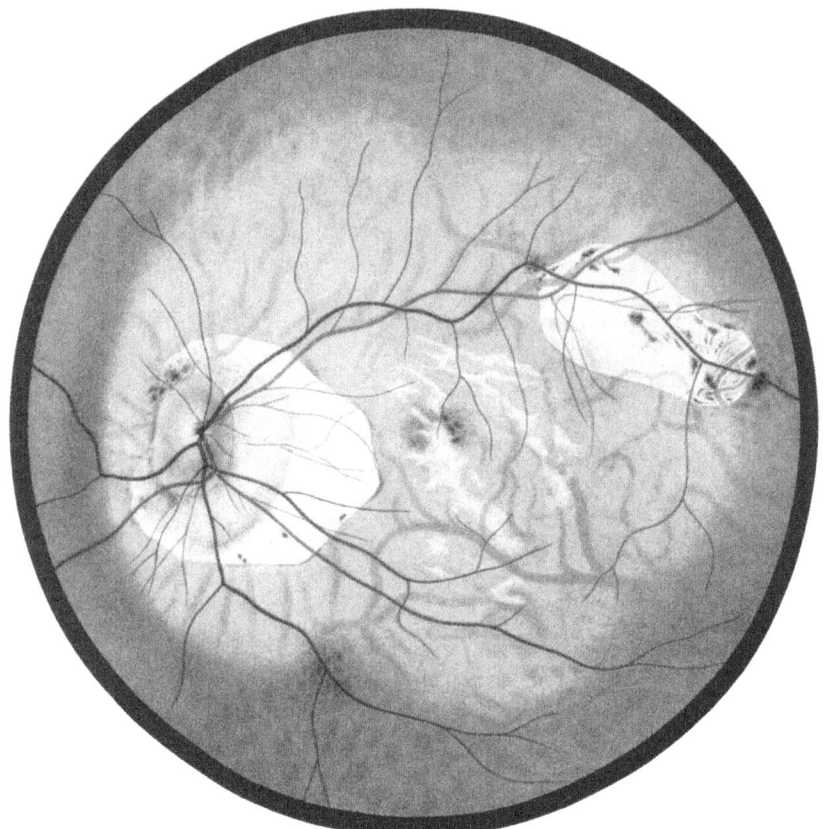

Abb. 58. Myopia maligna. Großer Conus temporalis und peripapilläre Aderhautatrophie. Rarefikation der Netzhaut und Aderhaut am hinteren Pol. Die Aderhautgefäße sind sichtbar. In der Makula Pigmentansammlung (Fuchsscher Fleck). Gestreckter Verlauf der Netzhautgefäße. Rechts oben im Bild ein Herd mit Aderhautatrophie und Pigmentverschiebungen

das Gesichtsfeld und geben eine prismatische Lichtzerstreuung. Haftschalen vermeiden diese Nachteile und sind hierbei zu empfehlen.

Die Myopia simplex oder Schulmyopie ist eine Anomalie, die in ihrer Häufigkeitsverteilung der Hypermetropie entspricht. Die Anlage ist angeboren. Die Myopie entsteht nicht, wie man früher meinte, durch die Naharbeit in der Schule, sondern in den Jahren des Wachstums, die zeitlich mit dem Schulbesuch zusammenfallen. Sie beginnt mit etwa 10—12 Jahren und nimmt nach dem 20. Jahre meist nicht mehr zu (stationäre Myopie). Wenn die Myopie etwa 3 dpt beträgt, braucht man auch im Alter keine Lesebrille, da man im Fernpunkt des Auges liest. Wer nie eine Brille brauchte und bis ins hohe Alter fern und nah gut sah, muß ein emmetropes (oder leicht hypermetropes) Auge haben, das für die Ferne dient, und ein mäßig myopes Auge, das zum Lesen ohne Brille auch im Alter taugt.

Die *Myopia maligna (progressiva)* ist im Gegensatz zur Schulmyopie eine Krankheit (Abb. 55) und schreitet unabhängig von äußeren Einflüssen fort. Der Augenhintergrund (Abb. 58) zeigt Veränderungen durch die Dehnung, die besonders den hinteren Bulbusabschnitt betrifft: Die Aderhaut rückt schon bei mittlerer Myopie ein wenig temporal von der Papille ab, wodurch eine weiße Sichel (Conus) entsteht, weil man durch die transparente Retina direkt auf die Sklera blickt: *Conus temporalis.* Bei hoher Myopie umgreift diese Dehnung ringförmig die Papille (*Conus circumpapillaris*, peripapilläre Aderhautatrophie). Weitere *Dehnungsherde* entstehen am hinteren Augenpol, außerdem eine allgemeine Rarefikation der Aderhaut. Die Gefäße der Netzhaut verlaufen gestreckt. Kommt es zu einer echten Ausbuchtung des hinteren Pols, so nennt man sie *Staphyloma posticum (verum)*. Einrisse der Aderhaut zwischen Papille und Makula kommen hinzu. Aderhautblutungen in der Makulagegend und Pigmentwucherungen bilden den *Fuchsschen Fleck,* eine Pigmentnarbe der Makula, die die Sehschärfe stark herabsetzt. Der Glaskörper ist verflüssigt, enthält Trübungen und liegt der Netzhaut nicht mehr überall an (*hintere Glaskörperabhebung*). Dies und die *cystoide Degeneration* der Äquatorgegend begünstigen das Entstehen einer Netzhautablösung. Sie ist jedoch bei sehr hoher Myopie nicht so häufig, wie man erwarten müßte, wahrscheinlich durch Vernarbungen der Netzhaut und Aderhaut.

Hohe Myopie führt oft zum Übersehen eines Glaukoms. Die Papille zeigt ohnehin einen schrägen Eintritt, eine Excavation ist schlecht zu erkennen. Tonometrie mit dem üblichen Schiötz-Tonometer ergibt fälschlich normale Werte, weil das Instrument für normale Rigidität der Augenhüllen geeicht ist, bei Myopie jedoch die Sklera verdünnt und wenig rigide ist. Visusabnahme und Gesichtsfelddefekte rechnet man fälschlich auf das Konto der myopen Fundusveränderungen. Nur die Tonometrie mit dem Applanationstonometer zeigt den wahren Druck. Jeder myope Patient muß deshalb mit diesem Instrument gemessen werden.

Eine *Übungsbehandlung* der Kurzsichtigkeit oder anderer Brechungsfehler ist naturgemäß nicht möglich, wird aber von einer Gruppe geschäftstüchtiger Laien, insbesondere den Anhängern der BATES-Schule, empfohlen. Mit dem Schlachtruf „Fort mit der Brille!" wird eine eifrige Propaganda betrieben, um das Sehen ohne Brille durch gymnastische Übungen zu bessern. Was als Übungsresultat erreicht wird, ist natürlich nicht eine bessere Abbildung auf der Netzhaut, sondern eine anders orientierte Interpretation des unscharfen Bildes, indem man z.B. eine Person nicht mehr an den Gesichtszügen erkennt, die man ohne Brille nicht unterscheiden kann, sondern an der Körperhaltung, dem Gang oder der Kleidung.

Hypermetropie. Meist ist das Auge im Verhältnis zur Brechkraft zu kurz (Achsen-Hypermetropie, Abb. 59), seltener die Brechkraft zu gering (Brechungs-Hypermetropie). Parallel einfallende Strahlen würden sich erst hinter der Netzhaut vereinigen. Eine Brechungs-Hypermetropie besonderer Art liegt im aphaken Auge vor, die man durch eine Sammellinse von etwa 12 dpt korrigiert. Ohne diese sieht der Staroperierte sehr verschwommen. Die Hypermetropie des linsenhaltigen Auges beträgt nur selten mehr als 4—5 dpt. Ein junger Mensch kann mit Leichtigkeit eine Hypermetropie von 4 dpt durch Akkommodation überwinden. Für die Nähe muß

er in 33 cm weitere 3 dpt akkommodieren, insgesamt also 7 dpt, was zur akkommodativen Asthenopie führen kann. Durch die dauernde Gewöhnung an den akkommodativen Ausgleich der Hypermetropie kann der junge Hypermetrope seine Akkommodation auch dann nicht völlig entspannen, wenn man ihm Plusgläser vorsetzt und
die Fehlsichtigkeit ausgleicht. Dieser Anteil der Hypermetropie, die bei Vorsetzen
von Plusgläsern noch bestehen bleibt, wird erst nach Akkommodationslähmung
durch Atropin erkennbar und heißt latente Hypermetropie, während der durch
Vorsetzen von Sammelgläsern ohne Akkommodationslähmung erkennbare Anteil
als manifeste Hypermetropie bezeichnet wird. Beide zusammen sind die totale
Hypermetropie.

Je älter der Patient wird, desto unelastischer wird die Linse. Dementsprechend verringert sich der Anteil der latenten Hypermetropie. Ein 40jähriger Patient gibt im allge-

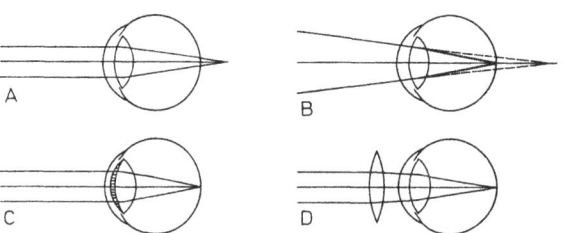

Abb. 59. Hypermetropie. A Parallel einfallende Strahlen vereinigen sich hinter der Netzhaut,
auf der Netzhaut entstehen unscharfe Zerstreuungskreise. B Von der Netzhaut reflektierte
Strahlen verlassen das Auge divergent, als ob sie von einem Fernpunkt jenseits des Auges
kämen. C Parallel einfallende Strahlen können durch Akkommodation (Wölbungszunahme
der Linse) auf der Netzhaut vereinigt werden. D Dies läßt sich auch durch Vorsetzen einer
Sammellinse (Konvexglas) erreichen

meinen bei Vorsetzen von Plusgläsern die Hypermetropie voll an, die manifeste Hypermetropie ist also gleich der totalen. Ein zehnjähriges Kind mit 4 dpt totaler Hypermetropie
akkommodiert diese 4 dpt und sieht für die Ferne voll. Ohne Akkommodationslähmung
kann man nur die manifeste Hypermetropie ermitteln, während die Größe der latenten
Hypermetropie unbekannt bleibt. Würde man fälschlich —1,0 vorsetzen, so könnte das
Kind mühelos eine weitere dpt akkommodieren und würde auf die Frage, ob es so gut sieht,
mit Ja antworten. Setzt man +1 vor, so wird die Frage, ob das Sehen so besser sei, mit
Nein beantwortet, denn das Kind sieht ohne Glas bereits voll. Man beginne also bei der
subjektiven Refraktionsprüfung (auch bei Erwachsenen) stets mit Plusgläsern und frage
nicht, ob das Sehen mit dem Glas besser wird, sondern ob der Patient schlechter sieht. Die
Antwort Ja bedeutet dann, daß eine Myopie oder Emmetropie vorliegt, die Antwort Nein,
daß eine Hypermetropie besteht. Bei dieser stark vereinfachten Schilderung haben wir das
Fehlen von Astigmatismus oder Augenkrankheiten vorausgesetzt. Gibt man dem zehn-
jährigen Kind mit 4 dpt totaler Hypermetropie +3,0 in das Brillenprüfgestell, so wird es
mit diesem Glas schlechter sehen, weil es den Ciliarmuskel nicht genug entspannen kann.
Erst wenn wir die Akkommodation durch Atropin oder Homatropin-Tropfen lähmen, kann
das Kind die totale Hypermetropie angeben. Einem Erwachsenen von 50 Jahren mit
4 dpt totaler Hypermetropie dagegen gelingt es nicht mehr, 4 dpt zu akkommodieren. Er
wird beim Vorsetzten von +1 dpt bis +3,5 dpt eine Besserung angeben und wahrscheinlich sogar die volle Korrektur von +4,0 annehmen, indem er sie als besser oder wenigstens
als ebenso gut wie +3,5 bezeichnet. Setzt man jedoch +5,0 vor, so macht man ihn um
eine dpt myop, er sieht also in der Ferne schlechter und lehnt dieses Glas ab.

Aus diesem Beispiel ist zu sehen: *Das stärkste Plusglas, das ein erwachsener hypermetroper Patient annimmt, ist das richtige.* Also muß man dem *übersichtigen Kind* ein

möglichst starkes Glas geben, im Gegensatz zum *Kurzsichtigen,* für den das *schwächste Minusglas,* mit dem er in der Ferne gut sieht, das richtige ist! Ferner sehen wir, daß man bei Kindern und Jugendlichen die *Akkommodation* zur Refraktionsbestimmung stets *lähmen* muß und sich nicht auf subjektive Methoden verlassen darf, da die latente Hypermetropie sonst unerkannt und unkorrigiert bleibt.

Hypermetropie ist oft die Ursache oder *Teilursache für Einwärtsschielen* bei Kindern, da Akkommodation und Konvergenz gekoppelt sind. Einem Akkommodationsaufwand von 4 dpt entspricht eine Konvergenz für den Abstand von 25 cm. Wenn ein Kind für die Ferne 4 dpt akkommodieren muß, um scharf zu sehen, so schielt es einwärts, wenn es nicht fähig ist, Akkommodation und Konvergenz voneinander zu lösen. Wenn das die einzige Ursache des Schielens war, (sog. rein akkommodatives Schielen), bewirkt der Ausgleich der Hypermetropie durch eine Brille, daß die

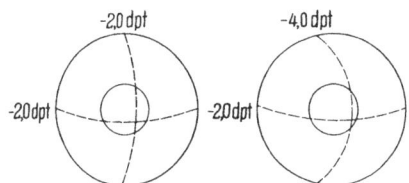

Abb. 60. Links achsensymmetrisch gewölbte Hornhaut eines Auges mit 2 dpt Myopie. Ein sphärisches Glas von − 2,0 dpt korrigiert die Fehlsichtigkeit. Rechts astigmatisch gewölbte Hornhaut. Der vertikale Meridian ist stärker gekrümmt als der horizontale. Das ausgleichende Glas ist: − 2,0 dpt sph. comb. − 2,0 dpt cyl./0 Grad

Augen wieder parallel stehen. Dabei verordnet man das Plusglas um 0,5—1,0 dpt schwächer als bei der Akkommodationslähmung gefunden wurde, denn sonst könnte das Kind nach Abklingen der Atropinwirkung wegen des Resttonus des Ciliarmuskels mit der Brille schlechter sehen. Diese Regel gilt nicht für vorschulpflichtige einwärtsschielende Kinder mit Konvergenzüberschuß in der Nähe, die voll aus korrigiert werden sollen. Für die Akkommodationslähmung zur Skiaskopie tropft man 3mal täglich 1 Tropfen 0,5% Atropin 3 Tage lang, bei Kindern unter 2 Jahren streicht man 3 Tage lang 2mal täglich 0,5% Atropinsalbe in den Bindehautsack ein.

Durch den Kurzbau des Auges können die Sehnervenfasern so auf der Papille zusammengedrängt werden, daß deren Grenzen unscharf wie bei einer Neuritis erscheinen: *Pseudoneuritis hypermetropica.* Die Sehschärfe mit Glas ist jedoch im Gegensatz zur Neuritis voll oder bleibt unverändert bei Kontrollen im Abstand von 1—2 Wochen. Der Kurzbau des Vorderabschnittes ergibt häufiger einen *engen Kammerwinkel* als bei Myopie oder Emmetropie und disponiert dann zum *Winkelblockglaukom* (S. 183).

Der Astigmatismus. Bislang wurde nur die Möglichkeit erörtert, daß das Auge im Verhältnis zur Brechkraft seines optischen Systems zu lang oder zu kurz gebaut ist. Es ist aber noch denkbar, daß das optische System in sich fehlerhaft gebaut ist, so daß eine punktförmige Vereinigung parallel einfallender Strahlen überhaupt nicht zustande kommt. Das System hat also keinen Brennpunkt, sondern eine Brennebene. Wir sprechen deshalb von *Astigmatismus* (= Brennpunktlosigkeit).

Dieser Zustand kann auf verschiedene Weise zustande kommen. Eine ganz unregelmäßige Form der Hornhautwölbung z.B. nach Hornhautgeschwüren oder

Hornhautverletzungen sowie bei Keratoconus (s. S. 98). Dann zeigt die Hornhaut
schon in dem einzelnen durch ihre Mitte und durch die optische Achse gehenden
Schnitt (Normalschnitt) Abweichungen von der Kreislinie; der Hornhautradius
ändert sich fortgesetzt in ein und demselben Meridian, und so erfolgt eine
unregelmäßige Brechkraft des Systems: *unregelmäßiger Astigmatismus*. Auch fehlerhafte Wölbung der Linsenflächen, Lageveränderungen der Linse (*Linsenastigmatismus*)
oder Unregelmäßigkeiten der Sklera am hinteren Augenpol (*Astigmatismus fundi*),
können zu ähnlichen optischen Folgeerscheinungen führen. Der *Astigmatismus
irregularis* ist durch Gläser nicht auszugleichen. In manchen Fällen ergibt die Verordnung einer Hornhauthaftschale eine brauchbare Sehschärfe. Wenn die Hornhaut
nicht nur unregelmäßig gekrümmt, sondern auch durch Narben getrübt ist, so kann
man das Sehvermögen durch Überpflanzung einer Scheibe von Leichenhornhaut ver-
bessern (Hornhauttransplantation).

Bei der zweiten Form, dem *regelmäßigen Astigmatismus*, herrscht insofern Regelmäßigkeit, als die Hornhaut in jedem einzelnen Normalschnitt (unter Normalschnitt
versteht man jeden ebenen Schnitt, der den Mittelpunkt der Hornhaut und die optische Achse des Auges enthält) eine kreisförmige Wölbung aufweist. Das gilt für die
optisch allein wichtigen mittleren Teile. Zwei verschiedene, aufeinander senkrecht
stehende Normalschnitte aber, z.B. der horizontale und der vertikale Normalschnitt,
haben verschieden große Radien (Abb. 60).

Legt man vor eine solche Hornhaut eine spaltförmige Blende, so daß die einzelnen Normalschnitte gesondert untersucht werden können und dreht den Spalt in
den einzelnen Richtungen wie eine Kompaßnadel, dann wird man ganz verschiedene
Refraktionszustände feststellen, z.B. in vertikaler Richtung eine Myopie von —4,0
dpt, in horizontaler eine solche von nur —2,0 dpt (Abb. 60). Die Differenz der
Refraktion beider Normalschnitte zeigt den Grad des Astigmatismus an, also hier
einen solchen von 2 dpt.

Eine astigmatisches Auge vermag weder fern noch nahe gelegene Gegenstände
völlig deutlich zu erkennen, denn das astigmatische Auge hat in zwei zueinander
senkrechten Normalschnitten ganz verschiedene Brennweiten, und in allen anderen
Normalschnitten kommt es überhaupt nicht zur Vereinigung der Lichtstrahlen. So
würde in dem gewählten Beispiel (Abb. 60) der vertikale Normalschnitt geeignet
sein, Objekte in 25 cm Entfernung (Myopie 4 dpt) scharf abzubilden, während der
horizontale (Myopie 2 dpt) auf eine Ebene eingestellt ist, die einen Abstand von
50 cm hat. Ein Gegenstandspunkt wird von einem astigmatischen Auge je nach Lage
des Gegenstandes als scharfer Strich oder als unscharfer Lichtfleck auf der Netzhaut
abgebildet.

Im Gegensatz zum *unregelmäßigen* Astigmatismus ist der *regelmäßige* leicht kor-
rigierbar.

Dazu sind aber Zylindergläser nötig, die die Eigenschaft haben, nur in einer
Achse zu brechen (s. S. 36). Bewaffnen wir das z.B. gewählte Auge (Abb. 60) zunächst mit einem sphärischen Glase von —2,0 dpt, so wird die falsche Brechung im
horizontalen Schnitt ganz, die im vertikalen aber bis auf einen Rest von —2,0 dpt
ausgeglichen. Legen wir noch ein Zylinderglas von —2,0 dpt hinzu und drehen seine
Achse (s. Abb. 48) so, daß sie horizontal (0°) zu liegen kommt, dann bleibt der
horizontale Meridian mit —2,0 dpt auskorrigiert, und dazu ist der vertikale mit

—4,0 dpt versehen, also ebenfalls ausgeglichen. Zur Zylinderkorrektion gehört eine gründliche Erfahrung. Sie wird deshalb dem Augenarzt vorbehalten bleiben.

Wir unterscheiden: 1. den einfachen — myopen oder hypermetropen — Astigmatismus. Typus: Eine Achse emmetrop, die darauf senkrechte myop oder hypermetrop. Der Ausgleich erfolgt durch ein einfaches Zylinderglas ohne Zuhilfenahme anderer Gläser. Weist der vertikale Meridian die stärkere Wölbung auf, was die Regel ist, so spricht man von einem Astigmatismus regularis („nach der Regel"), ist der horizontale Meridian stärker gewölbt, von einem Astigmatismus irregularis („gegen die Regel").

2. den zusammengesetzten — myopen oder hypermetropen — Astigmatismus. Typus: Beide Achsen sind verschiedenartig myop oder hypermetrop. Der Ausgleich erfolgt durch ein sphärisches Glas und einen dazu geschliffenen Zylinder im Sinne der Myopie oder Hypermetropie (z.B. —2,0 dpt sph kombiniert mit zyl. -2,0 dpt Achse 0°).

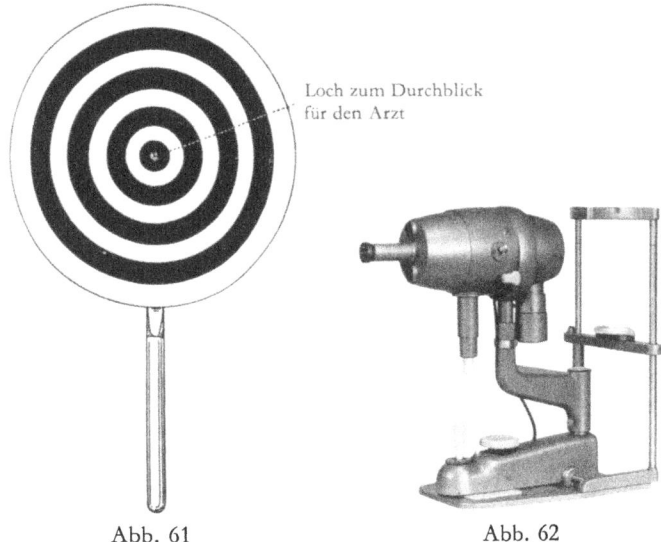

Loch zum Durchblick für den Arzt

Abb. 61　　　　　　　Abb. 62

Abb. 61. Placidoscheibe zur Schätzung des Hornhautastigmatismus

Abb. 62. Ophthalmometer von Zeiss zur Messung des Hornhautastigmatismus

3. den gemischten Astigmatismus (Astigmatismus mixtus). Typus: Eine Achse bricht myop, die andere hypermetrop. Der Ausgleich kann durch ein Glas erfolgen, das auf der einen Fläche einen hypermetrop-zylindrischen, auf der rückwärtigen einen myop-zylindrischen Schliff hat. Die Achsen beider Zylinder stehen senkrecht aufeinander. Man kann den *Astigmatismus* mit der Skiaskopie (S. 18) *messen*, indem man für jeden der beiden aufeinander senkrecht stehenden Meridiane einzeln die Brechkraft bestimmt. Den Hornhautastigmatismus stellt man mit Hilfe der Hornhautspiegelbildchen fest. Die Scheibe von PLACIDO (Abb. 61) enthält in der Mitte ein kleines Loch. Der Arzt blickt durch dieses Loch und läßt die Scheibe auf der Hornhaut des Patienten spiegeln, indem er sich dem Auge stark annähert. Wenn die Hornhaut regelmäßig gewölbt ist, so ist das Spiegelbild der Kreise rund, bei regelmäßigem Astigmatismus oval, bei unregelmäßigem verzerrt.

Der Augenarzt benutzt im allgemeinen ein komplizierteres Gerät, das *Ophthalmometer* nach HELMHOLTZ oder JAVAL. Dieses Instrument (Abb. 62) ermöglicht es, die Brechkraft der Hornhautoberfläche in den verschiedenen Meridianen zu messen. Man beobachtet durch das Okular die Spiegelbildchen von 2 Leuchtfiguren. An einem Handgriff kann man den Abstand dieser Figuren so ändern, daß sie sich gerade berühren (Abb. 63). Da die Meßentfernung und der Abstand der beiden Leuchtfiguren an dem Gerät bekannt sind, kann man also auf den Krümmungsradius der Hornhaut schließen. An dem Ophthalmometer läßt sich der Krümmungsradius der Hornhaut für jeden Meridian ablesen (oder die Brechkraft in Dioptrien, was auf dasselbe hinausläuft).

Anisometropie. Wenn die Brechkraft beider Augen verschieden ist, z.B. bei verschiedenen Myopiegraden beider Augen, so spricht man von *Anisometropie;* bei geringen Unterschieden der Refraktion kann man trotzdem jedes Auge für sich korrigieren.

Geringe Unterschiede der Netzhautbildgröße (Aniseikonie) stören nicht. Ist der Refraktionsunterschied jedoch mehr als 4 dpt, so können die beiden verschieden großen Bilder nicht mehr fusioniert (im Gehirn zu einem Bild verschmolzen) werden. Der Kranke sieht jeden Gegenstand doppelt, die Konturen decken sich nicht. Deshalb kann ein einseitig am grauen Star operierter Patient kein Starglas tragen. Die Aniseikonie wird jedoch durch das Tragen einer Haftschale auf der Hornhaut des

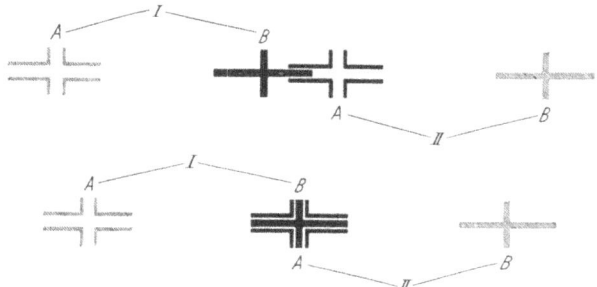

Abb. 63. Die Hornhautspiegelbildchen bei der Messung mit dem Ophthalmometer nach Zeiss. Je 2 Figuren, ein Hohlkreuz (*A*) und ein Strichkreuz (*B*), bilden gemeinsam ein Hornhautbildchen (*A* + *B*), das durch eine halb durchlässige Spiegel- und Prismenkombination doppelt gesehen wird: *I* und *II*. Verschiebt man den Abstand der Hornhautbilder mittels einer Schraube so, daß die Figur *A* und *B* sich gerade decken, wie unten eingezeichnet, so kann man bei bekanntem Abstand des Instrumentes von der Hornhaut die Hornhautwölbung bestimmen. Diese ist in Dioptrien unmittelbar am Instrument ablesbar

operierten Auges auf ein erträgliches Maß vermindert. Nun ist wieder räumliches Sehen möglich. Der andere Ausweg wäre das Einpflanzen einer Kunststofflinse in das Auge, was aber nicht ratsam ist, da dies meist zur Entzündung oder Sekundärglaukom (s. S. 177) führt. Eine Brille mit mehr als 4 dpt Unterschied zwischen beiden Gläsern soll man nicht verordnen.

Die Akkommodation

Ein emmetropes Auge vereinigt parallel einfallende Lichtstrahlen auf der Netzhaut. Parallele Strahlen kommen (theoretisch) von Gegenständen aus unendlicher Entfernung. Praktisch betrachten wir in der Augenheilkunde Gegenstände als „unendlich" entfernt, die sich in wenigstens 5 m Abstand befinden. Sind sie näher, so senden sie divergente Strahlen aus, die nur dann auf der Netzhaut fokussiert werden, wenn das Auge seine Brechkraft steigert, sich also auf die Nähe einstellt (akkommodiert).

Der ringförmige Ziliarmuskel rückt bei seiner Kontraktion nach innen und etwas nach vorn. Die Spannung der Zonula Zinni läßt nach. Die Linse kann ihrer eigenen Elastizität folgen und sich stärker wölben, wobei sie vor allem den Krümmungsradius der Vorderfläche ändert (Abb. 64). Gleichzeitig verengt sich die Pupille, wodurch die Tiefenschärfe zunimmt (Naheinstellungsreaktion). Die Zunahme der Linsenwölbung ist umso stärker, je elastischer die Linse ist, d. h. je weniger sich der starre Kern auf Kosten der weichen Rinde entwickelt hat oder je jünger der Mensch ist. Die Abnahme der Akkommodationsfähigkeit mit zunehmendem Alter zeigt Abb. 65, woraus man erkennt, daß mit 60 Jahren überhaupt keine Akkommodation mehr möglich ist. Das Altern der Linse beginnt mit der Geburt. Mit etwa

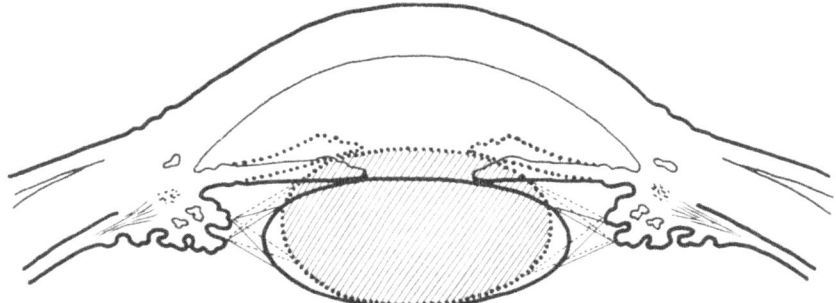

Abb. 64. Bei der Akkommodation wölbt sich die Linsenvorderfläche stärker, die vordere Kammer wird flacher. Ausgezogene Linie: ruhendes Auge. Gestrichelte Linie: Auge bei Akkommodation

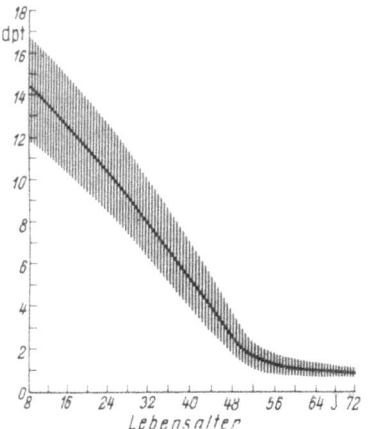

Abb. 65. Abhängigkeit der Linsenbrechkraft vom Lebensalter: Akkommodationsverlust mit zunehmendem Lebensalter

45 Jahren kann der Emmetrope zwar noch 3 dpt akkommodieren, um sein Auge auf den Leseabstand von 33 cm einzustellen, aber auf die Dauer strengt es ihn an. Er empfindet ein dumpfes Druckgefühl in der Stirn oder in den Augen, wenn er länger liest *(akkommodative Asthenopie)* und hält sein Buch weiter entfernt, um weniger akkommodieren zu müssen. Deshalb braucht der Emmetrope mit etwa 45 Jahren die erste Lesebrille (etwa +1,0 dpt), mit 50—55 Jahren +2,0 dpt und mit 60 Jahren +3,0 dpt. Mit 45 Jahren beginnt also die *Presbyopie (Alterssichtigkeit)*, die eine physiologische Erscheinung ist. Die eben genannten Gläser braucht der Hypermetrope zusätzlich zu seiner Fernkorrektur. Dementsprechend ist das Leseglas eines

60jährigen Menschen mit 3,0 dpt Hypermetropie +6,0 dpt, während ein Myoper von —3,0 dpt zeitlebens ohne Glas (und ohne Akkommodation) in 33 cm liest. Der Ziliarmuskel wird vom N. oculomotorius innerviert. Eine altersunabhängige Akkommodationslähmung kann zentral oder peripher sein. Einseitige Akkommodationsparese kommt bei Erkrankung des Kerngebietes bei Tabes oder Lues cerebri vor und kann mit der Lähmung des Sphinkters oder Paresen äußerer Augenmuskeln kombiniert sein.

Eine *beidseitige Akkommodationsparese* ohne Lähmung des Sphinkters kommt 4 Wochen nach *Diphtherie* vor, oft zusammen mit einer Gaumensegel-Lähmung, und geht von selbst zurück. Auch vei Encephalitis lethargica kann man dies beobachten. Bei *Botulismus* kommt gleichfalls eine beiderseitige Akkommodationslähmung vor, jedoch zusammen mit einer Pupillenlähmung *(Ophthalmoplegia interna)*.

Periphere Akkommodationslähmungen kommen bei Läsion des Oculomotorius, Erkrankung des Corpus ciliare, bei allgemeiner Vergiftung mit Tollkirsche oder lokaler Anwendung von Atropin oder anderen Mydriatica vor. Atropin wirkt je nach Dosis oder Konzentration 6—10 Tage lang.

Akkommodationsspasmus kann nach langer Naharbeit, nach Prellung oder nach örtlicher Gabe von Miotica entstehen. Je stärker diese sind, desto unangenehmer sind die Symptome des Ziliarmuskelkrampfes: Augenschmerzen, akkommodative Myopie, Verdunklung durch die extrem enge Pupille, Mikropsie. Bei engem Kammerwinkel kann die Wölbungszunahme der Linse und die leichte Verlagerung des Ziliarmuskels nach vorn einen Glaukomanfall auslösen. Bei cystoid degenerierter Netzhautperipherie kann eine Netzhautablösung die Folge eines Ziliarmuskelkrampfes sein.

Tonische Akkommodation und Desakkommodation (verzögerte Einstellung von Fern auf Nah und umgekehrt) kommt bei Pupillotonie vor (Adie-Syndrom).

Nach dem 60. Lebensjahr lassen sich Akkommodationsstörungen wegen der Linsenstarre nicht mehr nachweisen.

Asthenopie ist der Symptomenkomplex: Rasche Ermüdung der Augen, Rötung der Bindehaut und Kopfschmerzen bei Naharbeit (nicht zu verwechseln mit Amblyopie = Sehschwäche, herabgesetztes Sehvermögen z. B. durch Unterdrücken der Seheindrücke im Kindesalter bei Schielen).
Ursachen: 1. Störungen der Akkommodation (s. oben), nicht korrigierte Hypermetropie oder Presbyopie. 2. Falsche Brillengläser: die Stärke des Glases ist falsch, die Achse des Zylinders stimmt nicht, der Patient gewöhnt sich als Erwachsener nicht mehr an ein erstmals verordnetes Zylinderglas, die Gläser sind falsch zentriert (schon geringe Dezentrierung in der Höhe kann zu Störungen führen). 3. Störungen des Muskelgleichgewichtes: Konvergenzschwäche, Exophorie. 4. Fusionsschwäche bei allgemeiner Erschöpfung, nach Commotio oder Contusio cerebri. 5. Neurasthenie.

Die Erkrankungen der Lider

Normale Anatomie. Die Lider (Abb. 66) bestehen aus der äußeren Haut mit ihren Hautdrüsen (Schweißdrüsen und Talgdrüsen) und Härchen, den ringförmigen Schließmuskeln (Orbicularis oculi), der leicht gewölbten Platte des Tarsusknorpels mit den Meibomschen Talgdrüsen und endlich innen der mit dem

Lidknorpel fest verwachsenen Lidbindehaut (Conjunctiva tarsi). Aus dem vorderen Teil des Lidrandes ragen die Wimpern (Cilien) hervor, von denen es am Oberlid etwa 150, am Unterlid etwa 75 gibt, und die eine Lebensdauer von 6 Monaten haben. Ihnen benachbart sind modifizierte Schweißdrüsen (Mollsche Drüsen) sowie Talgdrüsen (Zeiss'sche Drüsen). Zwischen Orbitalrand und Lidknorpel

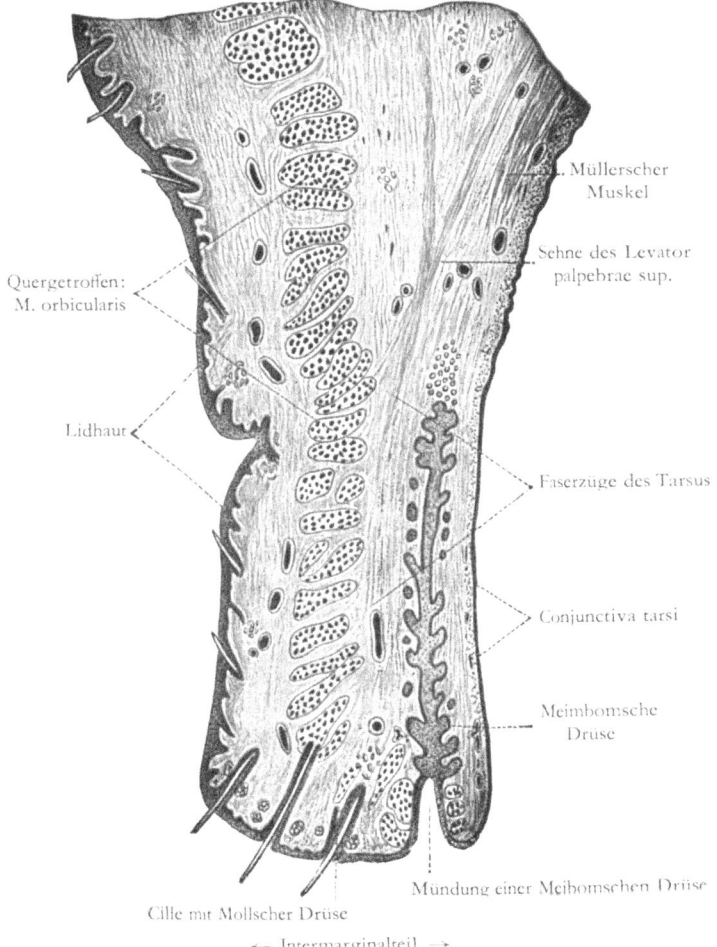

Abb. 66. Schnitt durch das Oberlid

spannt sich die Fascie des Septum orbitale aus und hält das orbitale Fettgewebe zurück. Am oberen Rand des Oberlidknorpels inseriert mit breiter Sehne der vom Oculomotorius innervierte Heber des Oberlides (Levator palpebrae superioris), der über dem Rectus superior liegt und vom knöchernen Rand des Canalis opticus entspringt. Außerdem ist ein vom Sympathicus innervierter weit schwächerer glatter Lidheber vorhanden, der Müllersche Lidmuskel.

Inspektion. Beim Betrachten der Lider beachten wir, ob die Lidspalte beiderseits gleich weit ist (normal 7—10 mm vertikale Weite, 3 cm Breite). Beim Geradeausblick bedeckt das Oberlid 1—2 mm des oberen Hornhautrandes. Das Unterlid liegt etwa ebensoviel unterhalb des Hornhautrandes. Die Lider liegen dem Auge glatt an. Die Lidhaut ist in der Jugend rosig und glatt, im Alter ist die Epidermis verdünnt, die Deckfalte hängt oft herab, es bilden sich Fältchen. Die fälschlich sogenannten „Tränensäcke" sind Wülste am Unterlid, die durch die Verminderung der Elastizität des Septum orbitale entstehen. Dieses ist ein straffes Bindegewebe, das vom Periost des Orbitalknochens ausgeht und das orbitale Fettgewebe zurückhält. Wenn seine Elastizität nachläßt, bilden sich kleine Fetthernien am Unterlid. Die „Ringe unter den Augen" entstehen durch einen Turgorverlust der Haut, so daß die reichlich vorhandenen venösen Blutgefäße durchschimmern. Die Lidhaut ist locker, das Unterhautgewebe sehr fettarm und reichlich vaskularisiert; deshalb entstehen hier besonders leicht Ödeme. Bei der mongolischen Rasse ist nasenwärts eine senkrecht stehende

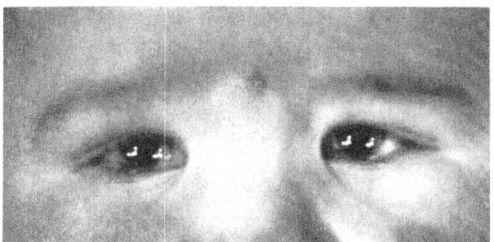

Abb. 67. Epicanthus bei flachem Nasenrücken, ähnlich der Mongolenfalte

Deckfalte vorhanden, die Mongolenfalte. Ähnlich sieht der Epicanthus aus, den man bei Säuglingen mit noch flachem Nasengerüst sehr häufig findet und der später, wenn der Nasenrücken sich hebt, von selbst verschwindet.

Wenn man sich nicht klar ist, ob eine Veränderung an den Lidern oder der Bindehaut Wachstumstendenz zeigt (Neoplasma) oder eine stationäre Veränderung ist, so soll man bei der ersten Untersuchung eine Skizze mit Millimetermaßen in das Krankenblatt zeichnen, außerdem eine Fotografie vornehmen und den Patienten nach 3 Wochen wieder bestellen. Nur durch exaktes Fixieren der Ausdehnung eines Befundes ist später ein Vergleich möglich.

Untersuchung. Eine Schwäche des N. facialis oder der von ihm versorgten Muskulatur kann man feststellen, indem man den Patienten auffordert, die Lider zusammenzukneifen, während man sie gleichzeitig mit den Fingerkuppen offenzuhalten sucht. Seitenunterschiede lassen sich recht gut fühlen. Man hat auch Geräte zur Messung der Lidschlußkraft konstruiert, die sich aber nicht allgemein eingeführt haben. Die Sensibilität der Lider prüft man mit einem zusammengedrehten Stückchen Zellstoff, wobei der Patient angeben soll, ob ein Unterschied zwischen Ober- und Unterlid und zwischen linkem und rechtem Lid besteht. Genauer ist die Prüfung mit den Freyschen Reizhaaren, mit denen man auch die Hornhautsensibilität prüft.

Störungen der Stellung und Beweglichkeit

Ptosis nennt man das Herabhängen des Oberlides. Die *Ptosis congenita* kommt ein- oder doppelseitig vor, oft infolge eines Ausfalles im Kerngebiet des Oculomotorius oder durch eine Unterentwicklung des Levator palpebrae. Das Kind versucht durch Kontraktion des Musculus frontalis eine Lidhebung zustande zu bringen: Die Stirn ist gerunzelt, der Kopf in den Nacken genommen. Eine Operation ist dann frühzeitig nötig, wenn beim Blick geradeaus die Pupille verdeckt ist. In diesen Fällen entsteht nämlich eine Amblyopie durch Nichtgebrauch des Auges. Wenn die Pupille frei bleibt, kann man mit der Operation nach v. BLASKOVICS (Verkürzung des Tarsus und Levator) bis zur Einschulung warten.

Die *Ptosis paralytica* kommt bei Oculomotoriuslähmung einseitig vor. Das Auge ist dann nach außen und unten abgewichen, weil nur noch der Seitwärtswender und der M. obliquus superior intakt sind (Ophthalmoplegia externa). Wenn auch die inneren Augenmuskeln (Sphinkter und Ziliarmuskel) gelähmt sind, handelt es sich um eine Ophthalmoplegia totalis. Die Pupille ist dann weit und lichtstarr, die Akkommodation erloschen.

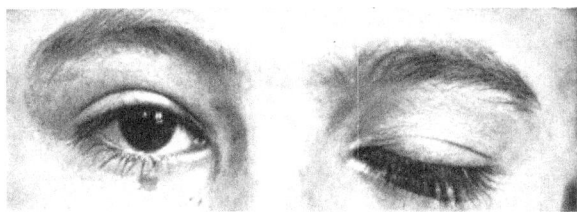

Abb. 68. Konnatale Ptosis des linken Oberlides bei Ausfall des Levator palpebrae superioris

Eine beiderseitige Ptosis wird bei Myasthenia gravis beobachtet. Die Lidspalte verengt sich zunehmend im Verlauf des Tages. Nach parenteraler Zufuhr von Cholinesterasehemmern (Physostigmin, Prostigmin, Tensilon oder TEPP) heben sich die Lider in wenigen Minuten. Auch narbige Veränderungen der Lider, z.B. nach Trachom, können zur Ptosis führen.

Eine einseitige geringe Ptosis findet man bei Lähmung des Sympathicus durch Ausfall des glatten Müllerschen Lidmuskels meist in Verbindung mit einer Pupillenverengung (Miosis) und einem Zurücksinken des Auges in die Orbita (Enophthalmus). Dies ist der Hornersche Symptomenkomplex. Die Ursache ist eine angeborene oder erworbene Schädigung des Halssympathicus.

Lagophthalmus (das Wort kommt von griechisch Lagos = Hase, weil man früher glaubte, der Hase schlafe mit offenen Augen) ist die Unfähigkeit zum Lidschluß bei Lähmung des Facialisastes, der den M. orbicularis versorgt. Es entsteht dabei ein **Ektropium** *paralyticum*. Durch das Abstehen des Unterlides und des unteren Tränenpünktchens fließen die Tränen über die Wange, durch Wischen wird das Ektropium noch vermehrt. Die Hornhaut ist vor Fremdkörpereinwirkungen und Austrocknung nicht geschützt, es kommt zur Hornhautentzündung *(Keratitis e lagophthalmo)*. Die Entzündung der Hornhaut sitzt gewöhnlich am unteren Rand, weil während des Schlafens durch das Bellsche Phänomen sich das Auge nach oben wendet und die oberen $^{3}/_{4}$ der Hornhaut nachts vor dem Austrocknen geschützt sind. Auch im Alter kann es zu einem schlaffen Ektropium durch Nachlassen des Orbicularistonus kommen *(Ektropium senile)*. Nach Verletzungen kann ein Narbenektropium *(Ektropium cicatriceum)* entstehen. Die *Behandlung* aller Formen des Ektropiums ist operativ.

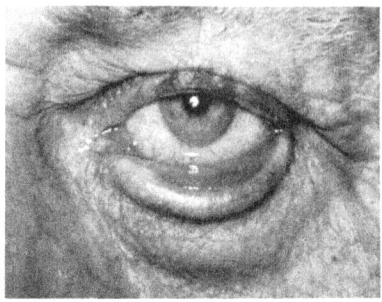
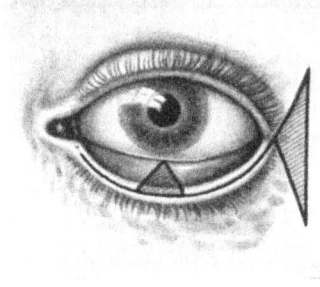

Abb. 69   Abb. 70

Abb. 69. Seniles Ektropium des Unterlides

Abb. 70. Ektropiumoperation nach SZYMANOWSKY-KUHNT. Intermarginaler Schnitt, Keilexcision des Tarsus, Hebung des äußeren Lidwinkels und damit des Unterlides durch Dreiecksexcision temporal

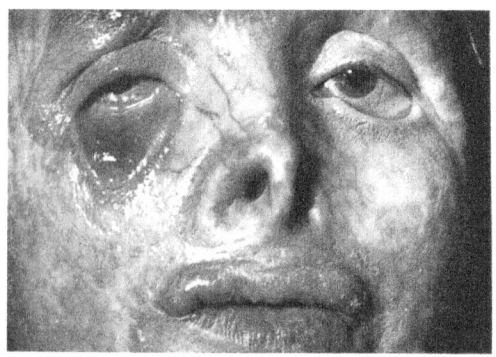
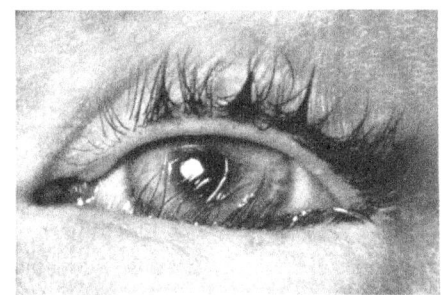

Abb. 71   Abb. 72

Abb. 71. Narbenektropium der Unterlider bei Lupus

Abb. 72. Entropium spasticum des Unterlides. Die Wimpern schleifen auf der Hornhaut (Trichiasis)

Entropium nennt man die Einwärtswendung des Lides, meist des Unterlides, wodurch die Wimpern auf der Hornhaut scheuern (Trichiasis). Dadurch kann eine Beschädigung der Hornhautdeckschicht entstehen (Erosio), bei Infektion ein Hornhautgeschwür. Die Ursache kann eine Erschlaffung von Haut und Orbicularismuskulatur im Alter sein *(Entropium senile)*, ein Krampfzustand im M. orbicularis *(Entropium spasticum)* oder Narben der tarsalen Bindehaut, wie sie z.B. nach Verbrennungen, Verätzungen oder nach Trachom vorkommen *(Entropium cicatriceum)*.

Therapie. Wenn das Entropium nur vorübergehend während einer Entzündung oder durch einen Augenverband entstanden ist, so kann man dem Patienten Erleichterung verschaffen, indem man das Unterlid mit einem Heftpflasterstreifen von dem Auge abzieht. Genügt dies nicht, so muß man operieren.

Entzündungen der Lider

Das Hordeolum (Gerstenkorn) ist eine Staphylokokkeninfektion, wobei man ein Hordeolum externum mit Befall der Zeiss'schen oder Mollschen Drüsen und ein Hordeolum internum mit Befall der Meibomschen Drüsen unterscheiden kann. Es handelt sich um eine akute Entzündung mit erheblicher Lidrötung und Schwellung und beträchtlichen Schmerzen. Im Beginn kann man die Entwicklung des Hordeolum manchmal durch Wärmeanwendung verhüten, andernfalls führt trockene Wärme zu einem beschleunigten Ablauf. Antibiotische Salben haben nur den Zweck, das Ober-

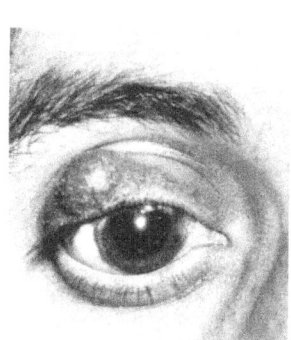

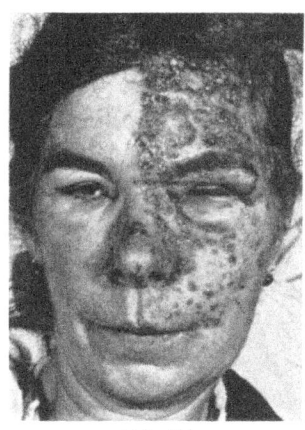

Abb. 73   Abb. 74

Abb. 73. Chalazion. Derber, nicht druckempfindlicher Knoten, über dem die Haut verschieblich ist

Abb. 74. Zoster ophthalmicus des 1. und 2. Trigeminusastes

lid und die Nachbarschaft vor einer Ausbreitung des Infektes zu schützen. Ein Verband ist nicht zu empfehlen, er führt zur Sekretstauung und läßt den Infekt weiter fortschreiten. Wenn der Durchbruch des Eiters allzu lange auf sich warten läßt, kann man mit einer Stichinzision der Eiterkuppe Erleichterung schaffen, was jedoch selten nötig ist.

Das Chalazion (Hagelkorn) ist eine chronische Entzündung einer oder mehrerer Meibomscher Drüsen. Man sieht und tastet in dem Lid ein Knötchen, dessen Größe zwischen der eines Traubenkernes und einer Haselnuß schwanken kann. Dieser Knoten ist hart, liegt im Tarsus, ist also nicht verschieblich und bei Druck nicht schmerzhaft, im Gegensatz zum entzündeten und bei Druck besonders schmerzhaften Hordeolum. Histologisch sieht ein Chalazion wie eine tuberkulöse Entzündung aus, es enthält Epitheloid- und Riesenzellen sowie Lymphozyten. Die Ursache ist noch nicht geklärt. Kleinere Hagelkörner können manchmal von selbst verschwinden. Im allgemeinen ist eine operative Entfernung nötig.

Behandlung. Man spritzt Novocain mit einem gefäßverengernden Zusatz in die Umgebung des Hagelkorns, legt eine Lidklemme an, ektropioniert das Lid und legt einen Einschnitt von der Bindehautseite her senkrecht zur Lidkante (die auf keinen Fall verletzt werden darf!), kratzt das Hagelkorn mit einem kleinen scharfen Löffel aus und entfernt anschließend noch seine verdickte Wand.

Rezidive an anderen Stellen sind möglich. Eine Verwechslung mit dem Hordeolum ist möglich, wenn das Chalazion Entzündungszeichen zeigt.

Blepharitis. Aus der trockenen schuppenden *Blepharitis squamosa* kann durch Infektion eine *Blepharitis ulcerosa* entstehen. Hierbei wird der Cilienboden teilweise zerstört, die Wimpern wachsen nicht nach (Madarosis) oder in falscher Richtung (Trichiasis), wodurch sie auf der Bindehaut und Hornhaut scheuern können. Es handelt sich um eine Seborrhoe der Lidränder, die ebenso schwer wie das zugrunde

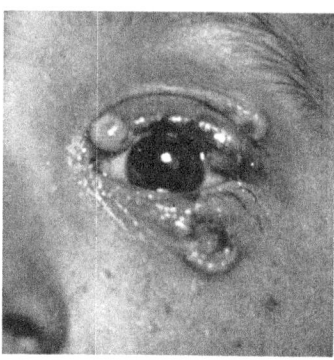

Abb. 75. Vaccinepustel, von Impfstellen am Arm übertragen

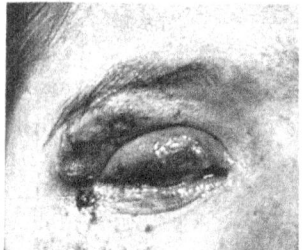

Abb. 76. Luischer Primäraffekt am Oberlid

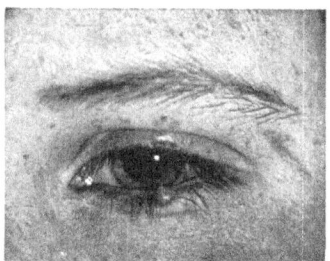

Abb. 77. Molluscum contagiosum am Unterlid

liegende Hautleiden zu beseitigen ist. Am besten bewährt sich, die Lider morgens und abends mit lauwarmem Wasser zu reinigen und anschließend mit einer milden desinfizierenden Salbe zu bestreichen.

Entzündliche Erkrankungen der Lidhaut. An den Lidern kommen besonders häufig *ekzematöse Veränderungen* vor, die auf konstitutionellen oder allergischen Faktoren beruhen. Alle Medikamente können bei wiederholter Anwendung ein Ekzem verursachen, wobei besonders häufig Atropin und Pantocain allergische Reaktionen auslösen, ferner alle Miotica bei empfindlichen Glaukompatienten. Der *Zoster ophthalmicus* befällt häufiger den 1. als den 2. Trigeminusast. Entsprechend der Ausbreitung des Nerven bestehen Sensibilitätsstörungen. Im Bereich des Oberlides, der Stirnhaut und bis in die behaarte Kopfhaut hinein entstehen bläschenförmige Hautabhebungen, die bald eintrocknen und sich mit Krusten bedecken. Oft ist auch die Hornhaut beteiligt. Auch eine Infektion mit *Herpes simplex* kann vorkommen. *Vaccinepusteln* entstehen

an den Lidern, wenn das Kind die Impfstelle am Arm kratzt und anschließend die
Lider berührt. Auch ein *luischer Primäraffekt* kann an den Lidern auftreten. Durch eine
Virusinfektion wird das *Molluscum contagiosum* verursacht, das sich als 1—2 mm
große derbe Knötchen an den Lidern zeigt. Man kratzt diese Knötchen mit einem
scharfen Löffelchen aus.

Hier wurden nur einige häufige Hauterkrankungen genannt, die an den Lidern
vorkommen. Natürlich können sämtliche Hauterkrankungen auch die Lider beteiligen. Es seien hier genannt das *Erysipel,* die *Tuberkulose (Lupus),* ferner *Dermato-
mykosen.*

Differentialdiagnose. Das entzündliche Lidödem ist durch Schmerzen, Rötung und
Schwellung gekennzeichnet. Durch vorsichtiges Palpieren mit einem Glasstab unter-

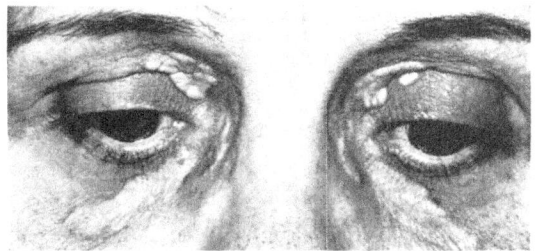

Abb. 78. Xanthelasma an Ober- und Unterlid

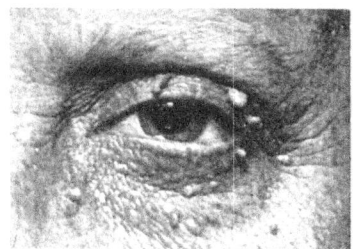

Abb. 79. Multiple Fibrome beider Lider

sucht man, ob eine Stelle des Lides besonders druckempfindlich ist (Hordeolum).
Man denkt ferner an einen Insektenstich und an eine allergische Reaktion nach Anwendung von Medikamenten. Wenn sich bei Druck auf die Tränensackgegend aus
dem unteren Tränenpünktchen eitriges Sekret entleert oder diese Gegend besonders
empfindlich ist, muß man an eine Tränensackphlegmone denken. Eine besonders
starke Schwellung der temporalen Seite des Oberlides, die eine Paragraphenform
des Lides ergibt, läßt an eine akute Dakryoadenitis denken. Hierbei ist die größte
Druckempfindlichkeit bei Palpation temporal oben in der Nähe des Orbitalrandes.
Bei Orbitalphlegmone besteht allgemeines Krankheitsgefühl und Fieber. Die Bindehaut ist chemotisch geschwollen. Wegen des Abflusses des Blutes in den Sinus
cavernosus besteht Lebensgefahr. Meist ist eine Entzündung der Nebenhöhlen die
Ursache der Orbitalphlegmone.

Entzündliche Lidschwellung findet man auch bei Ulcus corneae serpens, bei
Vereiterung des Auges (Panophthalmie), sowie bei Gonoblennorrhoe.

Tumoren der Lider. Die häufigste *gutartige* Hautveränderung ist das *Xanthelasma*, das keine echte Geschwulst, sondern eine lokale Lipoidose darstellt. Das Xanthelasma ist eine gelbliche, landkartenförmig begrenzte Einlagerung in die Lidhaut, die besonders bei Frauen in den mittleren Lebensjahren vorkommt. Man entfernt sie durch Ausschneiden der befallenen Haut. Seltener sind *Fibrome, Milien, Atherome* und *Dermoidzysten*. Diese gutartigen Neubildungen können in örtlicher

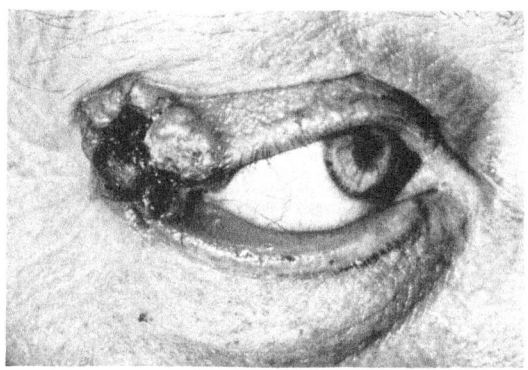

Abb. 80. Basaliom am äußeren Lidwinkel

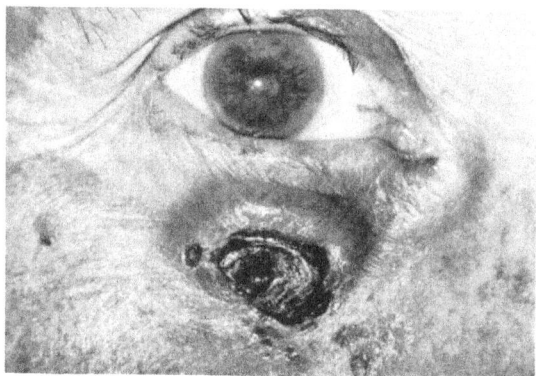

Abb. 81. Basaliom am Unterlid

Betäubung leicht entfernt werden. Hämangiome sind durch ihre Farbe leicht zu diagnostizieren.

Sehr häufig ist unter den *bösartigen* Tumoren das *Basaliom*, das langsam wächst, zum Zerfall neigt, aber nicht metastasiert. Dennoch verhält es sich auch klinisch maligne, da es in zystischen Schläuchen langsam destruierend in die Tiefe wächst. Die Basaliome zeichnen sich durch einen etwas erhabenen Rand und eine derbe Konsistenz aus. Die Knötchen bluten an der Oberfläche spontan oder nach Kratzen. Seltener ist das *Carcinoma spinocellulare* (Stachelzellkrebs, früher Spinaliom), das gleichfalls destruierend in die Umgebung vordringt und manchmal Metastasen in den Lymphknoten verursacht. Beide Formen der Lidkarzinome müssen chirurgisch entfernt werden. Sie sollen nicht primär bestrahlt werden. Nur chirurgisch ist die Ausschneidung im Gesunden möglich, was gegen Rezidive sichert. Die Deckung des

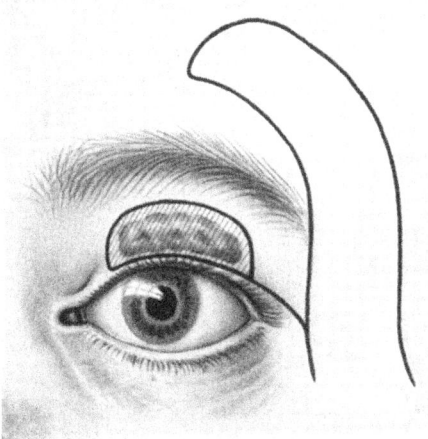

Abb. 82. Lidplastik nach FRICKE. Partieller Ersatz des Oberlides durch einen gestielten Lappen aus der Stirnhaut

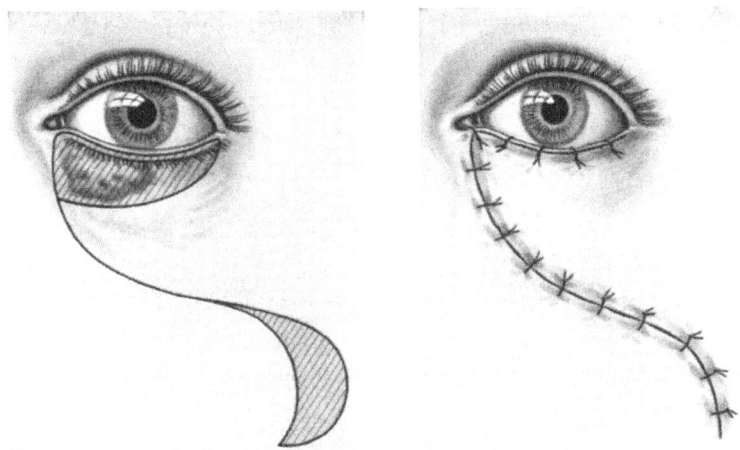

Abb. 83. Lidplastik nach IMRE. Linkes Bild: Schnittführung. Das Unterlid (gestrichelt gezeichnet) wird exzidiert. Um den Defekt durch einen Verschiebelappen decken zu können, muß am unteren Lappenende ein bogenförmiges Stück Haut (gestrichelt) exzidiert werden. Rechtes Bild: Zustand nach Verschiebung des Lappens und Knüpfen der Nähte

Defektes bereitet ja im Bereich des Gesichts keine großen operativen Schwierigkeiten, wenn der Tumor nicht zu ausgedehnt war.

An **Mißbildungen** ist das konnatale Kolobom wichtig (Abb. 84).

Verletzungen der Lider sind im Straßenverkehr besonders häufig. Die Lidkanten müssen sehr exakt genäht werden, da sonst dort später eine kosmetisch und funktionell sehr störende Stufe entsteht. Verletzungen der Tränenröhrchen müssen primär genäht und mit einem Plastikröhrchen versorgt werden. Beides ist Sache des Augenarztes, nicht des Allgemeinchirurgen.

Nach Verbrennungen und Verätzungen sowie immer dann, wenn die Conjunctiva bulbi und die gegenüberliegende Conjunctiva tarsi Wundflächen tragen, kommt es leicht zu Verwachsungen beider Bindehautblätter *(Symblepharon)*. Es bilden sich brückenförmige Stränge, die die Beweglichkeit des Augapfels behindern (Abb. 85, 104, 111).

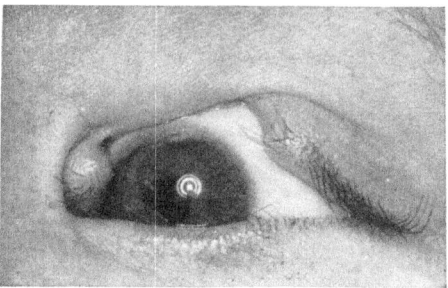

Abb. 84. Konnatales Kolobom des Oberlides

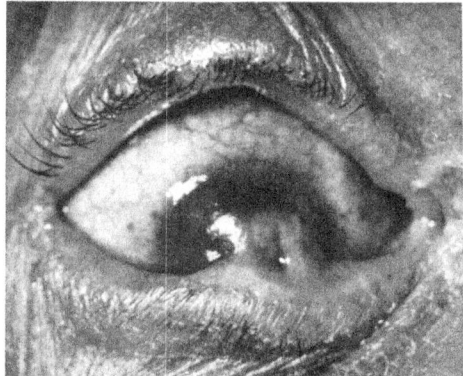

Abb. 85. Symblepharon zwischen Hornhaut und Unterlid nach Verätzung

Die Erkrankungen der Tränenorgane

Normale Anatomie. Die Tränen entstehen in den Tränendrüsen. Die orbitale Tränendrüse liegt temporal unmittelbar unter dem äußeren Rand der Augenhöhle. Sie ist haselnußgroß. Die palpebrale Drüse besteht aus mehreren kleinen Läppchen, die bei Umstülpen des Oberlides und Vorziehen der Übergangsfalte als kleine Vorwölbungen hinter dem oberen Rand der Lidplatte sichtbar werden. Außerdem gibt es im Bindehautsack noch zahlreiche kleine akzessorische Tränendrüsen in der oberen und unteren Übergangsfalte, so daß selbst die Entfernung der beiden größeren Drüsen das Auge nicht völlig austrocknen läßt.

Die Tränen haben eine bakteriostatische Wirkung durch den Gehalt an Lysozym und dienen der mechanischen Reinigung des Bindehautsackes und der Hornhautoberfläche („Scheibenwaschanlage"), zugleich auch der Ernährung und Entquellung der Hornhaut.

Die Tränen werden durch den Lidschlag nach dem inneren Lidwinkel hingespült und dort von dem oberen und unteren Tränenpünktchen aufgenommen. Sie gelangen in die Tränenkanälchen und von dort in den Tränensack, der mit dem Ductus nasolacrimalis unter der unteren Muschel in die Nase mündet. Die Tränenflüssigkeit

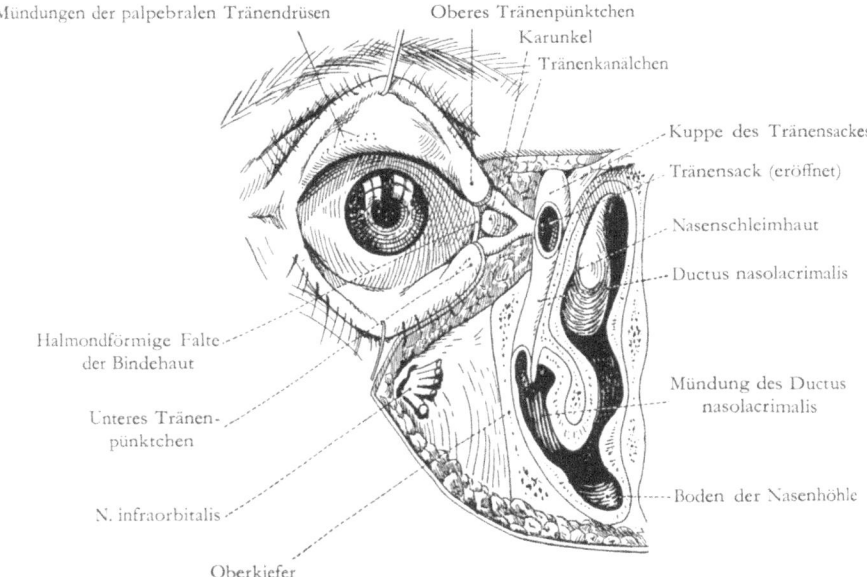

Abb. 86. Ableitende Tränenwege. (Nach CORNING)

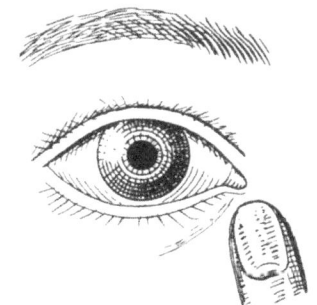

Abb. 87. Ausdrücken des Tränensackes

wird zum Teil durch Kapillarattraktion durch die Tränenpünktchen, vor allem aber durch eine Art Pumpmechanismus in die ableitenden Tränenwege befördert.

Funktionsprüfung. Die Durchgängigkeit der Tränenwege prüft man am einfachsten, indem man eine Farbstofflösung wie Fluoreszein in den Bindehautsack eintropft und auf der gleichen Seite in das Nasenloch einen Wattebausch einführt. Wenn die Watte sich spontan oder nach Schneuzen anfärbt, sind die Tränenwege durchgängig. Gelingt der Nachweis mit dieser Methode nicht, so erweitert man das Tränenpünktchen mittels einer konischen Sonde und füllt mit einer Spritze fluoreszeinhaltige

Kochsalzlösung in das Tränenkanälchen. Der Patient neigt den Kopf nach vorn, hält eine Schale unter und läßt die gefärbte Flüssigkeit aus der Nase abfließen. Durch Druck auf den Tränensack kann man erkennen, ob Sekret aus dem unteren Tränenpünktchen austritt. Das Fehlen eines Sekretaustrittes beweist nicht, daß der Tränensack durchgängig ist, denn es könnte auch eine Verwachsung in den Tränenröhrchen vorhanden sein. Man untersucht ferner, ob die Tränenpünktchen in den Tränensee eintauchen. Bei Nichtdurchgängigkeit der Tränenwege kann man sich durch Sondieren von dem Ort des Hindernisses überzeugen. Dies sollte nur der Augenarzt versuchen, da man leicht die Schleimhaut verletzt und einen falschen Weg bohrt. Der Sitz von Stenosen läßt sich röntgenologisch nach Füllen des Tränensackes mit einem Kontrastmittel darstellen. Die Funktion der Tränendrüse kann man mit der Schirmerschen Probe prüfen. Ein Streifen roten Lackmuspapiers von 0,5 cm Breite und 3,5 mm Länge wird 0,5 cm weit von dem einen Ende gefaltet und in das Unterlid gehängt. Nach 5 min soll sich eine 1,5 cm lange Strecke bläulich verfärbt und befeuchtet haben.

Tränenträufeln (Epiphora) tritt ein, wenn mehr Tränen abgesondert werden, als auf dem normalen Wege wieder abfließen können. Ursachen können sein: örtliche äußere Reize, psychische Reize, Verlegung der Tränenwege, oder eine Stellungsanomalie des unteren Lides, bei der das untere Tränenpünktchen nicht mehr in den Tränensee eintaucht. Dann stauen sich die Tränen hinter dem unteren Lidrand, laufen über die Wange und bringen durch ihre Schwere sowie durch das Wischen des Patienten das untere Lid zur Auswärtskehrung (Ektropium), wodurch das Übel noch verstärkt wird. Die häufigste Ursache der Abflußbehinderung sind Verengerungen im Ductus nasolacrimalis oder Tränensackentzündungen. Bei Säuglingen kommt ein angeborener Verschluß durch ein zartes Häutchen, die Hasnersche Klappe am unteren Ausgang des Ductus nasolacrimalis vor. Wenn man mit der Sonde einmal dieses Hindernis beseitigt, ist die Tränenabfuhr wieder für dauernd normal. Bei Säuglingen muß man ferner an Hydrophthalmie denken (S. 190).

Dacryocystitis. Die Stauung der Tränen im Tränensack führt zu einer Ansiedlung von Keimen, meist Pneumokokken. Wenn dann die Deckschicht der Hornhaut verletzt wird, kommt es zur Geschwürsbildung, dem Ulcus corneae serpens.

Die Dacryocystitis kann *akut* als hochentzündliche schmerzhafte Schwellung der Tränensackgegend auftreten. Meist besteht ein erhebliches Begleitödem der Lider. Man behandelt zunächst mit $2^0/_{00}$ Rivanolumschlägen, Bettruhe, Sulfonamiden oder Antibiotika. Geht die Schwellung nicht zurück oder erfolgt keine spontane Perforation, so eröffnet man den Tränensack durch einen kleinen Einschnitt durch die Haut, um das eitrige Sekret ablaufen zu lassen. Später wird man dann eine *Operation nach* Toti vornehmen, bei der man eine Verbindung zwischen der Schleimhaut des Tränensackes und der Nase nach Durchbohrung des Nasenknochens herstellt (Dacryocystorhinostomie). Dadurch wird der Ductus nasolacrimalis umgangen, das Sekret kann wieder in die Nase abfließen. Durch eine nasenärztliche Untersuchung sichere man sich vorher, daß keine Abnormitäten der Nasenhöhle (Tumor, Tuberkulose, Septumdeviation) bestehen, die den Erfolg der Operation infrage stellen. Der Eingriff ist nur angezeigt, wenn das Tränenröhrchen noch durchgängig ist.

Die *chronische Dacryocystitis* zeichnet sich durch einseitiges Tränenträufeln und Entleerung von schleimig-eitrigem Sekret bei Druck auf den erweiterten Tränensack aus. Man kann versuchen, durch Spülen und Ausdrücken des Tränensackes die Entzündung zu bessern. Gelingt es nicht, die Durchgängigkeit wieder herzustellen, so ist die *Operation nach* TOTI angezeigt.

Die Tränensackeiterung kommt vorwiegend bei älteren Menschen vor. Findet man sie bei jüngeren Leuten, so muß man stets an eine *tuberkulöse Ätiologie* denken.

Die Erkrankungen der Tränendrüse sind viel seltener als die des Sackes. Die *akute Dacryoadenitis* tritt meist einseitig auf und ist metastatisch bedingt, z.B. bei Viruserkrankungen (Masern, Grippe) oder Parotitis epidemica. Man sieht eine gerötete Vorwölbung der Haut über der Tränendrüse. Bei leichter Schwellung ist nur temporal eine Ptosis vorhanden, wodurch das Lid eine Paragraphenform bekommt.

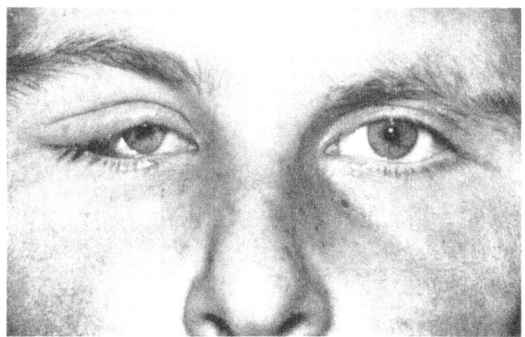

Abb. 88. Entzündung der Tränendrüse rechts mit Paragraphenform des Oberlides

Läßt man den Kranken nach unten-innen blicken und zieht das Oberlid hoch, so erkennt man die Schwellung der Drüse. Abszedierung ist häufig.

Differentialdiagnose. Hordeolum internum (bei Dakryoadenitis Druckschmerz oberhalb des Tarsus, bei Hordeolum im Bereich der Bindehaut des Tarsus). Sinusitis frontalis (dabei Druckschmerz am Orbitalrand. Röntgen, Untersuchung durch HNO-Arzt). Entzündung der Orbita (dabei fehlt der für Dakryoadenitis typische Druckschmerz in der Gegend der Tränendrüse, es besteht ein schweres allgemeines Krankheitsgefühl, stark beschleunigte Senkung).

Die chronische Dakryoadenitis ist selten und erweckt oft den Eindruck eines Tumors. Sie kann auch beidseitig auftreten. Als *Mikuliczsches Syndrom* wird eine schmerzlose Schwellung der Tränendrüsen und der Speicheldrüsen beiderseits bezeichnet. Die Lidhaut ist über den nicht geröteten, weichen Anschwellungen verschieblich. Ätiologisch kommt in Frage: Tuberkulose, Lues, lymphatische Leukämie, Febris uveoparotidea (dabei gleichzeitig beidseitige Uveitis und Entzündung der Speicheldrüse; Heerfordt-Syndrom).

Bei *verminderter Tränenbildung* entstehen punktförmige Trübungen der Hornhaut sowie bläschenförmige Abschilferungen des Epithels. Beim Lidschlag können sich daraus feine Fädchen bilden *(Fädchenkeratitis, Keratitis filiformis)*. Wenn auch die Sekretion von Speicheldrüsen und Schleimdrüsen der Nase und des Mundes verringert ist (Xerostomie, Rhinitis sicca, Laryngitis sicca, Achylie) und eine chronische Polyarthritis besteht, spricht man von dem *Sjögren-Syndrom*, das besonders bei Frauen in den mittleren Jahren vorkommt.

Blutige Tränen können bei einem Papillom der Bindehaut entstehen, auch bei schweren Vergiftungen durch Muscarin oder Alkylphosphate vom Typ E 605.

Unter den *Tumoren* der Tränendrüsen stehen an erster Stelle Mischtumoren, wie man sie auch als Speicheldrüsenmischtumor findet.

Die Erkrankungen der Bindehaut

Normale Anatomie. Die Bindehaut ist durchsichtig, feucht, glänzend und glatt. Ihre dünnen Gefäße sind gegen den Hintergrund der weißen Sklera gut sichtbar und

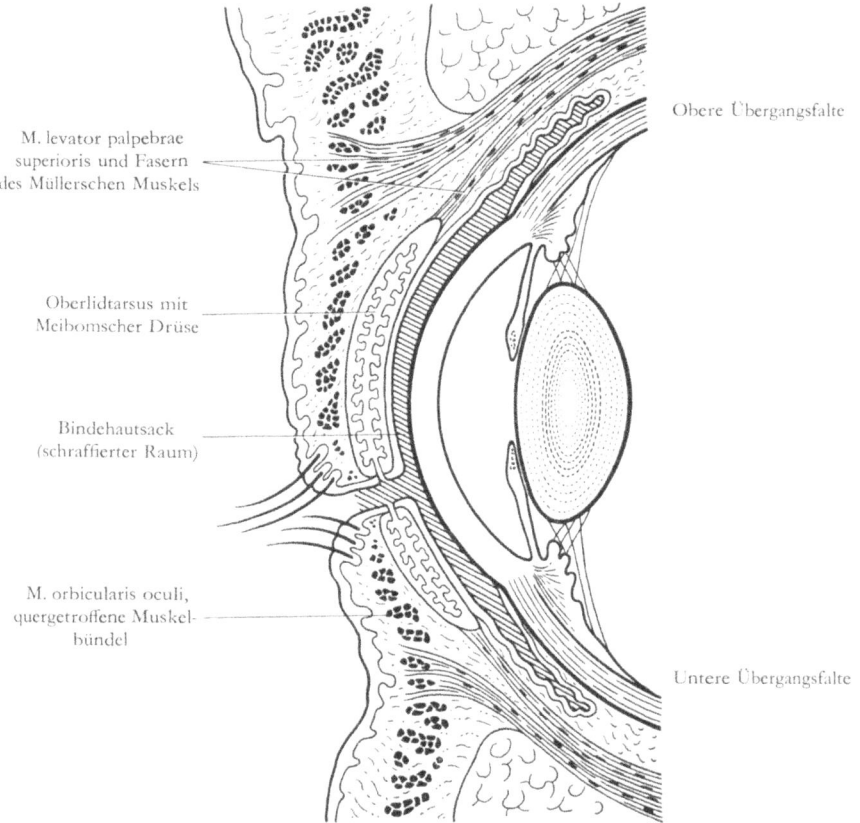

M. levator palpebrae superioris und Fasern des Müllerschen Muskels

Obere Übergangsfalte

Oberlidtarsus mit Meibomscher Drüse

Bindehautsack (schraffierter Raum)

M. orbicularis oculi, quergetroffene Muskelbündel

Untere Übergangsfalte

Abb. 89. Der Bindehautsack und seine Umgebung

mit einem Glasstab auf der Sklera verschieblich (Conjunctiva bulbi). Nach oben und unten bildet die Bindehaut eine sackartige Ausstülpung, die obere und untere Übergangsfalte (Conjunctiva fornicis) und geht von dort auf die Rückseite der Lider über (Conjunctiva tarsi). Auf der Lidhinterfläche ist sie mit dem Tarsusknorpel verwachsen. Auch am Limbus corneae ist sie mit der Unterlage wieder fest verbunden und geht in das Hornhautepithel über. Nasal liegt im Lidspaltenbereich eine halbmondförmige Falte (Plica semilunaris), die der Nickhaut mancher Tiere entspricht. Die in dem nasalen Lidwinkel anschließende Karunkel enthält Talgdrüsen und Lanugohaare. Klinisch gehört die Hornhautoberfläche zur Bindehaut, da viele Bindehauterkrankungen sich auf der Hornhaut fortsetzen. Anatomisch jedoch endet die Bindehaut am Limbus. Im Fetalleben bildet der Bindehautsack eine abgeschlossene Höhle, die sich durch das Zusammenwachsen von zwei Ektodermwülsten, den

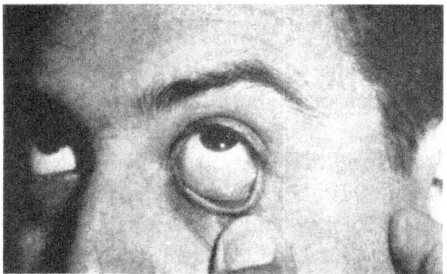

Abb. 90. Ektroponieren. Zum Ektroponieren des Unterlides blickt der Patient nach oben, der Arzt setzt seinen Finger dicht an der Lidkante an und zieht das Lid nach unten

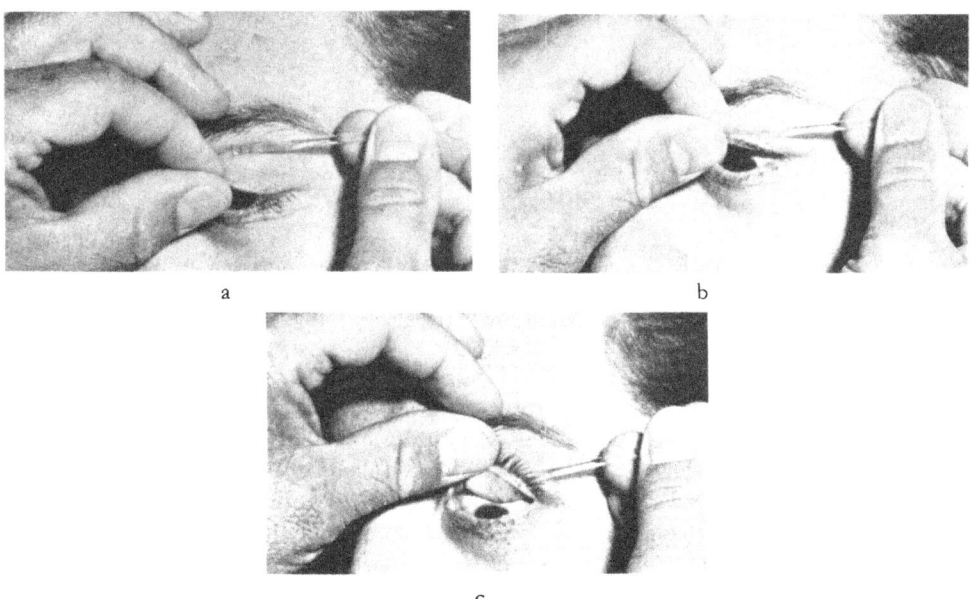

a   b

c

Abb. 91. Zum Ektropieren des Oberlides blickt der Patient mit beiden Augen nach unten. Der Arzt setzt einen Glasstab, ein Streichholz oder einen entsprechenden Gegenstand am oberen Ende des Tarsus an und kippt das Lid, das er mit Daumen und Zeigefinger der linken Hand an den Wimpern faßt, mit einer raschen Hebelbewegung um den Glasstab

späteren Lidern, bildet. Erst in den letzten Schwangerschaftsmonaten öffnet sich die Lidspalte.

Die Conjunctiva tarsi und fornicis trägt ein mehrschichtiges Zylinderepithel, enthält zahlreiche Becherzellen und einzelne akzessorische Tränendrüsen (Krause) sche Drüsen) die für die nötige Feuchtigkeit sorgen. Unter dem Epithel sind zahlreiche Lymphozytennester vorhanden, die sich bei Entzündungen (z.B. Trachom) vermehren. Die Bindehaut des Bulbus ist von einem mehrschichtigen, nicht verhornenden Plattenepithel bedeckt.

Ektropionieren. Auch der Nicht-Augenarzt muß die Lider ektropionieren können, da sich besonders unter dem Oberlid in dem Sulcus subtarsalis nahe der Lidkante leicht Fremdkörper festsetzen und da jeder Arzt in der Lage sein muß, bei einer Kalkverätzung den Bindehautsack zu reinigen.

Die Innenfläche des Unterlides kann man sich leicht sichtbar machen. Man legt die Fingerkuppe möglichst nahe an der Lidkante an und läßt den Patienten nach oben blicken. Das Umklappen des Oberlides erfordert mehr Geschicklichkeit. Der Patient muß nach unten blicken, damit das Lid sich streckt. Mit der linken Hand faßt man die Oberlidkante und die Wimpern, zieht sie abwärts und drückt gleichzeitig mit einem Glasstab, einem Streichholz oder mit der Fingerkuppe am oberen Rand des Lidknorpels nach hinten und unten. Der Patient muß weiterhin dauernd nach unten blicken, damit das Umklappen des Lides ohne Schmerzen gelingt. Kleine Fremdkörper findet man meistens auf der Rückfläche des Tarsus im Sulcus subtarsalis.

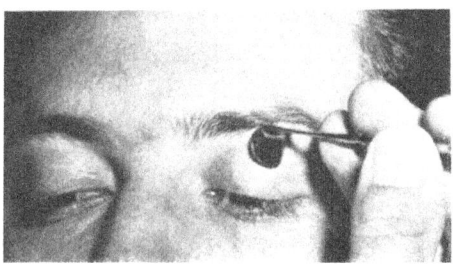 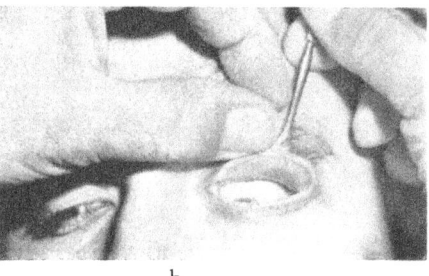

a   b

Abb. 92. Doppeltes Ektropionieren. Das Lid wird um einen Lidhaken nach DESMARRES gekippt. Wenn der Lidhaken dann nach oben geschlagen wird, läßt sich die obere Übergangsfalte betrachten

Die obere Übergangsfalte kann man sich nur sichtbar machen, wenn man das Lid in einen Desmarresschen Lidhalter stülpt und mit diesem das Lid doppelt umwendet (doppeltes Ektropionieren). Getreidegrannen oder andere Fremdkörper, die Widerhäkchen besitzen, gelangen mit dem Lidschlag in die obere Übergangsfalte. Auch nach Verbrennungen oder Verätzungen muß stets der gesamte Bindehautsack sichtbar gemacht und sorgfältig gereinigt werden. Das Ektropionieren kann sehr schwierig sein, wenn ein Lidkrampf infolge einer Hornhautverletzung besteht, was z.B. nach einer Kalkverätzung fast immer der Fall ist. Man muß dann die Bindehaut und Hornhaut anästhesieren (s. Abb. 90—92).

Verletzungen kommen besonders häufig durch Kalk, Laugen oder Chemikalien vor. Da meistens auch die Hornhaut betroffen ist, sind sie S. 83 besprochen. Das Schicksal des Auges hängt wesentlich von der ersten Hilfe ab, die meist durch den Nicht-Augenarzt geleistet wird!

Als Folge der Verätzung entstehen Verwachsungen zwischen der Bindehaut des Bulbus und der Lider (*Symblepharon*, Abb. 85).

Entzündungen der Bindehaut

Symptome. Die Gefäße der Bindehaut sind vermehrt gefüllt, das Auge „wird rot". Außerdem tritt eine vermehrte Sekretion auf, die wäßrig und schleimig sein kann, bei der Blennorrhoe eitrig ist. Die Schwellung kann sehr verschieden sein und alle Grade bis zum glasigen Ödem (Chemosis) einnehmen. Lichtscheu und Tränen sind in sehr wechselndem Ausmaß vorhanden. Wenn das Hornhautepithel beteiligt ist, findet man regelmäßig einen krampfhaften Lidschluß. Die subjektive Belästigung durch eine Bindehautentzündung hängt teils von der Stärke der Entzündung ab, teils auch von der psychischen Ausgangslage. Es gibt Menschen mit hochrot entzündetem Auge, die erst von ihrer Umgebung auf das Leiden hingewiesen werden und andere, die kaum wahrnehmbare objektive Zeichen bieten, subjektiv aber erheblich gestört sind. Die subjektive Bewertung kann aber auch bei demselben Menschen zu verschiedenen Zeiten wechseln. Man soll deshalb nicht voreilig auf den

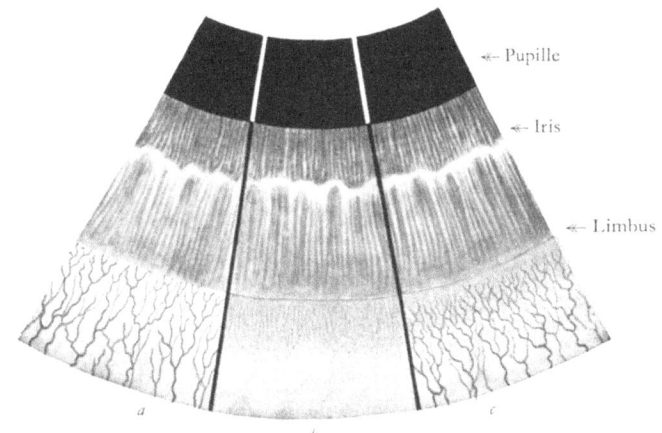

Abb. 93. Schema der konjunktivalen und ziliaren Injektion. *a* Konjunktivale Injektion. *b* Ziliare Injektion. *c* Gemischte konjunktivale und ziliare Injektion

seelischen Zustand schließen, wenn ein Patient mit geringem objektiven Befund erhebliche subjektive Beschwerden äußert.

Der Anfänger kann *konjunktivale und ziliare Injektion* verwechseln. Bei der konjunktivalen Injektion sind die oberflächlich gelegenen Bindehautgefäße erweitert, sie lassen sich mit der Bindehaut über die Sklera leicht verschieben. Die einzelnen Gefäße sind deutlich sichtbar. Bei der ziliaren Injektion handelt es sich um eine pericorneale, mehr blau-rötlich schimmernde Gefäßfüllung in der Tiefe, bei der man nicht die einzelnen Gefäße erkennt. Der injizierte Bereich läßt sich nicht mit einem Glasstab verschieben. Die Füllung der tiefen Gefäße zeigt an, daß die Entzündung auf den intraskleralen Venenplexus oder den Ziliarkörper übergegriffen hat. Nicht selten findet man eine gemischte Injektion, bei der ziliare und konjunktivale Gefäßfüllung gemeinsam bestehen. Wenn Blutgefäße auf der Hornhaut sichtbar sind, so handelt es sich immer um eine Gefäßneubildung, die man nicht Injektion nennt.

Ursachen von Bindehautentzündungen

Die Ursachen von Bindehautentzündungen werden hier nur kurz genannt, um einen Überblick zu geben.

Mechanische und physikalisch-chemische Ursachen: Rauch, Staub (Wirtshausbesuch), Hitze, Kälte, Wind (Autofenster), ultraviolettes Licht (bei Schweißen, Höhensonne, Gebirge), Fremdkörper, Verätzungen, Verbrennung.

Stellungsanomalien der Lider: Ektropium.

Störung der binokularen Zusammenarbeit: Heterophorie, insbesondere Exophorie, Fusionsschwäche, Konvergenzschwäche. Dezentrierte Brillen, insbesondere nicht richtig zentrierte Nahteile bei Bifokalgläsern. Falsche Achse des Zylinders.

Überanstrengung: Stundenlange Naharbeit ohne Unterbrechung. Ungenügend korrigierte Presbyopie. Nicht korrigierte Hypermetropie. Allgemeine körperliche Erschöpfung. Neurasthenie.

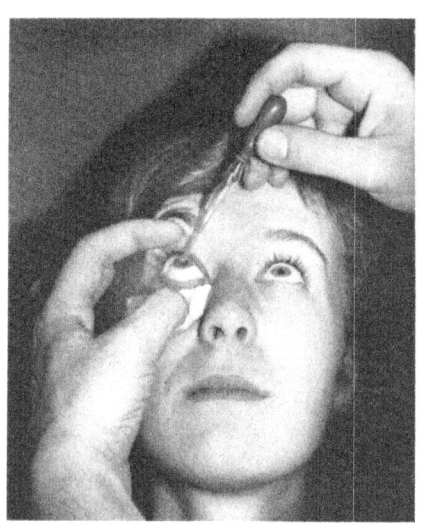 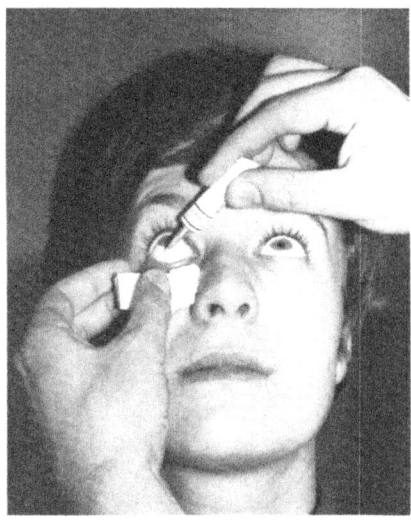

          Abb. 94   Abb. 95

Abb. 94. Eintropfen von Medikamenten in den Bindehautsack. Die rechte Hand des Arztes ist an der Stirn des Patienten abgestützt, eine unvorsichtige Bewegung des Patienten kann also nicht zu einer Verletzung des Auges durch die Pipette führen. Mit der linken Hand öffnet der Arzt den Bindehautsack, wobei die Finger dicht an der Lidkante angesetzt werden. Der Patient blickt nach oben und nimmt den Kopf in den Nacken. Mit der Pipette darf man die Wimpern oder die Bindehaut nicht berühren, damit die Tropfflasche nicht infiziert wird. Man läßt den Tropfen frei fallen

Abb. 95. Anwendung von Augensalbe. Die rechte Hand des Arztes ist an der Stirn des Patienten abgestützt, damit dieser sich bei einer unvorsichtigen Bewebung nicht an der Salbentube verletzen kann. Das Unterlid wird mit der anderen Hand nach unten gezogen, der Patient blickt nach oben und nimmt den Kopf in den Nacken. Mit der Salbentube darf man Wimpern oder Bindehaut nicht berühren, damit man das Übertragen von Infektionen verhütet. Man läßt einen etwa 0,5 cm langen Salbenstrang in die untere Übergangsfalte fallen

Allergie: Frühjahrskatarrh, Heuschnupfen, Überempfindlichkeit gegen Medikamente.

Konstitution: z.B. Follikelkatarrh bei lymphatischer Diathese der Kinder. Blepharokonjunktivitis bei Seborrhoe.

Alter: Conjunctivitis sicca im Alter durch ungenügende Tränenabsonderung.

Bakterielle Infektionen: Gram-positive Keime: Pneumokokken, Streptokokken, Staphylokokken, Diphtheriebazillen und die ihnen ähnlichen Xerosebakterien. Gram-negative Keime: Gonokokken, Diplobazillen (MORAX-AXENFELD), Koch-

Weeks-Bazillen, Tuberkelbazillen. — Viren: Herpes simplex, Keratoconjunctivitis epidemica, Röteln, Masern, Grippe, oculogenitales Virus, Trachom.

Wir besprechen zuerst die 4 wichtigsten Formen mit ihrer Differentialdiagnose, nämlich die beiden bei uns am stärksten verbreiteten Bindehautentzündungen Conjunctivitis simplex und Keratoconjunctivitis epidemica, sowie das in anderen Ländern endemische Trachom und die besonders gefährliche Gonoblennorrhoe.

Conjunctivitis simplex. Als mögliche Ursachen der einfachen Bindehautentzündungen kommen die oben genannten Umstände in Frage, soweit es sich nicht um

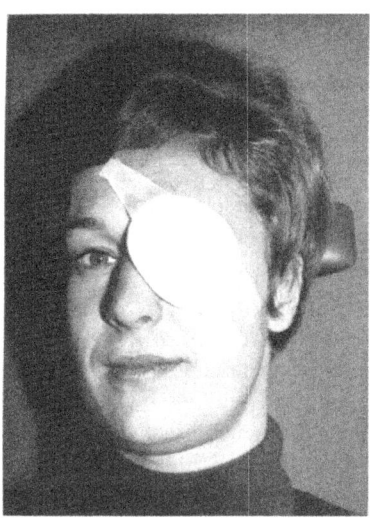

Abb. 96. Anlegen eines einfachen Augenverbandes. Zwischen 2 ovalen Lagen Verbandstoff befindet sich Verbandwatte. Die sterile, dem Auge zugewendete Seite darf nicht angefaßt werden. 2 V-förmig geklebte Heftpflasterstreifen halten den Verband

Krankheitserreger handelt. Es ist manchmal sehr schwierig, die im Einzelfall zutreffende Ursache zu finden. Die subjektiven Beschwerden können sehr wechselnd sein und stehen nicht immer in klar erkennbarer Relation zum objektiven Befund, wie oben geschildert wurde.

Behandlung. Symptomatisch abschwellend wirken Medikamente wie Antistin-Privin. Die Vielzahl der im Handel befindlichen Mittel gegen die nichtbakterielle Konjunktivitis zeigt die Schwierigkeit einer Behandlung an. Wenn die Ursache sich nicht herausfinden läßt, wählt der Arzt adstringierende Präparate, die Zink- oder Borsalze mit oder ohne Adrenalin enthalten, wie z.B. Ophtopur®, Zinc. bor. in der Ophtiole® oder Ophtalmin®. Oft helfen auch Vitaminkombinationen mit ätherischen Ölen, wie sie z.B. in Ger in der Ophtiole® oder in Ophtol® enthalten sind. Bei älteren Menschen helfen sehr milde Tropfen manchmal erstaunlich gut, vielleicht hauptsächlich durch die Befeuchtung des Auges bei mangelnder Tränensekretion wirkend (z.B.: Natr. biboracici 0,1, Acid. borici 0,2, Aqu. dest ad 10,0).

Bei Kindern mit lymphatischer Diathese und Follikelkatarrh sind adstringierende Mittel anzuraten, wie z.B. Zinktropfen (s.o.) oder Resorcintropfen $2^0/_{00}$. Bei der Conjunctivitis sicca senilis soll man adstringierende Mittel vermeiden und besser Vitaminkombinationen (Ger in der Ophtiole®, Ophtol-Tropfen®), Methylzellulose-Präparate oder künstliche Tränen geben. Bei chronischer Bindehautentzündung, die auf Medikamente schlecht anspricht, läßt man den Patienten auch durch den Hals-Nasen-Ohren-Arzt untersuchen. Wenn die Entzündung der Nasenschleimhaut beseitigt wird, klingt oft auch die Bindehautentzündung ab.

Warnung. Cortisonhaltige Präparate sollte man nur verordnen, wenn einfachere Mittel nicht genügen, da diese bei längerem Gebrauch eine Drucksteigerung bewirken können, die zu irreversiblen Schäden des Sehnerven führt. Viele Patienten, die sich selbst derartige Präparate beschafften und über Jahre hindurch anwandten, haben schwerste Schäden erlitten. Gleichfalls ist dringend zu warnen vor Medikamenten, die als Anaesthetica wirken. Diese vermindern zwar augenblicklich die Beschwerden, jedoch führt die Herabsetzung der Sensibilität oft zu einer Schädigung der Hornhaut. Lokalanaesthetica dürfen deshalb nie zu Händen des Patienten verordnet werden. Schließlich ist noch vor langdauernder Anwendung des in früheren Jahren vielfach üblichen Argentum nitricum zu warnen, weil jahrelanger Gebrauch dieses Mittels zu einem grauen Niederschlag von Silber in der Bindehaut führen kann (Argyrosis conjunctivae), der kosmetisch sehr entstellend ist.

Keratoconjunctivitis epidemica. Wegen ihrer Häufigkeit wird diese Erkrankung hier an 2. Stelle besprochen. Der Erreger ist ein Virus der APC-(Adeno-Pharyngo-Conjunctival-) Gruppe. *Klinisches Bild.* Die Erkrankung beginnt meist an dem einen Auge mit erheblicher Schwellung und Rötung der Bindehaut, oft sind auch die präauricularen Lymphdrüsen geschwollen. Das Sekret ist meist wäßrig, kann jedoch auch Pseudomembranen bilden. Eine erhebliche Lichtscheu weist auf die Mitbeteiligung der Hornhaut hin. Klinisch wird diese erst nach etwa 2 Wochen erkennbar. Es kommen dann feine subepitheliale Infiltrate vor, die später verschwinden oder in selteneren Fällen narbig abheilen können. Das 2. Auge folgt dem ersten nach 8—10 Tagen, wenn es nicht von Anfang an miterkrankt war. Das Allgemeinbefinden ist oft wie bei einer schweren Erkältung beeinträchtigt. Die sehr ansteckende Entzündung wird durch Kontakt übertragen, insbesondere wenn feinste Verletzungen der Hornhaut oder Bindehaut vorliegen (Reiben mit dem Handtuch). *Vermeiden der Übertragung:* Der Patient ist zu besonders hygienisch einwandfreiem Verhalten zu ermahnen: Keine gemeinsame Benutzung von Seife in der Familie, kein gemeinsames Handtuch. Der Arzt soll sich sorgfältig waschen, wenn er den Patienten berührt hat, ihm danach nicht die Hand reichen, da der Patient sein Auge berührt haben könnte oder mit dem Taschentuch herunterrinnende Tränen abwischt, und dadurch die Keime überträgt. Man läßt Patienten mit einer Keratoconjunctivitis epidemica möglichst nicht im allgemeinen Wartezimmer warten und behandelt sie nicht mit den Tropfenpipetten, die auch für andere Patienten verwendet werden, sondern nur mit den dem Patienten verschriebenen Medikamenten, die er selbst mitbringen soll. Keinesfalls Tonometrie!

Die *Behandlung* ist symptomatisch. Bei starker Schwellung der Bindehaut, aber fehlender Beteiligung der Hornhaut sind cortisonhaltige Medikamente angezeigt, insbesondere ölige Lösungen (z.B. Scheroson F ophthalmicum®). Sie wirken abschwellend und zugleich als Gleitmittel. Der Erreger selbst wird dadurch natürlich nicht beeinträchtigt, aber der Patient empfindet subjektive Erleichterung.

Die Gonoblennorrhoe (Augentripper) ist die Infektion der Bindehaut mit dem Neisserschen Gonokokkus. Die Infektion tritt bei Neugeborenen durch Berührung

der Augen mit dem infizierten Vaginalsekret während der Geburt ein, bei Erwachsenen durch direkten Kontakt. Schon wenige Stunden nach der Ansteckung
bekommen die reichlich abgesonderten Tränen eine Beimengung mit Eiterflöckchen.
Nach 1—2 Tagen tritt die typische, rein eitrige Absonderung auf, wobei der Eiter
aus der Lidspalte hervorquillt. Die Lider sind stark ödematös geschwollen, so daß
sie meist nicht spontan geöffnet werden können. Die Bindehaut ist wulstig aufge-
lockert und dunkelrot. Der Gonokokkus hat die Fähigkeit, auch die zunächst
intakte Hornhaut zum Einschmelzen zu bringen und Hornhautgeschwüre zu erzeugen, die rasch fortschreiten und mit dem Untergang der Hornhaut und des ganzen
Auges enden. Deshalb ist die Gonoblennorrhoe eine so außerordentlich gefährliche
Erkrankung. Das Einschmelzen der Hornhaut geschieht beim Erwachsenen noch
rascher als beim Neugeborenen. Der Augenarzt sollte deshalb vor der Untersuchung
eines Neugeborenen mit Gonoblennorrhoeverdacht eine *Schutzbrille* aufsetzen, da
der Eiter beim Auseinanderziehen der Lider unter Druck hervorspritzen kann.

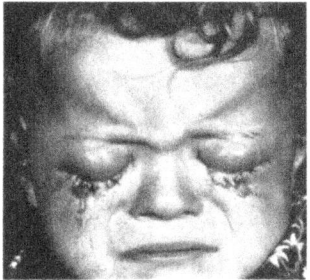

Abb. 97. Gonorrhoische Blennorrhoe. Hochentzündliche Lidschwellung, Eiter quillt aus
der Lidspalte

Die Erkrankung ist seltener geworden, seit CREDÉ 1881 die nach ihm benannte
Prophylaxe durch Einträufeln von 2%iger Silbernitratlösung bei Neugeborenen ein-
führte. Diese ist inzwischen gesetzliche Pflicht geworden und hat vielen Kindern das
Augenlicht gerettet. Heute verwendet man anstelle 2%iger Silbernitratlösung allgemein eine 1%-Lösung, die in Fertigpackungen geliefert wird und jeweils nur für
1 Kind bemessen ist. Wegen der großen Gefahr muß jeder Arzt über die *Behandlung*
Bescheid wissen, auch wenn dieses Sache des Facharztes ist: Wenn nur 1 Auge
befallen ist, so schützt man das andere durch einen Uhrglasverband. Der Eiter wird
mit physiologischer Kochsalzlösung abgespült und anschließend wird alle 30 sec
ein Tropfen einer Penicillin-Lösung mit 100 000 E/cm³ eine halbe Stunde lang
getropft. Neu entstehender Eiter wird zwischendurch immer wieder ausgespült.
Anschließend werden alle 5 min bis zum Ablauf einer vollen Stunde Penicillin-
tropfen gegeben, dann $1/_2$stündlich oder stündlich.

Die Pupille wird weit gestellt. Außer der örtlichen Behandlung gibt man eine
Allgemeinbehandlung mit 200 000 E Penicillin i.m. Bei Abklingen der Entzündung
behandelt man mit Penicillin-Salbe weiter. Bei penicillinresistenten Keimen wird
man mit einem anderen Breitbandantibiotikum zum Ziel kommen. Die früher üb-
liche Behandlung hat nur noch historisches Interesse, sei jedoch hier erwähnt:
Spülen mit einem Liter Kalium hypermanganicum 1:15000, das man langsam in
die geöffnete Lidspalte laufen läßt; einmal täglich Bestreichen der Lidinnenflächen

mit 1—2% Argentum nitricum-Lösung, anschließend Abspülen mit Kochsalzlösung.

Differentialdiagnose. Einschlußblennorrhoe (klinisches Bild kann sehr ähnlich
sein, im Abstrich jedoch keine Gonokokken!). Unspezifische Bindehautentzündungen
mit Pneumokokken oder Staphylokokken (Abstrich; Entzündungserscheinungen
weniger heftig als bei Gonoblennorrhoe). Verlegung der Hasnerschen Klappe (Auge
tränt, aber keine Bindehautentzündung).

Einschlußblennorrhoe. Der Erreger ist ein Virus, das bei der Geburt durch die
Mutter auf das Kind übertragen wird. Die Augenentzündung tritt später als die
Gonoblennorrhoe auf, nämlich erst nach 6—10 Tagen. Im Abstrich findet man
eosinophil und basophil gefärbte Einschlußkörperchen im Cytoplasma wie bei Tra-
chom. Lidschwellung und Chemosis sind meist geringer als bei der Gonoblennorrhoe.
Beim Erwachsenen verursacht der gleiche Erreger die Schwimmbad-Konjunktivitis.

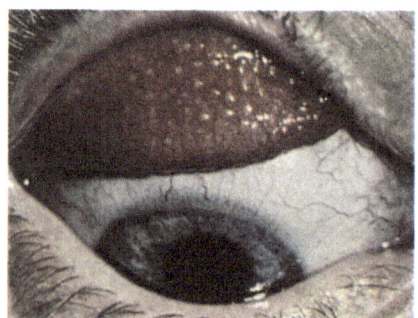 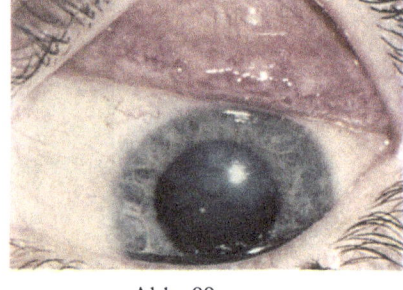

          Abb. 98   Abb. 99

Abb. 98. Trachom. Follikel in der Conjunctiva tarsi des Ober- und Unterlides

Abb. 99. Trachom. Narben im Sulcus subtarsalis

Schwimmbad-Konjunktivitis. Wie der Name sagt, wird die Erkrankung in
Hallenschwimmbädern übertragen. Die akut entzündete Bindehaut zeigt trachom-
ähnliche Follikel und hat mit Trachom auch die Einschlußkörperchen gemeinsam.
Oft sind die regionären Lymphdrüsen geschwollen. Die Erkrankung dauert meist
mehrere Monate und ist oft einseitig. *Behandlung* s. bei Keratoconjunctivitis epidemica.

Trachom (Granulose, ägyptische Körnerkrankheit) ist heute in vielen Ländern
noch die häufigste Erblindungsursache. In Ägypten selbst ist die Krankheit in den
jüngsten Jahren dank der intensiven Prophylaxe mit Sulfonamiden viel seltener geworden. In den Epithelzellen der Bindehaut findet man im Ausstrich die von HAL-
BERSTÄDTER und v. PROWAZEK beschriebenen Einschlußkörperchen, die man früher
für die Erreger hielt, die jedoch auch bei der Einschlußblennorrhoe der Neugeborenen
und der Schwimmbadkonjunktivitis des Erwachsenen vorkommen. Der Erreger ist
ein Virus und wird durch gemeinsam benutzte Handtücher, Waschwasser oder auch
durch die Fliegen übertragen, die sich in der Lidspalte erkrankter Kinder massen-
weise in das infektiöse Sekret setzen. Schlechte Ernährungsverhältnisse und Un-
sauberkeit begünstigen die Anfälligkeit für Trachom. Im Narbenstadium ist es kaum
noch ansteckend. Die Krankheit erzeugt keine dauernde Immunität.

Klinisches Bild. Die Krankheit beginnt als unspezifischer Bindehautkatarrh. Dann treten die typischen Körner auf, subepitheliale sulzige Follikel, die in einem trüb-geschwollenen Gewebe liegen. Bei Ektropionieren des Oberlides sind die Meibom-schen Drüsen nicht mehr erkennbar. Befallen ist die Lidbindehaut und die Übergangs-falte, besonders die obere, während die Augapfelbindehaut frei bleibt mit Ausnahme der Karunkel und der Plica semilunaris. Differentialdiagnostisch wichtig ist, daß die Conjunctivitis follicularis vor allem das Unterlid befällt. Die Hornhaut leidet früh, indem vom oberen Hornhautrand her eine graue, sulzige, vorhangartige Trübung sich vorschiebt: ein „Pannus von oben". Er besteht anatomisch aus Zellinfiltraten zwischen Epithel und Bowmanscher Membran der Hornhaut, in die neugebildete Gefäße einwuchern.

Später platzen die Follikel und vernarben. Hierdurch kommt es zur narbigen Schrumpfung, der kahnförmigen Verkrümmung des Tarsus, einem Entropium cicatriceum und einem Scheuern der Wimpern auf der Hornhaut, der Trichiasis. Diese kann zu Hornhautgeschwüren und weiteren Narben der Hornhaut führen. Das trostlose Endstadium schwerer Trachome ist durch die Austrocknung der Aug-apfeloberfläche (Xerosis conjunctivae) infolge Vernarbung der Tränendrüsen-Aus-führungsgänge und Vernarbung der Hornhaut gekennzeichnet. Es entsteht eine Pto-sis trachomatosa durch die Lidnarben.

Behandlung. Die Erkrankung spricht auf Sulfonamide örtlich und per os sehr gut an. Wir kennen heute für die Allgemeinbehandlung: a) kurzwirkende Sulfonamide (täglich 4—8 g, Präparate Gantrisin®, Aristamid®, Elcosin®); b) Mittelzeitsulfona-mide (1—2 g täglich, Präparate z. B. Sulfuno®, Orisul®); c) Langzeitsulfonamide (Tagesdosis 0,5—1,0 g, Präparate z. B. Durenat®, Lederkyn®).

Für die örtliche Behandlung: Augensalben Irgamid®, Orisul®, Aristamid®.

Auch Aureomycin®-Augensalbe wirkt gut. Das früher geübte Ausquetschen der Follikel erübrigt sich. Eine chirurgische Behandlung ist nur im Narbenstadium nötig, um das Entropium und die Trichiasis zu beseitigen.

Akute bakterielle Bindehautentzündungen können (außer durch Gonokokken s. oben) durch viele andere Erreger entstehen. Bei Bindehautentzündungen durch Pneumokokken sind kleine Blutaustritte in die Schleimhaut charakteristisch, ebenso auch bei Infektion mit dem Koch-Weeks-Bazillus (in unseren Gegenden selten). Streptokokken verursachen Pseudomembranen. Staphylokokken und Kolibakterien können exogen eine Konjunktivitis verursachen, metastatisch oder exogen die Er-reger von Masern, Grippe, Rubeolen und Varizellen.

Behandlung. Reinigen der Lidränder und der Bindehaut mit lauwarmem Wasser oder 3%igem Borwasser. Antibiotische Salben (z. B. Chloramphenicol) mit Corticos-teroiden. Fertigpräparate sind z. B. Oleomycetin-Prednison®, Scheroson ophthal-micum®, Chloramphenicol in der Ophtiole® oder Predni in der Ophtiole®.

Die Conjunctivitis diphtherica ist selten geworden. Man sieht weiß-gelbe schmierige Membranen, die aus abgeschiedenem Fibrin bestehen und nach deren Abziehen die Bindehautoberfläche blutet. In schweren Fällen entstehen Nekrosen, die schrumpfende Narben hinterlassen. Stets ist die Hornhaut gefährdet. Der fiebernde Patient, der meist auch eine Rachen- oder Nasendiphtherie aufweist, muß sofort im Krankenhaus isoliert werden und erhält 10000 Einheiten Diphtherie-Antitoxin. Zum Erregernachweis im Abstrich s. Abb. 100.

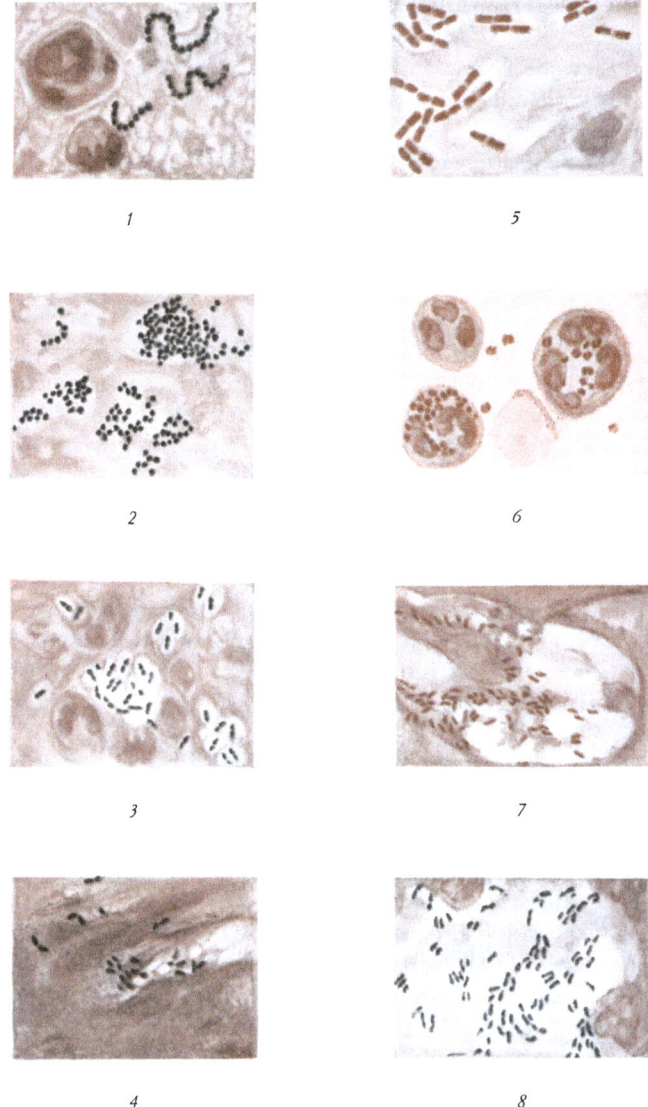

Abb. 100. Die wichtigsten Krankheitskeime. Dunkelviolett gefärbt die „grampositiven" Keime, rot gefärbt die „gramnegativen". *1* Streptokokken, in Ketten angeordnet. (Die Vergrößerung dieser Abbildung ist etwas stärker als die der übrigen Keime. Die Kokken selbst sind nicht größer als z.B. die Staphylokokken.) *2* Staphylokokken, in Haufen angeordnet. *3* Pneumokokken, Doppelkokken, die im Sekretausstrich nicht selten einen kleinen Hof aufweisen. *4* Xerosebazillen, harmlose Schmarotzer, oft noch plumper als hier wiedergegeben, oft den Diphtheriebazillen sehr ähnlich, mit denen sie auch die Neissersche Polkörperchenfärbung gemeinsam haben. Entscheidend ist in zweifelhaften Fällen der Tierversuch. *5* Diplobazillus Morax-Axenfeld, mit der Schmalseite gegeneinandergestellte Doppelkeime. *6* Gonokokken, semmelförmig angeordnete Doppelkokken, die vorwiegend intrazellulär liegen. *7* Koch-Weeks-Bazillen, schlanke Stäbchen, oft viel graziler und länger als hier abgebildet. Die kürzere Form ist oft den verwandten Influenzabazillen sehr ähnlich. *8* Diphtheriebazillen, den Xerosebazillen oft sehr ähnlich (vgl. *4*)

Die **Conjunctivitis angularis** ist im Gegensatz zu den beiden zuvor genannten Formen chronisch und weniger selten. Sie wird durch Diplobazillus Morax-Axenfeld verursacht, der als gramnegatives Doppelstäbchen im Abstrich leicht nachweisbar ist. Man sieht ein wenig fadenziehendes Sekret und livide Rötung des äußeren Lidwinkels.

Die **Conjunctivitis nodosa** ist selten, aber sehr gefährlich. Sie entsteht durch Raupenhaare, die einen Widerhaken enthalten und dadurch immer tiefer in das Ge-

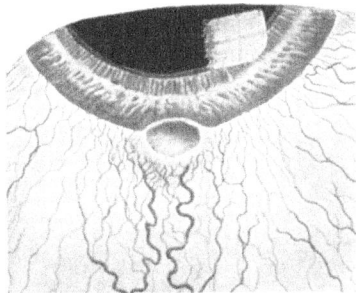

Abb. 101. Hornhautrandgeschwür bei Keratoconjunctivitis scrofulosa

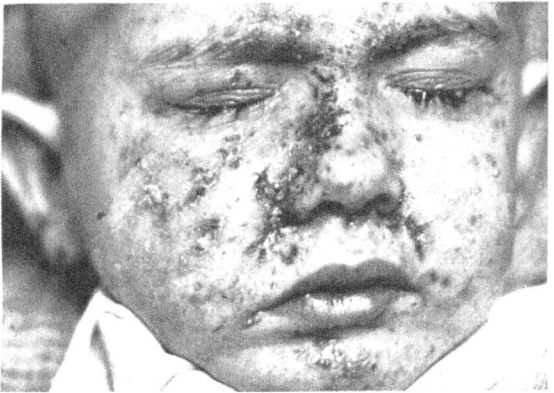

Abb. 102. Seborrhoisches Ekzem des Gesichtes mit Superinfektion bei Conjunctivitis scrofulosa

wehe dringen. Wenn sie die Hornhaut durchwandern, können sie eine chronische Entzündung des Augeninnern verursachen, die schließlich mit der Erblindung endet. Meist gelangen die Raupenhaare durch den Unfug von Kindern in das Auge, die sich gegenseitig mit diesen Raupen bewerfen. Der akuten Rötung und Schwellung folgt ein chronisches Stadium mit Knötchen, das sich über Jahre hinzieht.

Man sollte möglichst gleich nach der Verletzung alle Raupenhaare unter dem Mikroskop entfernen.

Die **Conjunctivitis scrofulosa (phlyktaenulosa, ekzematosa)** ist seit dem letzten Weltkrieg selten geworden. Klinisch sieht man in der Bindehaut und am Hornhautrand Knötchen (Phlyktänen), die selbst schmerzlos sind, aber heftige Reizung (Blendung, Tränenträufeln) verursachen. Das Knötchen schmilzt nach einigen Tagen ein und stellt dann ein kleines Geschwürchen dar. Über die Hornhaut-beteiligung s. S. 93. Der Name skrofulöse Entzündung kommt von Sus scrofa = Schwein, weil häufig eine chronische Rhinitis besteht, ferner Rhagaden und Schwellung der Lippen, so daß diese rüsselartig verdickt erscheinen können. Häufig ist auch ein Ekzem in der Umgebung des Mundes, im Gesicht oder in der Kopfhaut vorhanden.

Ursachen. Die Krankheit entsteht aus der Kombination mehrerer Faktoren: Auf dem Boden einer lymphatischen Diathese sowie bei unzweckmäßiger und vitaminarmer Ernährung und äußerer Verschmutzung entsteht eine Allergie gegen Tuberkulotoxine. Die Knötchen selbst zeigen histologisch nicht die Eigentümlichkeiten von Tuberkeln, Bazillen fehlen. Stets muß aber eine Röntgenaufnahme der Lunge angefertigt werden.

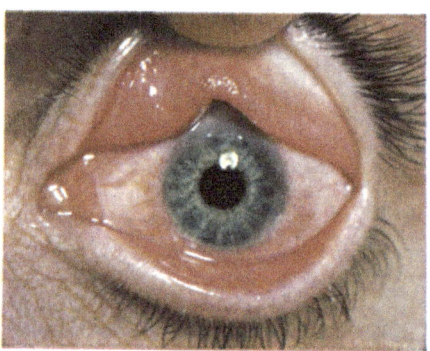

Abb. 103. Conjunctivitis vernalis. Milchigrote Trübung der Bindehaut

Die wichtigsten Punkte der *Behandlung* sind Sauberkeit, Körperpflege, frische Luft. Die Kinder bekommen Stulpen angezogen, die es ihnen unmöglich machen, an den Augen zu reiben. Die örtliche Behandlung besteht in Corticosteroiden, in milden Adstringentien oder gelber 1%iger Quecksilbersalbe.

Die **Heuschnupfenkonjunktivitis** entsteht zur Zeit der Heublüte und ist meistens mit einer heftigen Rhinitis verbunden. Die Ursache ist eine Allergie gegen Pollen, doch kann dasselbe klinische Bild durch verschiedene Allergene ausgelöst werden.

Behandlung. Rechtzeitige Desensibilisierung. Bei Ausbruch der Erkrankung Kalzium und Antihistaminica als Allgemeinbehandlung, Antistin-Privin-Tropfen örtlich. Corticosteroide nur über begrenzte Zeit. Als Dauertherapie eignen sich Fertigpräparate, die Borlösung, Suprarenin und Zink enthalten z.B. Neophtha® oder Ophtalmin-Tropfen®. Bewährt hat sich auch das Rezept: Acid. boric. 0,3, Natr. biboracici 0,15, Ephedrini 0,1, Aqu. dest. steril ad 10,0.

Die **Conjunctivitis vernalis,** der **Frühjahrskatarrh,** kommt auf allergischer Grundlage bei Knaben und männlichen Jugendlichen im Frühjahr vor. Die Bindehaut zeigt pflastersteinartige Wucherungen im Bereich des Oberlides, manchmal auch am Limbus. Im Abstrich der Bindehaut sowie im Blut findet man reichlich eosinophile Zellen.

Behandlung. Corticosteroide.

Der **Pemphigus** der Bindehaut ist eine blasige Entzündung der Schleimhäute (auch im Mund) und führt im Laufe der Zeit durch Schrumpfen der Bindehaut zur

Bildung von Verwachsungssträngen zwischen Tarsusbindehaut und Auge (Symble-pharon).

Die **Konjunktivitis bei pluriorifizieller Ektodermose** (Stevens-Johnson-Syndrom) kommt bei Erythema exsudativum multiforme vor, wobei auch die Schleim-haut der Mundhöhle beteiligt ist. Oft bildet sich ein Symblepharon. Die Hornhaut-beteiligung ist nicht selten.

Behandlung. Antibiotika (Tetracycline) örtlich und allgemein (nur für begrenzte Zeit wegen der starken Nebenwirkungen).

Bei der **Reiterschen Krankheit** findet man außer einer Bindehautentzündung eine Urethritis und eine akute Polyarthritis. Die Ursache ist noch nicht geklärt. Man behandelt mit Antibiotika und Cortison.

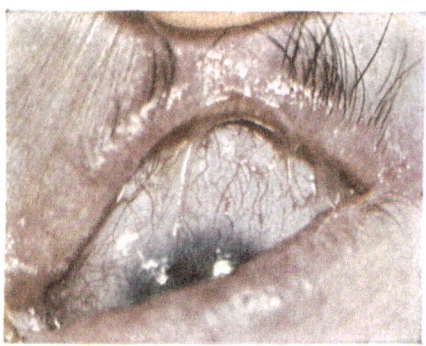

Abb. 104. Pemphigus der Bindehaut mit narbiger Schrumpfung und Symblepharon

Bei **Rosacea** kommt eine Bindehautentzündung vor, die sich durch stecknadel-kopfgroße Knötchen im Lidspaltenbereich auszeichnet. Diese zerfallen geschwürig. Die Erkrankung befällt nur ältere Menschen. Die Behandlung erstreckt sich auf das Grundleiden. Lokal gibt man Corticosteroide.

Degenerationen. Gegenüber den Entzündungen in der Bindehaut treten andere Erkrankungsformen zurück. Eine degenerative Veränderung ist recht häufig, der **Lidspaltenfleck, Pinguecula.** Die Veränderung kommt im allgemeinen doppel-seitig vor und liegt im Lidspaltenbereich, also bei 3 und 9 Uhr. Die gelblichen Ein-lagerungen in der Bindehaut stellen histologisch eine hyaline Degeneration dar. Vor allem sind Menschen betroffen, die sich viel im Freien aufhalten, wie Landwirte oder Seeleute.

Differentialdiagnose. Karzinom (dieses ist im Gegensatz zur Pinguecula ein-seitig, höckrig und gegen die Unterlage nicht verschieblich).

Während der Lidspaltenfleck nur eine kosmetische Bedeutung hat, ist das **Ptery-gium, das Flügelfell,** eine Veränderung, die man oft als Folge des Lidspaltenflecks findet, wenn der degenerative Prozeß sich auf die Hornhaut vorschiebt. Das Flügel-fell ist etwa dreieckig und besitzt einen grau-sulzigen Kopf, der im Lidspaltenbereich zur Hornhautmitte wandert. Da nach Entfernen des Flügelfelles Hornhautnarben zurückbleiben, muß man diese Veränderung operieren, ehe der optische Bereich der Hornhaut erreicht ist.

Pseudopterygium (Narben-Pterygium) ist im Gegensatz zur eben beschriebenen Veränderung eine Bindehautduplikatur, die auf die Hornhaut nach Verbrennungen oder Verätzungen übergreift und nicht progredient ist.

Eine **Xerose** kommt bei Vitamin A-Mangel vor. Man sieht neben der Hornhaut dreieckige Bezirke mit schaumigem Sekret (Bitotsche Flecken). Meist besteht gleich-

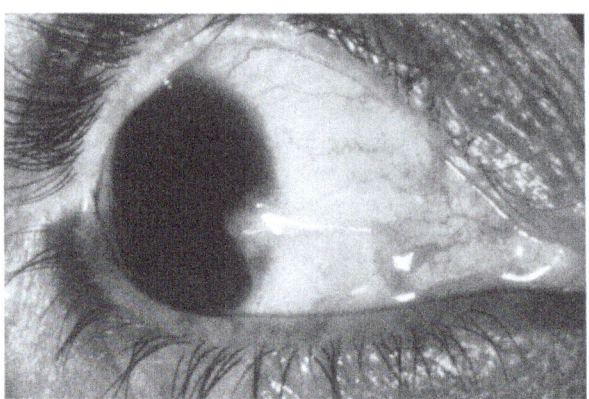

Abb. 105. Pterygium am Hornhautrand

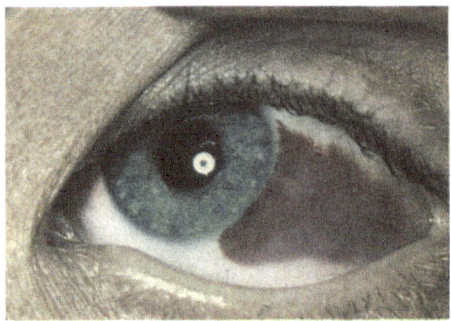

Abb. 106. Subkonjunktivale Blutung

zeitig Nachtblindheit. Nach Zufuhr von Vitamin A (lokal und allgemein) verschwinden beide Veränderungen.

Kalkinfarkte der Meibomschen Drüsen kommen bei älteren Menschen vor. Sie sind bei Ektropionieren der Lider als weiße Pünktchen in der Bindehaut sichtbar. Wenn sie auf der Hornhaut scheuern, müssen sie in Lokalanaesthesie mit einem Messerchen entfernt werden.

Tumoren. Dermoide und **Haemangiome** sind die nicht eben häufigen gutartigen Tumoren. Auch **Papillome** sind selten. Dieses sind leicht blutende, meist gestielte Geschwülste, die möglichst bald chirurgisch entfernt werden müssen und rezidivieren können. Der häufigste Tumor der Bindehaut ist der **Naevus,** der meist in der Limbusgegend liegt und während des ganzen Lebens unverändert bleibt. Man soll von jedem Naevus eine genaue Zeichnung machen, in die seine Ausdehnung in Millimetern eingetragen ist, und außerdem eine Photographie. Bei wiederholter

Beobachtung kann man dann leicht feststellen, ob ein Wachstum vorliegt oder nicht. Die bloße Beschreibung in Worten oder das eigene optische Gedächtnis sind keine zuverlässigen Hilfen.

Das **maligne Melanom** wächst infiltrierend in das Gewebe und auch in die Hornhaut vor (ebenso auch das **Karzinom**). In diesen Fällen muß das Auge entfernt werden. Eine ausgedehnte nicht maligne Melanose der Bindehaut ist bei der ersten Untersuchung sehr schwer von einem malignen Melanom zu unterscheiden. Der Hauptunterschied läßt sich erst bei wiederholter Untersuchung erkennen: Bei nichtmaligner Melanose fehlt das Wachstum.

Blutungen unter die Bindehaut (Hyposphagma) sind bei älteren Menschen häufig. Sie können spontan oder nach Husten, Pressen, Niesen, Bücken oder im Rahmen einer Behandlung mit Antikoagulantien entstehen. Ferner haben wir sie bei Pneumokokkenentzündung kennengelernt (s. oben), sie können Zeichen einer Verletzung oder einer abnormen Blutungsbereitschaft sein. Je nach ihrer Größe saugen sie sich in 1—2 Wochen von selbst auf. Subkonjunktivale Blutungen lassen natürlich keine Schlüsse auf einen baldigen Apoplex zu, sondern sind fast immer harmlose örtliche Ereignisse. Darüber soll man den Patienten beruhigen.

Die Erkrankungen der Hornhaut

Normale Anatomie. Die Hornhaut ist vorn von einem mehrschichtigen, nicht verhornenden Plattenepithel überkleidet, dessen Basalzellen einer Glashaut, der Bowmanschen Membran aufsitzen. Hierauf folgen die Hornhautlamellen, die zur

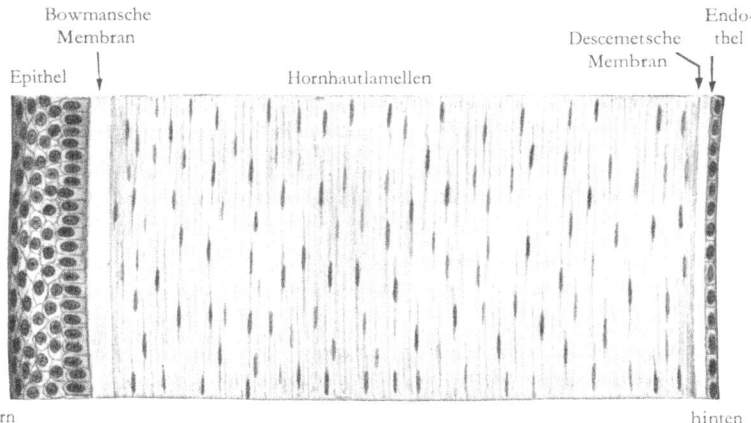

Abb. 107. Durchschnitt durch die Hornhaut

Vorderkammer hin durch eine zweite Glasmembran, die Descemetsche Haut abgeschirmt sind. Diese ist innen von einem einschichtigen Endothel überzogen, das die Hornhaut zum Kammerwasser abgrenzt. Die Descemetsche Membran ist besonders widerstandsfähig; wenn durch eine Krankheit die übrige Hornhaut zugrunde gegangen ist, bleibt oft noch die Descemetsche Membran allein erhalten und verhindert das Abfließen der Vorderkammer. Zahlreiche frei endigende Nervenfasern aus dem 1. Trigeminusast durchziehen die Hornhaut. Sie sind mit dem Spaltlampenmikroskop sichtbar. Die gesunde Hornhaut enthält keine Blutgefäße und ist in ihrer Ernährung auf das Randschlingennetz angewiesen sowie auf Kammerwasser und Tränenflüssigkeit.

Entwicklungsgeschichtlich stammt nur das Hornhautepithel aus dem Ektoderm, alle übrigen Teile der Hornhaut aus dem Mesoderm, das sich nach dem Abschnüren der Linsenblase zwischen Linse und Ektoderm einschiebt.

Der Hornhautdurchmesser des Erwachsenen liegt zwischen 10 und 13 mm. Bei einem Durchmesser unter 10 mm spricht man von Mikrocornea, über 13 mm von Makrocornea (Megalocornea). Bei dem Neugeborenen liegt der Hornhautdurchmesser zwischen 8 und 10 mm. Diese Maße sind wichtig, um die Vergrößerung des Auges beim Neugeborenen zu erkennen (Hydrophthalmie, s. dort). Die Durchschnittswerte beim Neugeborenen sind 9 mm, beim Erwachsenen 11,5 mm.

Physiologie. Die Brechkraft der Hornhaut beträgt 42—44 dpt. Die Hornhaut ist stärker gewölbt als die Sklera und in diese wie ein Uhrglas in die Uhr eingelassen. In der Peripherie ist die Hornhaut etwa 1 mm dick, zentral nur 0,5 mm. Man muß also bei Hornhautnähten nach Verletzungen, nach der Staroperation oder bei einer Hornhautüberpflanzung sehr genau arbeiten (Lupenbrille, Operationsmikroskop). Durch den erhöhten Salzgehalt von Tränenflüssigkeit und Kammerwasser wird die Hornhaut dauernd im Zustand der Entquellung gehalten mit einem Wassergehalt von nur 76%. Dieses Gleichgewicht wird gestört, wenn die Descemet oder das Endothel verletzt werden. Die nicht entquollene Hornhaut ist ebensowenig durchsichtig wie die Sklera. Wenn die Ernährung der Hornhaut durch Zerstörung des Randschlingennetzes leidet, entstehen Trübungen und Geschwüre. Durch das Fehlen von Blutgefäßen nimmt die Hornhaut immunbiologisch eine Sonderstellung ein. Auch nach der Pockenschutzimpfung bleibt sie infizierbar.

Untersuchung. Der Facharzt untersucht mit dem Spaltlampenmikroskop, mit dem er einen optischen Schnitt durch die Hornhaut legt und ihn bei etwa 16facher Vergrößerung betrachtet. Aber auch ohne dieses Gerät kann der praktische Arzt mit der fokalen Beleuchtung wichtige Einzelheiten erkennen. Die Durchsichtigkeit prüft man außerdem mit dem Augenspiegel. Die Sensibilität prüft man in verschiedenen Quadranten der Hornhaut mit einem fein ausgezogenen Wattebausch und vergleicht die beiden Augen miteinander; sie ist bei Herpes herabgesetzt. Der Facharzt prüft mit genau abgestuften Reizhaaren nach Frey. Wenn man den Patienten dem Fensterkreuz gegenüber setzt, kann man an dem Spiegelbild des Fensterkreuzes erkennen, ob die Hornhaut glatt und sphärisch gewölbt ist, ob das Spiegelbild unregelmäßige Verzerrungen zeigt (irregulärer Astigmatismus nach Narben) oder ob die Abbildung stellenweise unscharf und verzerrt ist (Defekte von Epithel und Parenchym). Man betrachtet die Hornhaut nicht nur von vorn, sondern auch von der Seite. Der Keratokonus ist besonders beim Blick nach unten gut sichtbar, während man ihn bei bloßer Betrachtung von vorne leicht verkennt. Epitheldefekte oder oberflächliche Infiltrate sind mit bloßem Auge schlecht zu sehen. Man färbt sie an, indem man mit Hilfe eines Glasstabes einen Tropfen 1%iger Fluoreszeinlösung in den Bindehautsack bringt. Der Farbstoff verteilt sich mit den Tränen beim Blinzeln und bleibt an epithelfreien Stellen länger haften, so daß diese sich grün anfärben.

Anaesthetica. Hornhautverletzungen und -entzündungen rufen oft einen krampfhaften Lidschluß hervor. Wenn man das Auge untersuchen und behandeln will, muß man erst den Schmerz beseitigen. Das älteste Oberflächenanaestheticum ist

Cocain, das in 2%iger Lösung ausgezeichnet wirkt, aber den Nachteil hat, die Pupille zu erweitern und das Hornhautepithel aufzulockern. Es wird deshalb nur noch in Ausnahmefällen benutzt. Der Augenarzt verwendet Fertigpräparate, die rasch wirken, wenig brennen, die Pupille nicht erweitern und das Epithel wenig schädigen. Geeignete Mittel sind Kerakain®, Cornecain®, Novesin® oder Pantocain®. Die Mittel wirken am besten, wenn man sie unmittelbar auf die Hornhaut tropft. Man soll sie nicht zu Händen des Patienten verordnen, da sie bei fortgesetzter Gabe zu schweren Hornhautschäden führen können.

Verletzungen

Verätzung, Verbrennung. Verätzungen erfolgen besonders oft durch Kalk, seltener durch Laugen, andere Chemikalien oder Tintenstiftminen. Verbrennungen, die in der Industrie z.B. durch flüssiges Metall entstehen, haben ganz ähnliche Folgen. Es entstehen Gewebsnekrosen, die Narben der Bindehaut und ein Symblepharon zur Folge haben, ferner Sekundärglaukom und Hornhauttrübung. Allen

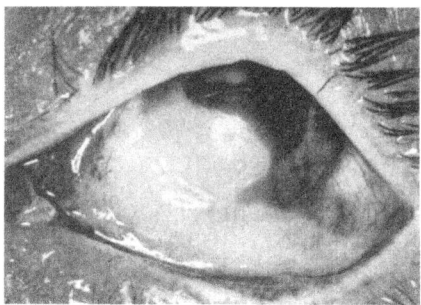 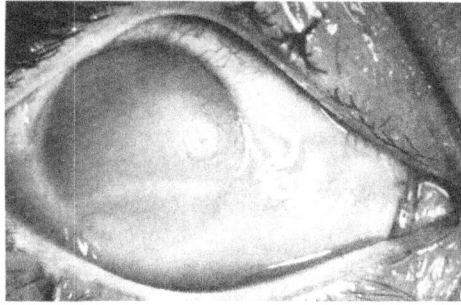

Abb. 108   Abb. 109

Abb. 108. Kalkverätzung

Abb. 109. Schwere Kalkverätzung der ganzen Hornhaut („gekochtes Fischauge")

diesen Verletzungen ist ferner gemeinsam, daß in wenigen Sekunden schwerste Schäden an beiden Augen eintreten können, die zur Erblindung führen. Gemeinsam ist ihnen auch, daß das *Schicksal des Auges entscheidend von möglichst rascher und richtiger Hilfe abhängt. Jeder Arzt muß die erste Hilfe hierbei beherrschen!*

Man unterscheidet *3 Grade* der Verbrennung:

1. *Rötung* der Bindehaut mit Ödem, Hornhautödem.

2. *Blasse chemotische* Bindehaut. An der Hornhaut ist nur das Epithel weiß und nekrotisch, das darunter liegende Gewebe klar.

3. Nekrotisch geschrumpfte Bindehaut, weißes Hornhautepithel, graues oder weißes Parenchym: Das Auge sieht aus wie ein *gekochtes Fischauge.*

Das Ausmaß des Schadens hängt von verschiedenen Faktoren ab: je mehr Kalk ins Auge kam, je heftiger er hinein spritzte und je länger er im Bindehautsack blieb, desto schwerer ist die Verätzung. Die modernen Kalkmischmaschinen, an denen ein unter Druck stehender Schlauch abplatzen kann, sind deshalb besonders gefährlich.

Behandlung. Sofort auf der Baustelle soll man mit Wasser reichlich spülen, während man die Lider fest auseinanderzieht. Erleichtert wird dies, wenn man ein Lokal-

anaesthetikum tropft, da der Verletzte durch seinen Lidkrampf die Hilfe sehr er-
schwert. In den Praxisräumen zieht man die Lider mit Desmarres-Lidhalter auseinander und reinigt mechanisch mit Spülen und mit einer Pinzette so lange, bis der
letzte Kalkrest auch aus den Übergangsfalten entfernt ist (Ektropionieren!). Anschließend löst man durch Auftropfen von *Titriplex III* 0,37% (Dinatriumsalz der
Äthylendiamin-tetraessigsäure, nur bei *Kalk*verätzung angezeigt!) den Kalk aus dem
Gewebe und nimmt bei chemotischer oder nekrotischer Bindehaut, sowie bei Horn-
hautverätzungen 3. Grades die *Operation nach* PASSOW vor: Die Bindehaut wird am
Limbus abgeschnitten, um das toxische subkonjunktivale Ödem abzulassen. Mit einer
subkonjunktivalen Injektion von 1 ml Priscol® ist die primäre Versorgung abge-

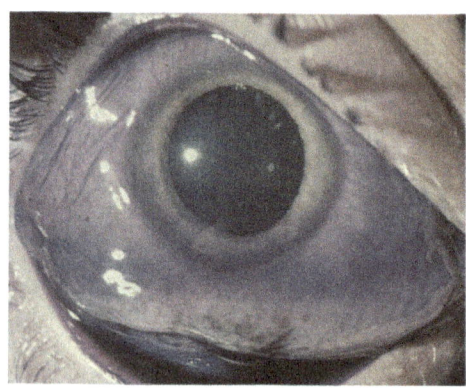
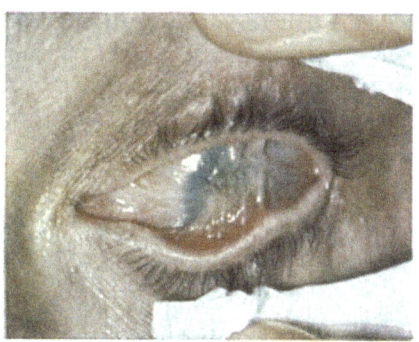

Abb. 110   Abb. 111

Abb. 110. Tintenstiftverätzung

Abb. 111. Totales Symblepharon nach schwerer Säureverätzung

schlossen. Die gefäßerweiternden Injektionen werden täglich wiederholt. Antibiotische Salben schützen vor einer Infektion. Eine Glasschale wird zur Verhütung eines
Symblepharons eingesetzt, erreicht dieses Ziel aber bei schweren Verätzungen meist
nicht. Die Pupille wird wegen der Begleitiritis mit Atropin weitgestellt.

Bei schwersten Verätzungen, die leider häufig sind, bleibt die Hornhaut trotz
aller Mühen trüb, ein Sekundärglaukom entsteht als Folge der Nekrose aller Gefäße,
die das Kammerwasser aus dem Schlemmschen Kanal ableiten. Gegen diese Form
der Drucksteigerung kann man mit Medikamenten oder Operationen meist wenig
ausrichten. Eine Hornhautüberpflanzung hat bei Kalkverätzungen im allgemeinen
eine schlechte Prognose, bei Fällen mit Sekundärglaukom ist sie meist aussichtslos.

Eine *Tintenstiftverätzung* kommt besonders bei psychopathischen Gefangenen vor,
die sich in der Hoffnung auf Hafterleichterung eine Mine absichtlich in den Bindehautsack legen. Man entfernt den Fremdkörper und spritzt 1 ml Vitamin C subkonjunktival, das auch alle 5 min auf die Hornhaut getropft wird. Die Ascorbinsäure
reduziert das alkalische Methylviolett. Bei Nekrosen gibt man Priscol® wie eben
geschildert. Neutralisierend soll auch lokal eine 5%ige Fluoreszein-Na-Lösung
wirken.

Phosphorverbrennungen, die im letzten Krieg durch Brandbomben häufig waren,
behandelt man nicht mit Salben, weil Phosphor fettlöslich ist und so seine Wirkung
verstärkt wird. Die erste Hilfe besteht in sofortiger Spülung mit 1—3% Kupfer-

vitriollösung, dadurch Fällung des Phosphors als ungiftiges Kupferphosphid. Je früher die Anwendung erfolgt, desto wirksamer ist sie. Wenn andere Mittel fehlen, gibt man nasse Umschläge zum Luftabschluß, weil Phosphor bei Luftzutritt brennt.

Perforierende Verletzungen sind leicht zu erkennen, wenn die volle Symptomatik vorhanden ist: die Hornhautwunde klafft, die Iris ist vorgefallen, die Vorderkammer ist abgeflacht und enthält Blut, die Pupille ist verzogen, die Linse ist getrübt, der Bulbus weich. Kleine Perforationen können jedoch außerordentlich schwer zu sehen sein. Bei dem geringsten Verdacht (Anamnese beachten!) muß man den Patienten sofort in die Klinik schicken und eine Röntgenaufnahme anfertigen. Wenn

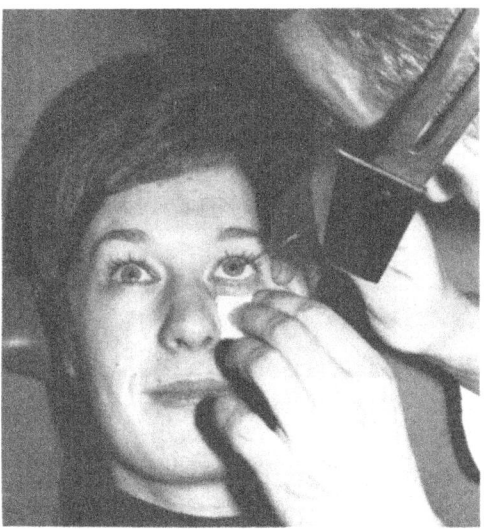

Abb. 112. Entfernen eines Hornhautfremdkörpers. Der Patient hat den Kopf an einer Nackenstütze fest angelegt, der Arzt rechts im Bild trägt eine Lupenbrille. Er stützt seine rechte Hand, die einen kleinen Metallhebel hält, am Kopf des Patienten ab, damit dieser sich nicht durch eine unvorsichtige Kopfbewegung an dem Instrument verletzen kann. Die Hornhaut ist anaesthesiert

ein Fremdkörper im Auge ist, muß er schleunigst entfernt werden. Hornhautwunden näht der Facharzt mit feinster 8—0-Seide.

Hornhautfremdkörper sind bei Fabrikarbeit und in staubigen Gegenden häufig. Beim Schleifen oder Hämmern setzen sie sich fest. Nach Tropfanaesthesie hebelt man sie mit einem feinen Hohlmeißel heraus, den man von der Seite her an das Auge führt. Die Hand stützt man am Kopf des Verletzten ab, damit man nicht durch eine unvorsichtige Bewegung ins Auge stoßen kann. Danach gibt man eine desinfizierende Salbe, Verband und bestellt den Patienten zur Nachschau am nächsten Tag, um sich zu überzeugen, daß das Epithel geschlossen ist. Erst dann ist die Behandlung beendet (bei Epitheldefekt besteht die Gefahr eines Hornhautgeschwüres).

Die **Erosio** ist eine Abschilferung des Epithels, die wegen der zahlreichen Nerven der Hornhaut sehr schmerzhaft ist und reichliches Tränen und Lidkrampf hervorruft. Die Mißempfindungen sind dieselben, wie bei einem Hornhautfremdkörper. Objektiv ist eine kleine Epithelabschilferung oft schwer sichtbar und erst nach Anfärben mit Fluoreszein zu erkennen.

Behandlung. Wegen der Gefahr einer Keimansiedlung an der Stelle, die vom Epithel nicht geschützt ist, gibt man desinfizierende Salben wie z. B. Noviform-Salbe. Da jeder Lidschlag und jede Augenbewegung die Heilung verzögern, ist ein Verband der Augen das rascheste Mittel zur Abheilung. Er muß so fest sitzen, daß der Patient nicht unter dem Verband blinzeln kann. Bei starken Schmerzen oder schlechter Heilungstendenz verordnet man am besten Bettruhe, bindet beide Augen fest zu und wechselt den Verband alle 24 Std. Gewöhnlich ist schon am nächsten Tag die Erosio geheilt.

Die *Ursachen* können vielfältig sein: multiple Erosionen entstehen bei der Ultraviolett-Schädigung der Hornhaut (Schweißen, Höhensonne), einzelne kleine Erosionen entstehen durch Verletzung mit einem Zweig, durch den Fingernagel des

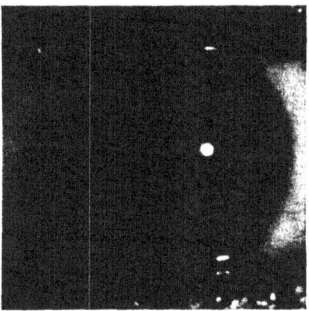

Abb. 113. Erosio corneae (links unten), mit Fluorescein angefärbt

Säuglings bei der Mutter, die das Kind auf dem Arm hält, bei Haftschalenträgern durch ungeschicktes Hantieren.

Eine **rezidivierende Erosio** ist die Folge einer ungenügenden Heilung. Wenn das neugebildete Epithel nicht fest auf der Unterlage haftet, kann nachts eine Verklebung an der Verletzungsstelle zwischen Lid und Verletzungsstelle eintreten. Beim Öffnen der Augen morgens spürt der Patient einen Schmerz an der alten Stelle, die Augen tränen wieder und er hat das Gefühl, einen Fremdkörper zu haben. Dieser Vorgang kann sich über Wochen und Monate wiederholen. Wenn ein beidseitiger Verband nicht zur Heilung führt, muß man das Epithel ganz abschaben und sich regenerieren lassen (Salbe, beidseitiger Verband).

Hornhautentzündungen

Das Hornhautinfiltrat stellt das erste Stadium der meisten Hornhautentzündungen dar. Man sieht einen grau-weißen und scharf begrenzten Fleck, über dem das Epithel seinen Glanz verliert, weil das Zellgefüge gelockert ist. Bei oberflächlichen Infiltraten pflegt die Gefäßfüllung der Bindehaut zu überwiegen, bei tiefen Infiltraten die ziliare Injektion. Die Entzündung des Auges und die Stippung des Hornhautepithels lassen das Infiltrat leicht von einer Hornhautnarbe unterscheiden, die rein weiß oder bläulich-weiß ist und bei der das Auge nicht gereizt ist. Häufig kommt es bei oberflächlichen Infiltraten zu einem Einsprossen von Gefäßen in die Hornhaut, die dem Bindehautgefäßsystem entstammen, so daß man jedes einzelne Gefäß über den Limbus zum Hornhautinfiltrat hin verfolgen kann. Bei tiefen In-

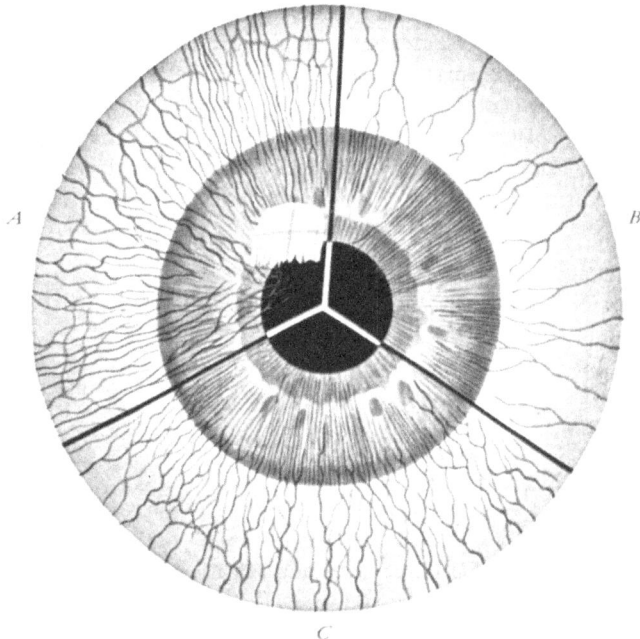

Abb. 114. Schematische Darstellung der oberflächlichen und tiefen Vaskularisation. *A* Ober-flächliche Bindehautgefäße wuchern auf die Hornhaut. *B* Tiefe Vaskularisation. Die Binde-hautgefäße enden normal am Limbus. Die tiefen Gefäße kommen erst am Limbus zum Vor-schein. *C* Kombination von oberflächlicher und tiefer Vaskularisation

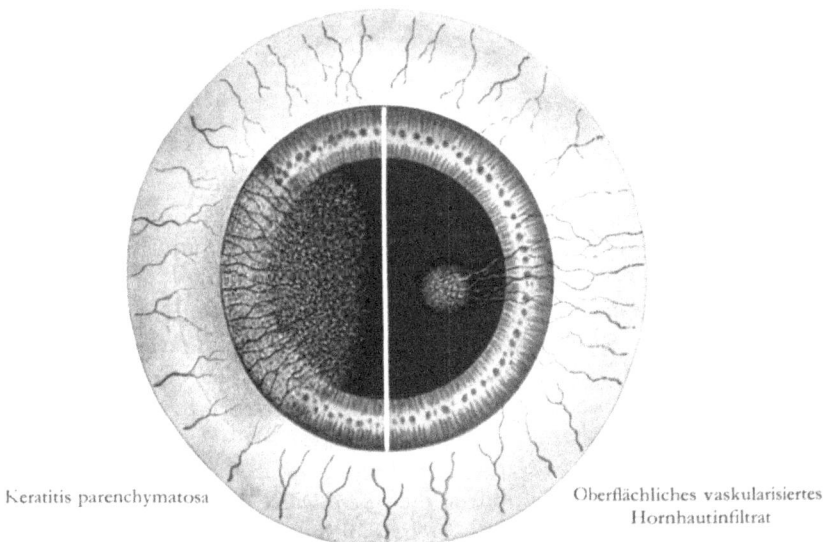

Keratitis parenchymatosa

Oberflächliches vaskularisiertes Hornhautinfiltrat

Abb. 115. Linke Bildhälfte: Infiltration der tiefen Hornhautschichten bei Keratitis paren-chymatosa. Ziliare Injektion. Rechte Bildhälfte: Hornhautinfiltrat mit Vaskularisation von der Bindehaut aus

filtraten kommen die einsprossenden Gefäße aus dem Ziliargefäßnetz und verschwinden deshalb am Limbus. Diese tiefen Gefäße zeigen eine besenreiserförmige Anordnung, ohne miteinander zu anastomosieren. Tiefe Hornhautinfiltrate sind immer von einer Iridocyclitis begleitet. Nach Abheilen der Infiltrate werden die Gefäße wieder blutleer und sind später noch als zarte Schatten im Hornhautgewebe erkennbar. Das Infiltrat ist zu einer Narbe geworden, das Epithel über ihm spiegelt wieder, das Auge ist reizfrei.

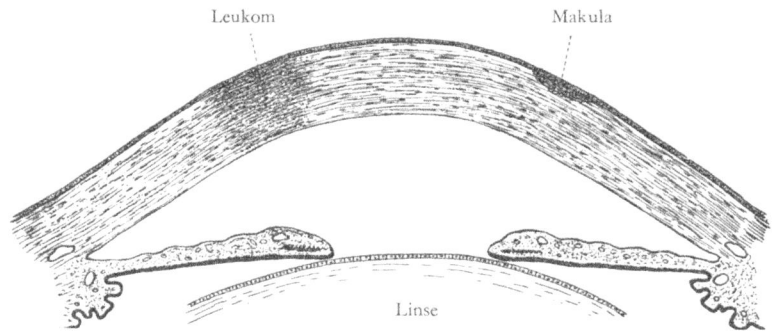

Abb. 116. Leukom und Macula corneae

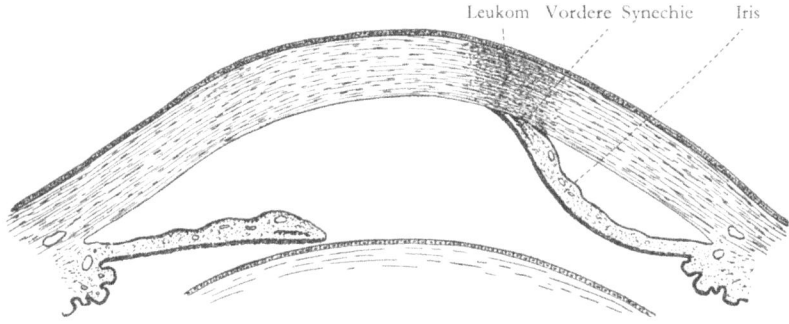

Abb. 117. Hornhautnarbe mit vorderer Synechie (Leucoma corneae adhaerens)

Zarteste wölkchenartige Hornhautnarben nennt man Nubeculae, einen dichteren grauen Fleck Makula und eine porzellanweiße Narbe Leucoma. Erosionen hinterlassen keine Narben.

Ein **Geschwür der Hornhaut** unterscheidet sich vom Infiltrat durch das Fehlen des Purkinjeschen Hornhautspiegelbildchens und einen Krater an der Hornhautoberfläche. Wenn sich bei der Heilung das nekrotische Gewebe abgestoßen hat und das Geschwür sich wieder epithelisiert, ist der Substanzverlust noch nicht in voller Höhe ausgeglichen. Es entsteht eine spiegelnde Delle (Facette), später eine zarte Trübung (Nubecula), graue Narbe (Makula) oder weiße Narbe (Leukom). In schweren Fällen kann das Geschwür durch die ganze Dicke der Hornhaut greifen, bis nur noch die Descemetsche Membran stehen bleibt. Sie gibt dem Augeninnendruck nach und wölbt sich wie ein Bruchsack vor (Descemetocele). Wenn sie platzt, fließt das Kammerwasser plötzlich ab (perforiertes Geschwür) und je nach dem Ort des Loches kann auch die Iris in die Öffnung vorfallen (Irisprolaps, aus dem ein Leu-

coma adhaerens entsteht). Iris kann auch an einer Hornhautnarbe anheilen (vordere
Synechie) oder breitflächig an der verdünnten und vorgewölbten Hornhaut nach aus-
gedehnten Geschwüren festwachsen (Hornhautstaphylom von Staphylé = die Weinbeere). Durch die Iritis, die stets bei einer Hornhautentzündung vorliegt, entstehen
außerdem Verwachsungen zwischen der Iris und der Linse: hintere Synechien.

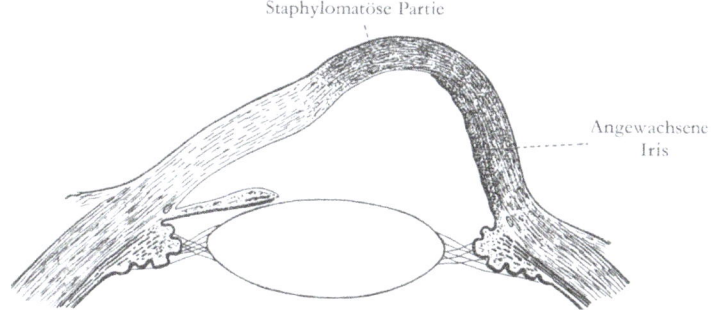

Abb. 118. Partielles Hornhautstaphylom. Die Iris ist rechts im Bild an der Hornhautrückfläche angewachsen, der Kammerwinkel dadurch verschlossen

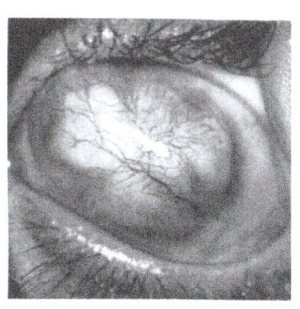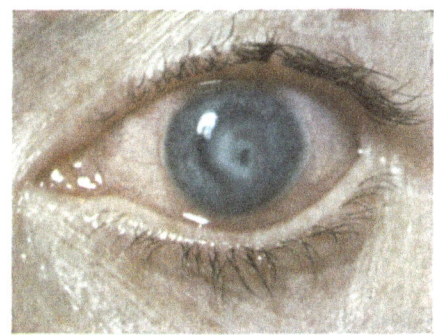

Abb. 119   Abb. 120

Abb. 119. Totales Hornhautstaphylom. Unregelmäßige Vorbuckelung der dicht getrübten
und vaskularisierten Hornhaut

Abb. 120. Descemetocele in einem älteren, zum Teil bereits vaskularisierten Hornhautgeschwür. Die verdünnte Stelle ist als dunkler Fleck lateral von der Hornhautmitte sichtbar

Wenn diese den ganzen Pupillarsaum betreffen, so kann das Kammerwasser nicht
mehr von der hinteren in die vordere Kammer gelangen, die Iris wölbt sich napfkuchenartig vor, der Augeninnendruck steigt: Sekundärglaukom mit Napfkucheniris. Verwachsungen entstehen ferner im Kammerwinkel und führen dadurch zu
Drucksteigerungen (periphere Synechien, Kammerwinkelsynechien). Weitere Komplikationen eines Hornhautgeschwüres betreffen die Linse: bei zentral gelegenem
Hornhautdurchbruch kann nach Abfließen des Kammerwassers die Vorderfläche der
Linse an die Hornhautrückfläche zu liegen kommen, was zu einer Verdickung und
Trübung der vorderen Kapsel führt. Lange bestehende Iritis kann eine Cataracta
complicata verursachen.

Wenn ein Hornhautdurchbruch droht, ist es besser, eine Punktion der Vorderkammer zur Druckentlastung vorzunehmen, als die Perforation dem Zufall zu überlassen und eine Einlagerung von Iris zu riskieren.

Übersicht. Hornhautentzündungen und die aus dem Infiltrat entstehenden
Geschwüre können entstehen

1. durch die Verletzung des Epithels und Ansiedlung von Keimen: Ulcus
serpens,

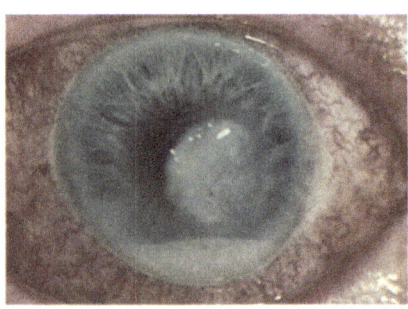

Abb. 121. Ulcus corneae serpens. In der Vorderkammer Eiteransammlung (Hypopyon)

2. mit oder ohne Epithelverletzung, durch Ansiedlung von Viren: Herpes,
Keratoconjunctivitis epidemica, Zoster,

3. durch Miterkrankung der Bindehaut: bei Scrofulose,

4. als hyperergische Reaktion der Hornhaut bei Lues connata oder Tuberkulose:
Keratitis parenchymatosa,

5. durch Austrocknen der Hornhaut bei Facialislähmung: Keratitis e lagophthalmo,

6. als trophische Störung bei Ausfall des ersten Trigeminusastes: Keratitis
neuroparalytica,

7. bei ungenügender Ernährung durch das Randschlingennetz: Randkeratitis,

8. bei ungenügender Befeuchtung mit Tränen: Keratitis sicca (filiformis),

9. bei Erkrankung der Gesichtshaut an Rosacea: Rosacea-Keratitis.

Seltenere Formen der Keratitis (sklerosierende Keratitis, Ulcus rodens u.a.)
werden hier nicht besprochen.

Das Ulcus serpens (kriechendes Hornhautgeschwür) entsteht bei Erwachsenen,
die eine Hornhautverletzung erleiden und einen mit Pneumokokken, Morax-Axen-
feld-Diplokokken oder Pyocyaneus infizierten Tränensack haben. Durch das intakte
Epithel dringen diese Erreger nicht ein, dies vermögen nur die Gonokokken und
Diphtheriebazillen. Wenn das Hornhautepithel jedoch verletzt ist, können die Er-
reger sich in der Hornhaut ansiedeln. Dies erfolgt meist zentral in der Hornhaut, wo
man ein graues Geschwür mit wallartig aufgeworfenem dichterem progredienten
Rand (Leukozytenring) bemerkt. In der Vorderkammer befindet sich unten eine
Eiteransammlung (Hypopyon) ohne Bakterien. Ein Druck mit dem Finger auf den
Tränensack preßt in den weitaus meisten Fällen einen Eitertropfen aus dem unteren
Tränenpünktchen hervor. Der Erregernachweis im Abstrich sichert die Diagnose.

Dieses Hornhautgeschwür ist besonders gefährlich, weil es, wie der Name sagt, über die ganze Hornhaut fortkriecht, und sie zum Einschmelzen bringt. Die weiteren Folgen (Irisvorfall, Infektion des Augeninnern, Sekundärglaukom) wurden oben geschildert. Sofortige Klinikaufnahme ist stets nötig.

Behandlung. Entfernen des Tränensackes oder Operation nach Tott, antibiotische Salbenbehandlung, Erweitern und Ruhigstellen der Iris mit Atropin, zusätzlich noch allgemeine Sulfonamid- und Antibiotikatherapie. Wenn nicht rasche Abheilung erfolgt, Behandlung des progredienten Randes mit dem Elektrokauter nach Passow, da hier die hitzeempfindlichen Keime fortkriechen.

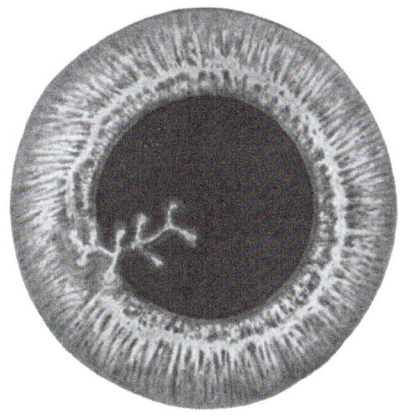
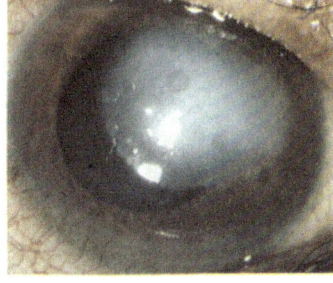

Abb. 122   Abb. 123

Abb. 122. Oberflächliche Herpes der Hornhaut (Keratitis dendritica)

Abb. 123. Tiefer Herpes der Hornhaut (Keratitis disciformis)

Die Anamnese (vorausgegangene Verletzung) muß aus versicherungstechnischen Gründen immer erfragt und im Krankenblatt vermerkt werden.

Herpes der Hornhaut. Die Herpeserkrankung der Hornhaut kann als oberflächliche Form (Keratitis dendritica) oder als tiefe Form (Keratitis disciformis) auftreten.

Die *Keratitis dendritica* hat ihren Namen von den astförmig verzweigten Gängen, die sich oberflächlich in der Hornhaut bilden und aus Infiltraten und Bläschen im Epithel mit zwischen ihnen verlaufenden infiltrierten Rinnen bestehen. Ohne Anfärbung mit Fluoreszein ist die Herpesfigur oft schlecht sichtbar. Typisch ist die herabgesetzte Sensibilität der Cornea. Der Verlauf ist immer langwierig. Wenn die Viren in die Tiefe dringen, bildet sich eine scheibenförmige Hornhautentzündung *(Keratitis disciformis),* die zentral in der Hornhaut liegt, den Rand frei läßt und gefäßfrei ist. Das Hornhautepithel in diesem Bezirk ist oft getrübt, die Hornhaut verdickt und auf der Rückfläche durch die begleitende Iritis mit Präzipitaten bedeckt. Auch bei dieser Form ist die Sensibilität herabgesetzt.

Die *Behandlung* ist bei beiden Formen verschieden: Bei oberflächlicher Keratitis ist die Behandlung mit Cortison ein *Kunstfehler,* weil das Unterdrücken der Entzündung zu einer rascheren Ausbreitung der Affektion führt, die Regeneration des Epithels behindert wird und ein Hornhautgeschwür entsteht.

Bei frischen Fällen gibt man Joddesoxyuridin (IDU, z. B.: Synmiol-Augensalbe®), kombiniert mit Jodoform-Salbe 2%. Wenn diese Behandlung nicht zum Erfolg führt, ist eine Abrasio der Hornhaut in dem befallenen Bereich nötig, gefolgt von einer Behandlung der Dendriticafigur mit Jodtinktur oder Äther oder einer Mischung von Jod und Äther. Außerdem wird man die Herpesfigur mit dem Passow-Kauter bestreichen, wobei es meistens genügt, den Glühkauter in unmittelbare Nähe der Hornhaut zu bringen, ohne diese zu berühren.

Abb. 124. Oberflächliche Hornhautinfiltrate bei Keratoconjunctivitis epidemica

Die tiefe herpetische Entzündung der Hornhaut, die Keratitis disciformis, kann im Gegensatz zur oberflächlichen Form erfolgreich mit Cortisonpräparaten behandelt werden, wenn das Epithel intakt ist. Außerdem gibt man Wärme und Antibiotika. Jodoform-Salbe ist auch hier angezeigt, IDU nutzt nichts. Zur Entquellung der auf das mehrfache verdickten Hornhautmitte kann man 40%ige Glukosesalbe geben, die sehr fein verrieben sein muß, damit die Kristalle nicht schmerzen. Ferner ist eine entquellende Behandlung mit Harnstoffsalbe oder mit Glyzerintropfen möglich. Allgemein entwässernde Medikamente nutzen nichts. Fertigpräparate: Glukosulmidsalbe®. Wegen der Iritis gibt man außerdem Mydriatica und Wärme.

Der **Zoster ophthalmicus** ist eine stets streng einseitige Erkrankung, die sich auf den ersten oder zweiten Trigeminusast beschränkt. Als Komplikation kann eine oberflächliche Keratitis mit großen Epithelblasen auftreten, selten eine Keratitis disciformis, doch hat der Erreger nichts mit dem Herpes simplex-Virus zu tun, sondern ist mit dem Varizellenvirus identisch oder nahe verwandt. Meist entsteht auch eine Iritis, oft ein Sekundärglaukom. Die Augenmuskeln können beteiligt sein. Die Sensibilität der Hornhaut ist herabgesetzt.

Behandlung. Wegen der starken Schmerzen gibt man Antineuralgica, gegen die Entzündung Butazolidin®. B-Vitamin-Präparate in hohen Dosen und ein Verband mit Bepanthensalbe® wirken lindernd. Bei Hornhautkomplikationen wird man Tetrazycline geben; sie wirken wahrscheinlich nicht gegen die Viren, verhüten aber eine Infektion mit anderen Keimen.

Die **Keratitis epidemica** wurde schon bei den Bindehauterkrankungen besprochen. Eine spezifische Behandlung gibt es nicht. Man versucht, durch abschwellende Medikamente (Glucorticoide) die Entzündung der Bindehaut zu verringern, doch sind diese nur erlaubt, wenn das Hornhautepithel intakt ist. Die Hornhaut zeigt zahlreiche Infiltrate, die oberflächlich liegen, meist nicht vaskularisiert werden und oft spurlos, manchmal auch unter Narbenbildung abheilen (Abb. 124). Ölige Tropfen

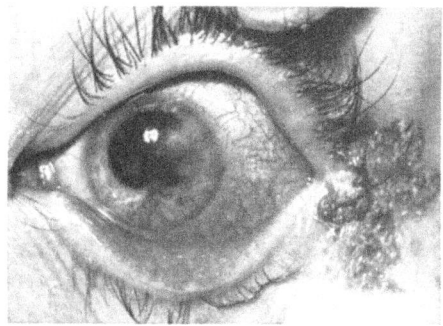

Abb. 125. Skrofulöses Hornhautinfiltrat temporal oben, hintere Synechie bei 6 Uhr infolge der begleitenden Iritis. Episcleritis scrofulosa temporal unten und skrofulöse Dermatitis am äußeren Lidwinkel

mit Antibiotika oder antibiotische Salben haben wahrscheinlich keine spezifische Wirkung, aber sie bringen als mechanisches Gleitmittel subjektive Erleichterung. Die Krankheit ist in der Schweiz anzeigenpflichtig. Auf die große Infektionsgefahr wurde schon hingewiesen.

Keratoconjunctivitis scrofulosa (ekzematosa, phlyktaenulosa). Das Krankheitsbild wurde im Bindehautkapitel bereits beschrieben. Den Beinamen „ekzematosa" hat es von dem begleitenden Ekzem der Wangen, den gleichfalls gebräuchlichen Beinamen „phlyktaenulosa" von den Phlyktänen (Knötchen), die sich in der Bindehaut bilden, mit Vorliebe am Lidrand. Die Beteiligung der Hornhaut bei dieser Krankheit kann durch *Wanderphlyktänen* entstehen *(Gefäßbändchenkeratitis, Keratitis fascicularis)*, Infiltrate, die ein schmales Bändchen von Blutgefäßen aus der Bindehaut hinter sich herziehen und in der Hornhaut weiter wandern. Ist ein Stillstand medikamentös nicht zu erzielen, so kann man das Köpfchen mit dem Galvanokauter versengen. Neben Einzelinfiltraten und oberflächlichen Geschwüren kommen auch mehr landkartenähnlich ausgebreitete Infiltrate vor, die später ulzerieren können und manchmal erhebliche Narben und Gefäßneubildungen hinterlassen *(Pannus scrofulosus)* (Abb. 125). Das Leiden ist meist doppelseitig. Am gleichen Auge pflegen frische Prozesse neben älteren Narben aufzutreten.

Differentialdiagnose. Ein Hornhautinfiltrat mit Gefäßbändchen kommt auch bei der Rosacea vor, doch befällt diese Krankheit nur ältere Menschen, während die Scrofulose sich auf das Kindesalter beschränkt. Außerdem findet man bei der **Rosaceakeratitis** die typischen Veränderungen im Gesicht. *Behandlung* s. S. 78.

Keratitis parenchymatosa (Keratitis interstitialis). Die Krankheit beruht fast immer auf angeborener Lues, nur in seltenen Ausnahmefällen auf Tuberkulose. Sie ist jetzt sehr selten geworden, was auch für einige andere Krankheiten gilt (Kerato-

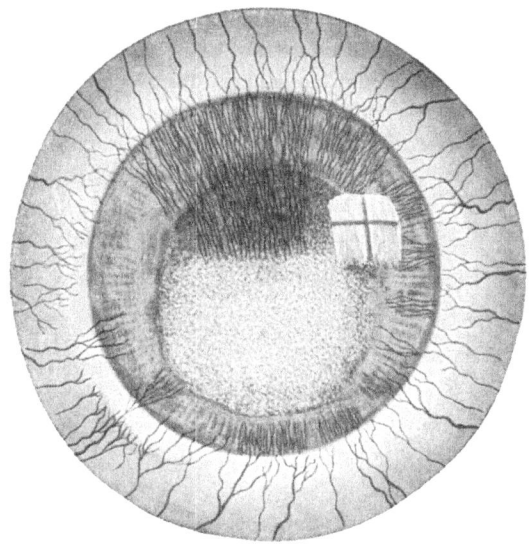

Abb. 126. Keratitis parenchymatosa. Die ganze Hornhaut ist getrübt, die Gefäße wachsen von allen Seiten ein, besonders von oben. Links unten treten auch konjunktivale Gefäße oberflächlich über den Limbus in die Hornhaut

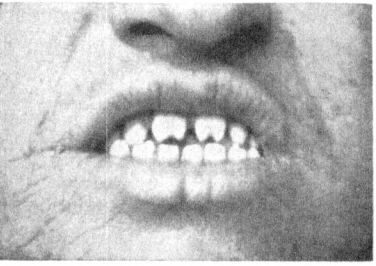

Abb. 127. Tonnenförmige Zähne, am Mundwinkel hirschgeweihähnliche Rhagaden

conjunctivitis scrofulosa, Diphtherie). Die parenchymatöse Keratitis kommt bei Kindern mit konnataler Lues meist erst in der Pubertät vor. Die Wassermannsche Reaktion ist im Blut sehr stark positiv. Eine spezifische Behandlung gegen die Lues heilt die Keratitis nicht und verhindert auch nicht die Erkrankung des zweiten Auges, die der des ersten stets nach einigen Wochen oder Monaten folgt. In der Cornea sind keine Spirochäten vorhanden. Es handelt sich vielmehr um eine Antigen-

Antikörperreaktion zwischen dem im Parenchym abgelagerten Antigendepot von Toxin mit den im Blut zirkulierenden Antikörpern.

Die *Behandlung* besteht dementsprechend in örtlicher Gabe von Corticosteroiden. Wenn die connatale Lues noch nicht behandelt war, wird man die Kur natürlich beginnen, doch wirkt sich dies nicht auf den Ablauf der Hornhauterkrankung aus. Eine vorbeugende Corticosteroidbehandlung des zweiten Auges kann dessen Erkrankung verhindern. Die begleitende Iritis behandelt man wie üblich mit Mydriatica und Wärme, außerdem mit entzündungshemmenden oral gegebenen Medikamenten.

Klinisches Bild. Die Krankheit beginnt mit einer grauen Trübung in den mittleren und tiefen Hornhautschichten, in deren Bereich eine gemischte Injektion eintritt. Bald läuft eine diffuse Infiltration um die ganze Peripherie der Hornhaut und schiebt zur Mitte Zungen vor. Über den getrübten Stellen verliert die Hornhaut ihren Glanz, das Spiegelbild wirkt wie „gestichelt". Wenn die Entzündung des Parenchyms den Höhepunkt erreicht hat, ist die ganze Hornhautoberfläche matt, die Hornhaut selbst

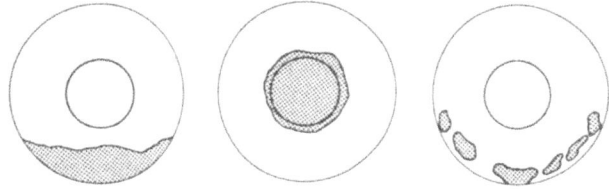

Abb. 128. Schematische Zeichnung von Hornhautinfiltraten. Links: Bei Lagophthalmus Trübung im unteren Hornhautdrittel. Mitte: Keratitis neuroparalytica, Zentrum der Hornhaut betroffen. Rechts: Randinfiltrate im Gebiet des Greisenbogens

grau-rot: grau durch die ausgedehnte Infiltration, rötlich durch die von allen Seiten besenreiserartig einsprossenden Gefäße, die tiefe Vascularisation. Nach einigen Wochen oder Monaten beginnt die Aufhellung vom Limbus her. Meist bleiben schließlich einige graue Narben zurück.

Die Hutchinsonsche Trias bei connataler Lues besteht außer in der Keratitis parenchymatosa noch in tonnenförmigen Schneidezähnen (Abb. 127) und in einer Innenohrschwerhörigkeit. Zusätzlich werden oft Rhagaden an den Mundwinkeln gefunden, eine luische Gonitis, Sattelnase und Säbelbeine.

Die **Keratitis e lagophthalmo** entsteht durch Austrocknen der Hornhautoberfläche bei Lähmung des Gesichtsnervs. Das Unterlid liegt nicht mehr dem Bulbus an (Ektropium paralyticum). Die Lider können nicht mehr aktiv vollständig geschlossen werden. Durch das Bellsche Phänomen (Aufwärtswendung des Auges bei intendiertem Lidschluß) werden nachts wenigstens die beiden oberen Drittel der Hornhaut vor dem Austrocknen geschützt, aber der untere Hornhautrand bleibt frei und trocknet aus. Diese Keratitisform betrifft also das untere Drittel der Cornea. Tritt eine Infektion hinzu, so kann es zu Geschwürsbildung kommen. Der Krankheitsname ist S. 55 erklärt. Die beste Therapie ist die operative Verengerung der Lidspalte (Tarsorhaphie). Wenn die Operation nicht möglich ist, schützt man die Hornhaut vor dem Austrocknen durch einen Uhrglasverband, der eine feuchte Kammer schafft, und durch das Einstreichen von Salbe.

Die **Keratitis neuroparalytica** entsteht durch den Ausfall des ersten Trigeminusastes. Die Hornhautsensibilität ist aufgehoben. Die Erkrankung kommt nach einer wegen Trigeminusneuralgie ausgeführten Verödung des Ganglion Gasseri vor. Die Entzündung der Hornhaut, die ebenso wie die Keratitis e lagophthalmo zu einem Substanzdefekt und durch Infektion zu einem Geschwür führen kann, sitzt in der Mitte der Hornhaut. Auch hierbei ist der mechanische Schutz der Hornhaut der sicherste Weg: Man kann die Lidspalte operativ verengern oder eine inverse Bindehautschürze nach HARMS über die Hornhaut ziehen. Ist dies nicht möglich, so schützt man die Hornhaut durch Salbe oder einen Uhrglasverband.

Keratitis marginalis. Die Entzündung am Hornhautrand, die leicht zum Geschwür werden kann *(Ulcus marginale)* entsteht vorwiegend bei älteren Menschen mit einem Greisenbogen, in dessen Gebiet die Resistenz der Hornhaut gegen Keime herabgesetzt ist, und wird ausgelöst durch einen unspezifischen Katarrh oder durch einen exogenen Infekt, zusätzlich durch einen Kältereiz begünstigt. Es wirken also eine Anzahl verschiedener Faktoren zusammen, um die Krankheit auszulösen. Die Behandlung besteht dementsprechend in Wärme, Verband, Aufenthalt im gut geheizten Zimmer, und je nach Art der Keime im Einstreichen von Noviformsalbe oder Antibiotka.

Die **Keratitis filiformis** (sicca) wurde bereits S. 65 beschrieben.

Als **Keratitis punctata superficialis** wird die punktförmige Epithelinfiltration bei Herpes der Hornhaut beschrieben (dabei herabgesetzte Hornhautsensibilität!), aber auch die Ultraviolettschädigung der Hornhaut, wie man sie nach der Einwirkung von künstlicher oder natürlicher Höhensonne sowie nach dem Schweißen findet *(Keratitis photoelectrica)*. In diesem Falle bestehen sehr starke Lichtscheu, Tränen und Fremdkörpergefühl. Durch den Lidkrampf kann das Auge nur sehr schlecht geöffnet werden. Nach passivem Auseinanderziehen der Lider sieht man an der Hornhaut (oft erst nach Anfärben mit Fluoreszeinlösung) sehr zahlreiche feinste Epitheldefekte. Im Gebirge spricht man von „Schneeblindheit", weil infolge des Lidkrampfes der Patient seine Augen nicht öffnen kann und insofern vorübergehend „blind" ist. Die Ultraviolettschädigung der Hornhaut kann auch eintreten, wenn der Himmel bedeckt ist und das Sonnenlicht in Nebel oder Wolken diffus reflektiert wird. Der Arbeiter mit einer Ultraviolettschädigung durch Schweißen erscheint meist spät abends oder nachts beim Augenarzt, weil dann die Schmerzen am heftigsten werden und ihn am Schlafen hindern, und erklärt, er habe sich das Auge „verblitzt". Die Behandlung ist wie bei der Erosio: beidseitiger Verband, desinfizierende Salbe, bei heftigen Schmerzen auch Einstreichen einer anaesthesierenden Salbe, die dem Patienten aber nicht ausgehändigt werden darf, denn die Wirkung des Anaestheticums hält um so kürzer vor, je häufiger man es anwendet, und gleichzeitig schädigt es die Hornhaut (vgl. S. 72). Würde man das Medikament dem Patienten aushändigen, so wäre die Folge, daß er es immer häufiger anwendet und das Zuheilen der Epitheldefekte hindert. Schließlich kann dann ein ausgedehnter Substanzdefekt entstehen, der narbig mit dauernder Behinderung des Sehens ausheilt, während sonst eine Erosio bei richtiger Behandlung ohne Narbe abheilt.

Seltene Hornhautentzündungen sind:

1. Der **Ringabszeß.** Eine ringförmige eitrige Infiltration der Hornhaut, die größte Gefahr für das Auge bedeutet.

2. Die **Pilzinfektion** der Hornhaut ist sehr gefährlich, geht oft mit einer Eiteransammlung in der Vorderkammer einher und kann bei falsch gestellter Diagnose

und der hierbei nicht angezeigten Behandlung mit Antibiotika oder gar Cortison zum Zerfall der Hornhaut und Verlust des Auges führen. Die Diagnose sichert man durch mikroskopische Untersuchung im Ausstrichpräparat. Der Verdacht auf eine Pilzinfektion besteht bei einer scheibenförmigen grau-weißgelben Infiltration der Hornhautmitte. *Behandlung:* Ausschaben mit feinstem scharfen Löffel, anschließend 10% Jod. Keine Antibiotika sondern Nystatin, Griseofulvin oder Amphotericin B ®, bei ausbleibendem Erfolg der medikamentösen Behandlung Hornhautüberpflanzung.

Degenerative Veränderungen

Der **Greisenbogen (Arcus lipoides** oder **senilis, Gerontoxon)** ist ein weißer Ring, manchmal nur als Halbring ausgebildet, der vom Limbus durch ein schmales klares Zwischenstück getrennt ist. Er kann ausnahmsweise auch vor Eintritt

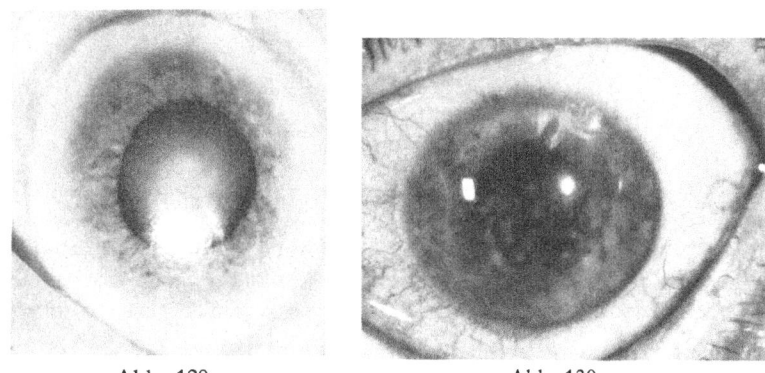

Abb. 129   Abb. 130

Abb. 129. Greisenbogen (Arcus lipoides)

Abb. 130. Erbliche Hornhautdegeneration

des Greisenalters vorkommen. Man muß dem Patienten klarmachen, daß es sich nicht um eine Erkrankung handelt und daß eine Behandlung nicht nötig ist. Eine Sehstörung entsteht durch den in der Hornhautperipherie liegenden Greisenbogen nicht. In seinem Bereich ist die Widerstandsfähigkeit der Hornhaut herabgesetzt, hier entstehen leicht durch die Verbindung von Kälte und Infekt Randgeschwüre. Es kann im Bereich des Greisenbogens auch zu einer **Randfurche** und zu einer Vorwölbung, einer **Ektasie** kommen, wenn die Ernährung dieses Gebietes ungenügend ist.

Differentialdiagnose. Ein ähnliches Bild wie der Greisenbogen liegt bei der hepatolentikulären Degeneration durch Einlagerung von Kupfer vor. Im Gegensatz zum Greisenbogen ist dieser **Kayser-Fleischer-Ring** von gelb-grüner Farbe.

Erbliche Hornhautdegenerationen kommen meist beidseitig als bröcklige, fleckige oder gittrige Formen vor. Entzündungen fehlen hierbei, es kommt nicht zu Gefäßeinsprossung. Eine Behandlung mit Medikamenten ist zwecklos. Die Hornhautüberpflanzung ergibt gute Resultate.

Eine **gürtelförmige (bandförmige) Hornhautdegeneration** entsteht in blinden Augen durch Einlagerung von Kalk sowie bei dem Still-Chauffard-Syndrom (s. S. 121).

Die **Keratitis bullosa** ist eine bläschenförmige Epithelabhebung, die man mit bloßem Auge als Unregelmäßigkeit der Oberfläche erkennt. Wenn die Bläschen platzen, entstehen kleine Erosionen, die sehr schmerzhaft sind. Die bullöse Keratitis kommt nach Herpes zoster in blinden Augen mit erhöhtem Innendruck oder bei degenerativen Hornhautveränderungen vor.

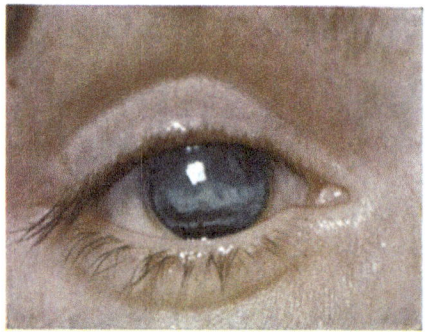

Abb. 131. Bandförmige Hornhautdegeneration

Anomalien der Größe und Wölbung der Hornhaut

Als **Keratokonus** bezeichnet man eine kegelförmige Vorwölbung der Hornhautmitte mit Verdünnung und Trübung des Parenchyms an der Spitze des Kegels. Diese Erkrankung tritt zwischen dem 15. und 30. Lebensjahr auf. Sie ist mit einer starken

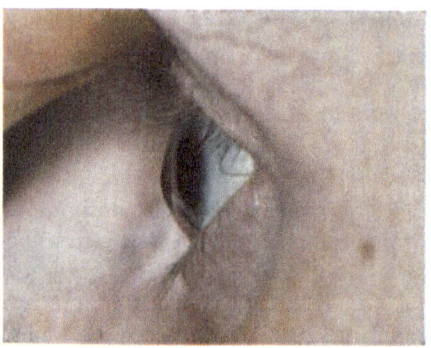   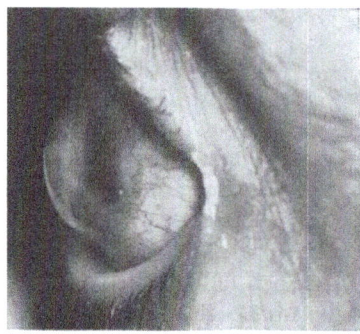

Abb. 132. Keratokonus   Abb. 133. Keratoglobus

Abnahme des Sehvermögens verbunden, weil ein irregulärer Astigmatismus vorhanden ist, der sich also mit einer Brille nicht ausgleichen läßt. Man versucht zunächst, ob das Sehvermögen durch Haftschalen zu bessern ist. Diese haben gleichzeitig auch eine therapeutische Wirkung, da der Druck der Haftschale das Fortschreiten der Hornhautverdünnung verhindert. Wird die Haftschale nicht vertragen oder bessert sie das Sehen nicht, so ist eine Hornhautüberpflanzung zu empfehlen, die bei Keratokonus eine sehr gute Erfolgsaussicht hat. Das Scheibchen soll nicht weniger als 8 mm Durchmesser haben. Man erkennt den Keratokonus am besten durch Betrachtung von der Seite und beim Blick nach unten, ferner indem man eine Scheibe mit konzentrischen Ringen sich auf der Hornhaut spiegeln läßt (Placido-Scheibe) oder an der Spaltlampe. Rasches Fortschreiten *(„akuter Keratokonus")* kommt bei traumatischen Einrissen der Descemetschen Membran vor *(Pseudokeratokonus)*. *Differentialdiagnose.* 1. *Keratoglobus.* Seltene, stationäre Verdünnung und kugelförmige Vorwölbung der gesamten Hornhaut, nicht nur der Hornhautmitte. 2. Von *Megalocornea (Makrocornea)* spricht man beim Säugling, wenn der Hornhautdurchmesser mehr als 10 mm beträgt, beim Erwachsenen wenn er größer als 13 mm ist. Es handelt sich um eine erbliche Anomalie bei normaler Hornhautdicke. Nur sehr selten ist der Hornhautdurchmesser größer als 14 mm. 3. Bei *Hydrophthalmie* (Glaukom des Kleinkindes) ist der ganze Vorderabschnitt durch die Augeninnendrucksteigerung vergrößert, der Hornhautdurchmesser bei Spätfällen größer als 14 mm, die Vorderkammer vertieft. Die Hornhaut zeigt oft bandförmige Einrisse der Descemet, die sog. Haabschen

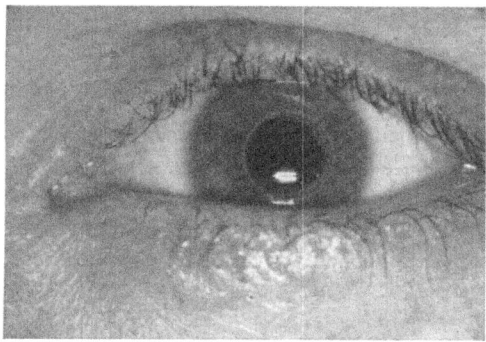

Abb. 134. Kleines durchgreifendes Hornhauttransplantat bei Keratokonus, klar eingeheilt

Leisten- oder Bändertrübungen. Im übrigen vgl. S. 190. 4. Ein *Staphylom* der Hornhaut ist eine aus undurchsichtigem Narbengewebe gebildete Vorwölbung der verdünnten Hornhaut, die ihren Namen (Staphylé = Weinbeere) von der Anlagerung der Iris hat, so daß die Narbe blau-schwarz schimmert.

Die **Hornhauttransplantation** kommt immer dann in Frage, wenn nur die Hornhaut getrübt ist, das Auge selbst aber gesund und der Augeninnendruck normal ist. Man gewinnt die Hornhaut von einem Leichenauge, das möglichst bald nach dem Tod entnommen und frei von Infekten oder Krankheiten sein muß. Die Hornhäute alter Menschen eignen sich als Spendermaterial besser als die von jungen Menschen. Man wird nie die Hornhaut eines sehenden Auges nehmen. Die immer wieder in Zeitungen aufgewärmte rührselige Geschichte von der Spende eines sehenden Auges durch einen Lebenden für einen anderen Menschen ist Unsinn. Wünschenswert wäre jedoch die Aufklärung der Bevölkerung, daß man letztwillig die eigenen Augen für eine Hornhautüberpflanzung zur Verfügung stellt. In den USA und anderen Ländern wurden Augenbanken für diesen Zweck eingerichtet, wo letztwillig gespendete Augen bei sehr tiefen Temperaturen längere Zeit aufgehoben und bei Bedarf zur Transplantation verwendet werden können. Überpflanzt wird also nicht das Auge, sondern die Hornhaut und diese nicht im ganzen (totale Keratoplastik, extrem selten, Erfolge meist schlecht), sondern eine aus der Hornhaut ausgestanzte Scheibe *(partielle Keratoplastik)* mit einem Durchmesser von 5—9 mm. Wenn die Scheibe in ganzer Dicke überpflanzt wird, so nennt man dies eine *durchgreifende* oder *perforierende* Keratoplastik. Wenn nur eine Schicht der Hornhaut entnommen wird, so ist dies eine *lamelläre* Keratoplastik. Lamelläre Keratoplastiken sind nur dann angezeigt, wenn am Empfängerauge die tiefen Hornhautschichten klar blieben und nur die Hornhautoberfläche getrübt ist; sie können einen größeren Durchmesser (bis zum Limbus) haben als durchgreifende Scheibchen. Am Patientenauge wird mit demselben Rundmesser ein ebenso großes Stück Hornhaut entfernt, ebenso wie am Spenderauge in voller Dicke bei einer perforierenden Keratoplastik oder (wenn nur die oberflächlichen Hornhautschichten getrübt sind) schichtweise für ein lamelläres Transplantat. Das überpflanzte Scheibchen wird sodann mit feinsten Seidennähten in der Hornhaut des Empfängers verankert. Die Erfolgsaussichten hängen von der Ausgangslage ab: Bei Keratokonus sind die Aussichten besonders gut, sie werden aber umso schlechter, je mehr Unregelmäßigkeiten der Hornhautdicke im Empfängerauge durch Narben vorhanden sind und je mehr Blutgefäße eingesproßt sind. Bei Kalkverätzungen z. B. mit narbig stark verdickter und vaskularisierter Hornhaut sind die Erfolgsaussichten minimal. Die Nähte sollen erst etwa 4 Wochen nach einer Keratoplastik entfernt werden. Der Patient muß mit einer rund 3monatigen Arbeitsunfähigkeit rechnen.

Keratomalacie nennt man das Einschmelzen der Hornhaut bei Vitamin A-Mangel. Dies kommt vor allem bei falsch ernährten Kindern vor, aber auch nach heftigen Durchfällen, die die Resorption von Vitamin A verhindern. Wenn die Hornhaut noch nicht zu schwer geschädigt ist, heilt die Erkrankung rasch durch Zufuhr von Vitamin A (s. Xerose der Bindehaut, S. 80) lokal und parenteral.

Die Erkrankungen der Lederhaut

Normale Anatomie. Die Sklera ist eine weiße und, wie der Name Lederhaut schon andeutet, sehr derbe Gewebshülle, die ähnlich wie die Hornhaut aus zahlreichen Bindegewebsfibrillen und elastischen Fasern besteht. Sie enthält nur wenige Nerven und Gefäße. In der Äquatorgegend ziehen die dicken Vortex-Venen schräg durch die Sklera und führen das Blut aus der Aderhaut in die Orbitalvenen. Durch die Siebplatte, die Lamina cribrosa, treten die Sehnervenfasern und verlieren hier ihre Markscheiden. Die Sklera geht am Rand der Lamina cribrosa in die Durahülle des Sehnervs über. Vorn grenzt die Sklera an die Cornea, die wie ein Uhrglasdeckel in die Sklera eingelassen ist. In der Tiefe liegt hier der ringförmige Schlemmsche Kanal, in den das Kammerwasser aus der Vorderkammer durch das Trabeculum corneosklerale gelangt und den es durch etwa 20 Abflußkanälchen verläßt, die in den intraskleralen und episkleralen Venenplexus einmünden.

Atrophie der Sklera. Bei einer Verdünnung der Sklera schimmert die Aderhaut blau durch. Die Sklera erscheint bläulich-weiß. Dies findet man bei hoher Myopie infolge der Streckung des Auges sowie nach Entzündungen, wobei die verdünnte Sklera sich vorbuckeln kann: *Sklerastaphylom* oder *Sklerektasie*.

Angeborene blaue Skleren in Verbindung mit erhöhter Knochenbrüchigkeit kommen als dominant vererbte Degeneration des Mesenchyms ohne Verdünnung der Sklera vor.

Episkleritis und Skleritis. Entzündungen im Vorderabschnitt der Sklera stellen sich als erhabene, etwa linsengroße rote Infiltrationsherde dar, die bei Druck stark schmerzhaft sind. Liegt die Entzündung mehr oberflächlich, so spricht man vor

Episkleritis. Bei Entzündung der ganzen Skleradicke ist die Aderhaut mit entzündet (Iridocyclitis), und nach dem Abklingen der Entzündung bleibt die Bulbuswand verdünnt, so daß die Aderhaut grau-blau durchschimmert (Sklerastaphylom).

Differentialdiagnose. Von der Bindehautentzündung unterscheidet sich die Skleritis und Episkleritis durch die schärfer lokalisierte Infiltration, die einen ausgesprochenen lokalen Druckschmerz zeigt. Liegt die Entzündung der Sklera weiter hinten **(Skleritis posterior),** so ist der „skleritische Buckel" nicht sichtbar und das Bindehautödem mit leichtem Exophthalmus kann an eine Orbitalphlegmone denken lassen.

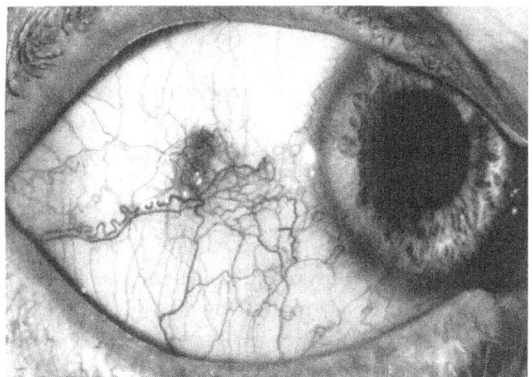

Abb. 135. Episkleritisches Knötchen

Bei dieser pflegt jedoch der Allgemeinzustand stark beeinträchtigt zu sein, die Senkung ist beschleunigt, der Exophthalmus nimmt rasch zu.

Die *Ursachen* der Skleraentzündungen sind meist ebensowenig eindeutig zu ermitteln, wie die Ursachen einer Aderhautentzündung. Früher hielt man alle derartigen Entzündungen für das Zeichen einer Tuberkulose, später von Rheumatismus. In jedem Falle wird man eine sorgfältige *Durchuntersuchung* veranlassen (s. S. 120).

Die *Behandlung* besteht in Anwendung von Wärme, Mydriatica, antirheumatischen Mitteln und Cortison örtlich.

Die Erkrankungen der Linse

Entwicklungsgeschichte, normale Anatomie. Struktur und Erkrankungsarten der Linse versteht man nur im Lichte der Entwicklungsgeschichte. Schon im ersten Fetalmonat stülpt sich eine blasenförmige Abschnürung des Ektoderms in den Becher der sekundären Augenblase ein (Abb. 136). Bald trennt sich die Einstülpung von dem Ektoderm vollständig durch Zwischenschieben einer Mesodermschicht (Anlage des Irisvorderblattes und der Hornhaut). Während der Epithelzellenbelag der vorderen Wandung des so entstandenen Linsensäckchens aus annähernd kubischen Zellen zusammengesetzt bleibt, strecken sich die Zellen der rückwärtigen Wand und bilden so einen in das klare Innere vorspringenden Wulst. Wir haben schon den Typus des Linsenbaues vor uns (Abb. 137): Vorn einschichtiges schmales Epithel, hinten aus Epithelzellen durch Längenwachstum entstandene Fasern. Wo sich die Vorderfläche der Linse mit der Hinterfläche trifft, am Äquator, gehen die Epithelzellen allmählich in die Fasern über. Bald bilden die Zellen eine *Kapsel,* die somit auch rein epithelialer Herkunft ist wie die Linsensubstanz selbst. Beim weiteren Wachstum füllen die Linsenfasern das Innere der ehemaligen Blase völlig aus. Um die zuerst ausgebildeten Fasern legen sich durch Auswachsen neuer Epithelzellen am Äquator immer wieder junge Faserschichten schalenartig herum. Die Linse wächst also nur per appositionem.

Die im Innersten der Fasermassen liegenden alten Fasern werden durch Wasserabgabe mit der Zeit dünn, ihre Konturen schmelzen zu einem *Linsenkern* zusammen. Außen legen sich während des ganzen Lebens immer neue Schichten als *Linsenrinde* an. So nimmt der Kern langsam an Volumen und Härte auf Kosten der Rinde zu (Sklerosierung).

Mit der Vollendung des 3. Jahrzehnts hebt sich der Kern durch seine Härte und Größe schon deutlich von der weichen, klebrigen und elastischen Rinde ab, im 7. Jahrzehnt ist meist die ganze Linse sklerosiert, d. h. sie besteht nur noch aus Kapsel und Kern. Das Altern der Linse beginnt mit der Geburt. Mit 25 Jahren ist der Kern soweit ausgebildet, daß eine getrübte Linse nicht mehr durch Diszission behandelt werden kann (s. unten). Mit 40—45 Jahren hat die Elastizität der Linse so weit abgenommen, daß normale Druckschrift im üblichen Abstand von 35—40 cm nicht mehr mühelos gelesen wird (Presbyopie). Mit 60—70 Jahren ist das Akkommodationsvermögen völlig erloschen. Die Vergrößerung des Kerns auf Kosten der Rinde bis zur totalen Linsensklerose ist also eine physiologische Erscheinung.

Die ausgebildete Linse ist an den Fortsätzen des Corpus ciliare mit einem Aufhängeband, der Zonula Zinnii, befestigt (vgl. Abb. 3 und 138). Diese Fasern ziehen in der Äquatorgegend teils an die vordere, teils an die hintere Linsenkapsel.

Bei der *alternden Linse* unterscheiden wir (Abb. 138) die Vorderfläche mit Vorderkapsel mit dem unmittelbar dahinterliegenden vorderen Kapselepithel, dann die Vorderrindenschicht, den Kern (wobei man gewöhnlich noch Embryonalkern und Alterskern unterscheiden kann), hierauf die hintere Rindenschicht und dann die hintere Kapsel, deren Epithel zu Linsenfasern umgebildet wurde und die deshalb kein Epithel hat.

Funktion der Linse. Ohne Akkommodation beträgt die Brechkraft der Linse im Auge 16 dpt *. Sie ist also viel geringer als die Brechkraft der Hornhaut von etwa 42 dpt. Die Aufgabe der Linse ist die Lichtbrechung zum Entwurf eines scharfen Bildes auf der Netzhaut. Als Akkommodation bezeichnet man die Zunahme der Linsenbrechkraft, die ein scharfes Sehen auch in endlicher Entfernung bewirkt. Dies geschieht durch die Eigenelastizität der Linse:

Der Ziliarmuskel hält in *ent*spanntem Zustand die Zonulafasern straff, die Linse wird dadurch abgeflacht. Wenn der Ziliarmuskel sich kontrahiert, rückt er näher zum Linsenäquator, die Zonulafasern erschlaffen, die Linse kann ihrer eigenen Elastizität entsprechend sich stärker wölben. Dabei wölbt sich die *Vorder*fläche, die Rückfläche bleibt unverändert. Die Brechkraft nimmt bei Kontraktion des Ziliarkörpers umsomehr zu, je mehr verformbare Rinde und je weniger starrer Kern in der Linse ist. Mit 40—45 Jahren kann man noch etwa 3 dpt akkommodieren, mit 50 Jahren 1,5 dpt, mit 70 Jahren gar nicht mehr. Für bequeme Naharbeit kann man nicht dauernd die

---

* Ein aphakes, früher emmetropes Auge korrigiert man jedoch mit einem *Brillenglas* von etwa + 11 dpt: je weiter entfernt das Glas vom Auge ist, desto schwächer muß es sein. Die Wirkung eines Plusglases nimmt zu, wenn man die Brille zur Nasenspitze rückt.

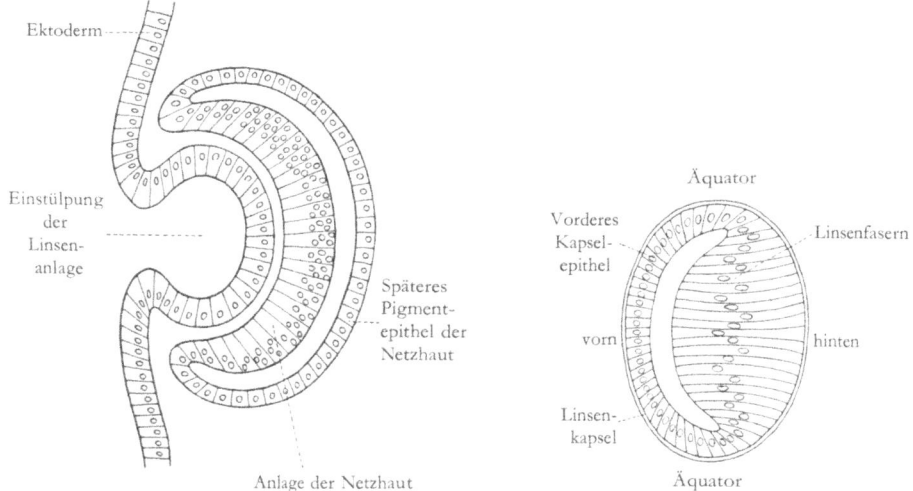

Abb. 136. Linsenentwicklung   Abb. 137. Wachstum der Linse

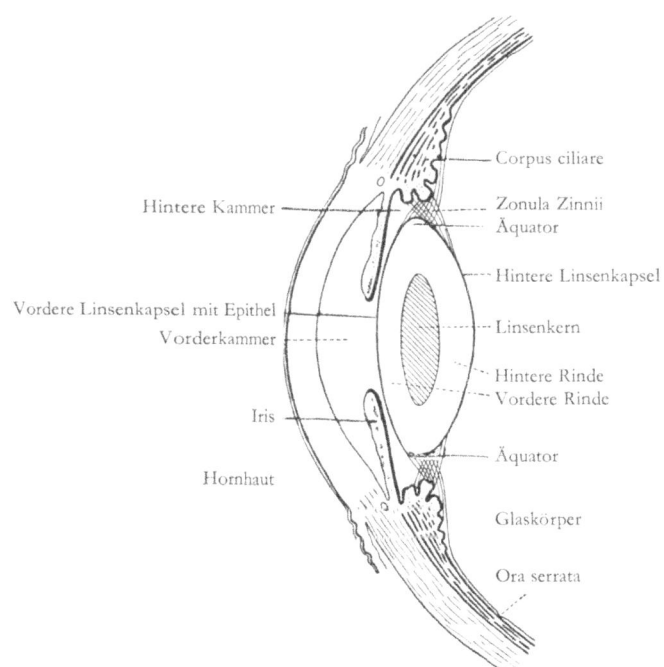

Abb. 138. Schema der Linse im Alter von 50 Jahren

maximal noch mögliche Akkommodation anspannen und benötigt deshalb mit 45 Jahren als Emmetroper einen Nahzusatz von + 1,0 dpt, mit 50—55 Jahren +2 dpt, mit 60 Jahren +3 dpt zum Lesen. Entscheidend ist der Arbeitsabstand: Ein Schreiner braucht für 60—70 cm einen schwächeren Nahzusatz als ein Feinmechaniker mit einem Arbeitsabstand von 20—25 cm.

Die Ernährung erfolgt durch Stoffe, die vom Corpus ciliare in das Kammerwasser abgegeben werden und die semipermeable Membran der Linsenkapsel durch-
dringen. Ernährungsstörungen können somit durch eine abnorme Zusammensetzung
des Kammerwassers oder durch eine Permeabilitätsänderung der Kapsel entstehen.
Der Stoffwechsel der Linseneiweiße ist außerordentlich kompliziert und bei jungen
und alten Linsen verschieden. Hierbei sind viele noch ungenügend erforschte
Störungen möglich.

Pathologie. Die Linse enthält keine Gefäße und Nerven, also können Entzündungen oder Schmerzen nicht entstehen. Als Krankheitszeichen der Linse kommen Trübungen, Lage- und Formveränderungen vor. Eine Linsentrübung nennt man
Katarakt (*die* Katarakt, weil das griechische Wort in lateinisierter weiblicher Form
in die Terminologie übernommen wurde. Katarakt = Wasserfall, weil die Alten
glaubten, eine geronnene Flüssigkeit habe sich über die Pupille ergossen). Da der
Laie unter grauem Star oder Katarakt gewöhnlich Erblindung versteht, ist es eine
unärztliche Leichtfertigkeit, wenn man diese Worte bei belanglosen Alterstrübungen
oder bei Cat. coronaria im Gespräch verwendet.

„*Linsentrübung*" sagt die Wahrheit, ohne den Patienten unnötig zu erschrecken.
Wir unterscheiden angeborene und erworbene Katarakte. Praktisch am wichtigsten
ist der Altersstar, den wir deshalb zuerst besprechen.

Untersuchung. Die Betrachtung im diffusen Licht täuscht. Stets muß man bei
fokaler Beleuchtung und im durchfallenden Licht untersuchen. *Im fokalen Licht* erkennt man, in welcher Schicht grau-weiße, bläuliche oder braune Trübungen liegen.
Die Linse eines alten Menschen sieht in diffusem Licht oft grau aus (Altersreflex), ohne
daß im *durchfallenden Licht* eine wesentliche Trübung erkennbar ist. Bei *erweiterter
Pupille* erscheint die normale Linse im durchfallenden Licht (Planspiegel) rot durch
Reflexstrahlen vom Fundus, Trübungen zeigen sich als Schatten. Bei dichter Katarakt erhält man kein rotes Spiegellicht mehr. Man prüft dann, ob Netzhaut und Sehnerv intakt sind und eine Staroperation also angezeigt ist. Hierzu dient zunächst die
Anamnese: Hat der Kranke früher mit diesem Auge gut gesehen? Hat er nicht ge-
schielt (Amblyopie)? Sodann untersucht man, ob die Einfallsrichtung des Lichtes erkannt wird und ob die Aderfigur der Netzhaut in allen Quadranten gesehen wird
(S. 25).

Erworbene Starformen

Cataracta senilis (Altersstar). Man unterscheidet verschiedene *Stadien:* Bei
Cataracta *incipiens* sind periphere Trübungen vorhanden, bei Cataracta *immatura* =
praematura (= unreif), oder *provecta* (= fortgeschritten) reichen weiß-graue Speichen
der Rinde bis ins Zentrum und stören das Sehen, bei Cataracta *matura* ist die Linse
völlig getrübt. Diese alte Einteilung bezog sich auf die Operationsanzeige, weil man
früher die Reife des Stars abwartete. Heute operiert man viel sicherer und richtet sich
nach den Bedürfnissen des Kranken: Einen debilen Hirten operiert man später als
einen Feinmechaniker. — Dem Stadium der Reife folgt nach einigen Jahren eine
Auflösung und Verflüssigung der Linsenfasern, die Linse sieht ohne Struktur-
zeichnung homogen-grau aus, der Star ist überreif (Cataracta *hypermatura*). Dann wird
der anfangs noch pralle Kapselsack faltig und der bräunliche Kern sinkt nach unten.
Bei Bewegungen kann er schlottern: Cataracta *hypermatura* MORGAGNI. Man soll in

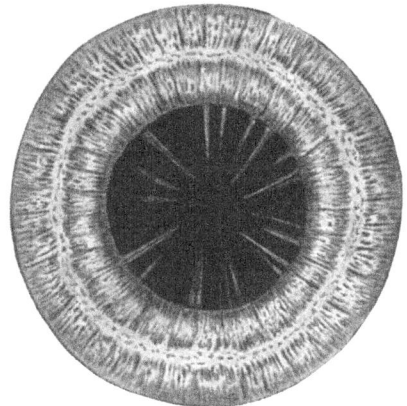 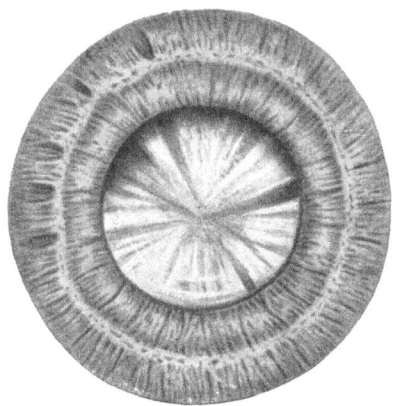

Abb. 139. Beginnender Altersstar (Speichen)   Abb. 140. Fortgeschrittener Altersstar

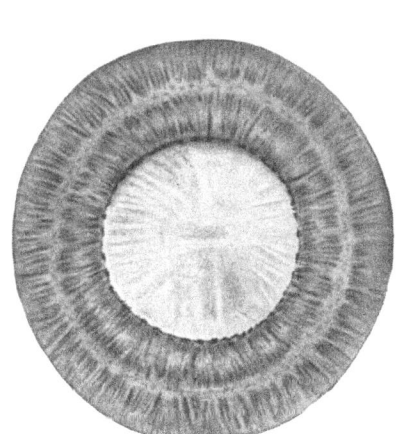 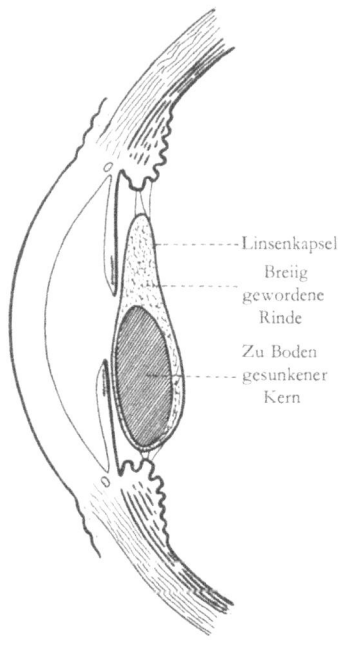

Linsenkapsel

Breiig
gewordene
Rinde

Zu Boden
gesunkener
Kern

Abb. 141. Reifer Altersstar   Abb. 142. Cataracta hypermatura

solchen Fällen selbst dann operieren, wenn wegen Netzhautveränderungen nicht mehr
viel Sehvermögen zu erwarten ist, denn das Linseneiweiß tritt sonst durch die Kapsel,
was eine Iridocyclitis mit Sekundärglaukom und letzten Endes Erblindung zur
Folge hat.

Praktisch wichtiger ist die Einteilung nach dem **Ort der Trübung.** Man unterscheidet den häufigen Rindenstar (Cataracta *corticalis*), ferner die *hintere Schalentrübung*
und schließlich den selteneren Kernstar (Cataracta *nuclearis*). Bei *Rindenstar* bilden sich
speichenförmige Trübungen der vorderen und hinteren Rinde von der Peripherie

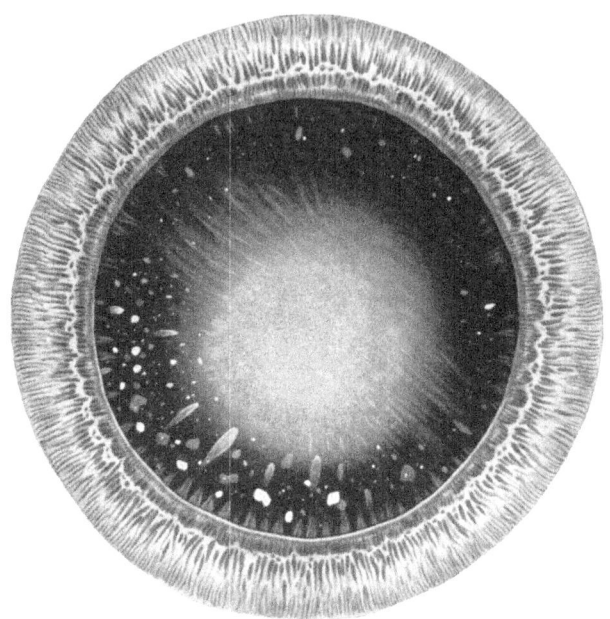

Abb. 143. Cataracta nuclearis. In den äquatorialen Linsenteilen Cataracta coronaria

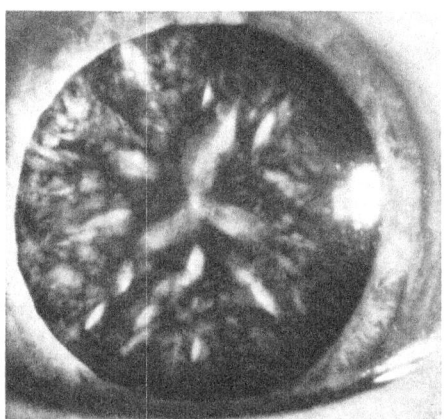

Abb. 144. Cataracta coerulea et stellata

hcr, es treten Wasserstreifen wie bei einem zufrierenden Teich auf. Die Linsenkapsel kann durch Wasseraufnahme prall gespannt werden (Cataracta *intumescens*), wodurch die Kammer abgeflacht wird und ein akutes Sekundärglaukom bei Verlegung des Kammerwinkels entstehen kann. Bei der *hinteren Schalentrübung* liegt eine etwa kreisförmige und optisch besonders störende Trübung unter der hinteren Kapsel. *Kernstar* ist eine meist bräunliche Kerntrübung, die nur langsam fortschreitet, besonders bei Myopie vorkommt und dabei zusätzlich eine Brechungsmyopie verursacht. War jedoch der Patient vorher emmetrop und presbyop, so kann er jetzt manchmal wieder ohne Brille lesen.

Subjektive Symptome. Bei allen Starformen, besonders aber bei Kernstar, sieht der Kranke bei schwachem Licht besser als im Hellen: Die Pupille wird dann weit, er kann an der Kerntrübung vorbeisehen. Bei Rindentrübungen blendet tags die diffuse Lichtbrechung, ähnlich wie den Autofahrer die schmutzige Windschutzscheibe nachts blendet, wenn die Schmutzteilchen das Licht entgegenkommender Scheinwerfer diffus zerstreuen. Der Kranke setzt deshalb einen Hut mit Krempe auf, um das besonders störende Himmelslicht abzuschirmen und zusätzlich eine Sonnenbrille. Die Linsentrübungen schreiten über Jahre hin allmählich fort. Spontane Intervalle und sogar leichte Besserungen kommen vor. Sie täuschen Behandlungserfolge vor, wenn zufällig gerade eines der vielen nutzlosen Medikamente angewandt wurde.

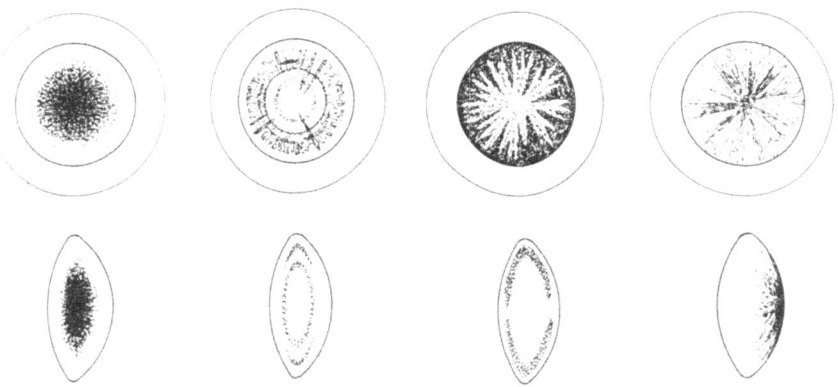

Abb. 145. Schematische Darstellung der Trübungsformen der Linse. Von links nach rechts: Kernstar, Schichtstar mit Reiterchen, Rindenstar, hintere Schalentrübung

Katarakt bei Stoffwechselleiden

Cataracta diabetica. Bei jungen Diabetikern kommen selten (!) subkapsuläre weiße, schneeflockenartige Trübungen vor, aus denen sich bald radiäre Trübungen und eine totale Katarakt entwickeln. Bei dem älteren Diabetiker ist Katarakt häufiger als bei gleichaltrigen, sonst Gesunden, aber die Linse sieht uncharakteristisch wie bei Altersstar aus.

Die **Cataracta tetanica** besteht aus subcapsulären Punkttrübungen, sowie Fasertrübungen im Bereich des Alterskerns. Der Calciumspiegel im Blut ist erniedrigt, ferner sind oft die übrigen Tetaniezeichen vorhanden: mechanische Übererregbarkeit z.B. bei Beklopfen des Facialisstammes (Chvosteksches Phänomen) sowie Erbsches und Trousseausches Zeichen.

Katarakt bei Verletzungen

Nach Prellung kann sich die Linse in Form einer traumatischen Spätrosette, die unter der vorderen oder hinteren Kapsel sitzt, trüben. Diese Trübung wandert im Laufe der Jahre in tiefere Schichten (wichtig für Gutachten). *Nach Perforation* der Kapsel dringt Kammerwasser ein, das Linseneiweiß quillt. Beide Formen nennt man *Cataracta traumatica.* Bleibt ein Eisensplitter im Auge, so wird unter anderem auch die Linse braun verrosten *(Cataracta siderotica).* Wenn es ein Kupfersplitter ist, so entsteht eine grün-golden schimmernde Trübung der Kapsel, die die Form einer Sonnenblume hat *(Chalcosis lentis).* *Strahlenstar* tritt 1—2 Jahre nach einmaliger oder fraktionierter Bestrahlung mit mehr als 600 r ein, bei Jugendlichen auch früher. Bei Röntgen- oder Radiumbestrahlung im Kopfbereich muß deshalb die Linse mit Bleiglasprothesen sorgfältig geschützt werden. Die gleichen am hinteren Linsenpol schalenförmig beginnenden Trübungen sah man nach dem Atombombenwurf von Hiroshima. Der *Glasbläserstar (Feuerstar)* entsteht als Folge der Infrarotstrahlung:

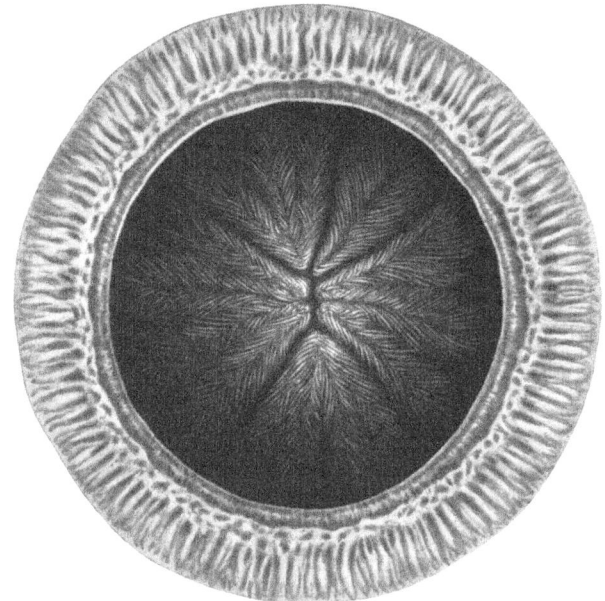

Abb. 146. Kontusionsstar der hinteren Schale

Trübung am hinteren Linsenpol, Ablösung der vorderen Kapsellamelle. Diese Berufskrankheit ist durch das Tragen von Schutzbrillen heute selten geworden. Nach Starkstromverletzung oder Blitzschlag entsteht eine *Cataracta electrica.*

Katarakt bei Augenleiden

Bei Krankheiten des Augeninnern kann eine *Cataracta complicata* entstehen, so z.B. bei chronischer Iridocyclitis, bei absolutem Glaukom, lange bestehender Netzhautablösung oder bei Pigmentdegeneration. Die Trübung beginnt sternförmig am hinteren Pol subkapsulär. Eine besondere Form ist der *Heterochromiestar,* der stets einseitig bei Heterochromie-Cyclitis auftritt (Cataracta in oculo coeruleo, s. S. 121). Die Operationsprognose ist gut trotz der Entzündungszeichen.

Seltenere **Starformen bei Allgemeinleiden** sind der *Myotoniestar,* der bei der Erbschen progressiven Muskeldystrophie vorkommt, nicht jedoch bei der Myotonia congenita Thomsen. *Cataracta syndermatotica (Cataracta dermatogenes)* entsteht bei chronischer Neurodermitis, seltener bei anderen Hautleiden.

Bei Vergiftungen mit Ergotin oder dem Entfettungsmittel Dinitrophenol oder Dinitrokresol kommt Star vor, im Tierversuch auch nach Naphthalin, DMSO (Dimethylsulfoxyd) oder Thallium.

Angeborene Starformen

Cataracta totalis kommt beiderseits als dichte, weiße Trübung vor und ist die Folge eines Virusinfektes in den ersten drei Schwangerschaftsmonaten: Kinder mit Rubeolen, Varizellen, Mumps oder Masern müssen unbedingt von Schwangeren in dieser Zeit ferngehalten werden! Viel seltener handelt es sich um erblichen Star. Oft sind zugleich andere Veränderungen des Auges vorhanden: Mikrophthalmus, Entzündungsnarben an Netz- und Aderhaut, Kolobome. Auch Infekte in der zweiten Schwangerschaftshälfte können Entzündungen im Auge und dadurch Cataracta complicata hervorrufen (z.B. Toxoplasmose).

Cataracta zonularis (Schichtstar) schwebt wie eine Blase inmitten der Linse, den Kern umgebend (daher *Cataracta perinuclearis*), während die übrige Rinde und der Kern klar bleiben. Einige spangenförmige Trübungen, die wie Reiterchen auf einer Waage sitzen, sind äquatorwärts der Trübungsschale aufgesetzt.

Außerdem gibt es zahlreiche *seltenere Formen,* deren Namen ihr Aussehen beschreiben: Cataracta polaris anterior oder posterior, Cataracta fusiformis (Spindelstar) und pyramidalis (pyramidenförmiger Star). Alle angeborenen Starformen haben *gemeinsam,* daß sie *nicht fortschreiten.*

Star bei Jugendlichen

Nach der Pubertät entstehen oft in der Äquatorgegend keulenförmige und tropfenförmige Trübungen, die für das Sehvermögen belanglos sind. Wegen der kranz-

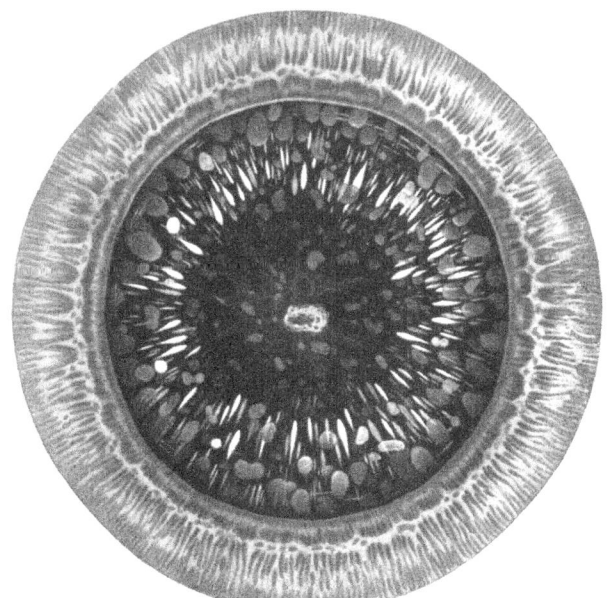

Abb. 147. Cataracta coronaria (coerulea) mit hinterem Polstar

förmigen Anordnung nennt man sie *Cataracta coronaria,* wegen der bläulichen Farbe *Cataracta coerulea.*

Nachstar (Cataracta secundaria) nennt man die Reste von Kapsel und Rinde, die nach einer extrakapsulären Staroperation im Auge zurückbleiben. Er kann spinnenwebartig dünn sein, aber auch durch unregelmäßiges Wuchern von Kapsel-

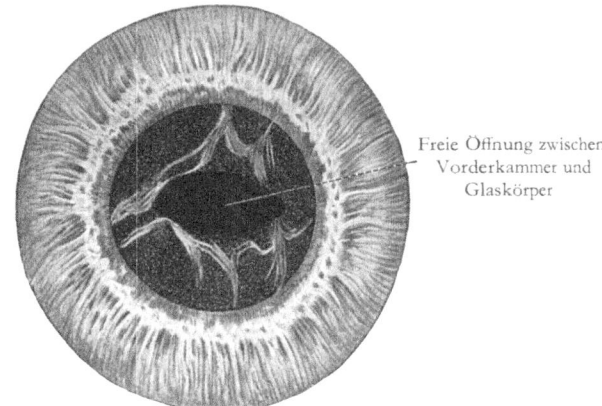

Freie Öffnung zwischen Vorderkammer und Glaskörper

Abb. 148. Durchschnittener Nachstar

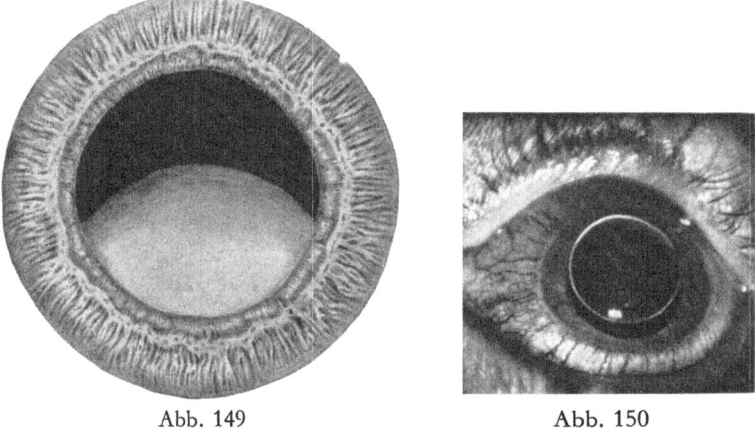

Abb. 149   Abb. 150

Abb. 149. Subluxation der Linse. Der Linsenäquator ist in der Mitte der Pupille sichtbar

Abb. 150. Luxation der durchsichtigen Linse in die vordere Kammer nach Trauma. Sekundärglaukom durch Verlegung des Abflusses

epithel froschlaichartige Kugeln bilden und dann eine weitere Operation (Nachstar-Diszission) erfordern. Dies ist der Nachteil der extrakapsulären Operation, weswegen man heute fast stets intrakapsulär operiert (Linse und Kapsel zusammen entfernt).

Lageveränderungen der Linse kommen nach Prellungen vor, ferner bei Kugellinse sowie bei dem Marfanschen Syndrom (Dystrophia mesodermalis connata; sonstige Symptome: Arachnodaktylie = Spinnenfingrigkeit, Verkrümmung der Wirbelsäule, Trichterbrust, oft Herzfehler). Als Komplikation tritt sehr oft Sekundärglaukom auf. Von einer *Subluxation* spricht man, wenn die Linse sich noch teilweise in der tellerförmigen Glaskörpergrube befindet, sonst von *Luxation*. Beides erkennt man am *Irisschlottern (Iridodonesis)* bei Augenbewegungen. Die Linse kann in die Vorderkammer luxieren (Abb 150: Sekundärglaukom durch Verlegung des Kammerwinkels), sich in die Pupille einklemmen (sehr selten; Sekundärglaukom, weil das Kammerwasser nicht mehr von der hinteren in die vordere Kammer gelangt), bei einer Bulbusruptur unter die Bindehaut gelangen oder in den Glaskörper gleiten (häufigste Form der Linsenluxation). Dann entsteht infolge der Verletzung der Abflußwege oft Sekundärglaukom.

Monokulare Diplopie kommt bei einer Linsensubluxation vor, bei der der Äquator der Linse in der Pupille steht (ferner bei Iridodialyse). In allen genannten Fällen wird man die Linse operativ entfernen, auch wenn sie klar ist.

Therapie

Medikamente. Bei diabetischer und tetanischer Katarakt kann die entsprechende Behandlung mit Insulin bzw. A.T. 10 ein Fortschreiten verhüten, getrübte Fasern aber nicht aufhellen. Bei allen sonstigen Starformen, insbesondere Altersstar, nutzen Medikamente nur dem Hersteller und Apotheker. Der Kranke ist zwar zunächst getröstet, verliert dann aber das Vertrauen zum Arzt, wenn er bemerkt, daß das Medikament nicht hilft. Besser sagt man ihm gleich die Wahrheit, nämlich daß er sich operieren lassen sollte, sobald er seiner gewohnten Tätigkeit nicht mehr nachgehen kann.

Operationen

Der praktische Arzt braucht nicht alle Einzelheiten der Operationstechnik zu kennen. Er sollte aber einiges Grundsätzliche wissen, um den Bericht des Facharztes zu verstehen und den Kranken beraten zu können.

1. **Diszission.** Bei Kindern und Jugendlichen bis zu etwa 25 Jahren zerschneidet man mit Diszissionsnadeln die vordere Kapsel. Das Kammerwasser bringt die Linsenfasern zum Quellen. Sie resorbieren sich von selbst oder werden durch einen Lanzenschnitt (Abb. 151) abgelassen. Die intrakapsuläre Operation ist nicht angezeigt, weil in diesem Alter der Glaskörper an der Linse festhängt. — Die Diszission eines Nachstars kann auch mit einer feinen Schere geschehen.

2. **Extrakapsuläre Operation.** Mit dem Schmalmesser (Abb. 152), der Lanze (Abb. 151) oder von außen mit dem abgebrochenen Stück einer Rasierklinge eröffnet man nach Abpräparieren eines Bindehautlappens an der Corneoskleralgrenze die Kammer, entfernt ein möglichst großes Stück Kapsel mit der Pinzette, entbindet den Kern und möglichst viel Rinde durch leichte Massage von außen und schließt die Hornhaut-Lederhaut-Wunde durch Nähte. Vorteil: Die Gefahr des Abgangs von Glaskörper ist sehr gering, weil die hintere Linsenkapsel stehen bleibt. Nachteil: Nachstar, der oft eine zweite Operation erfordert. Die Methode wird heute besonders da noch angewandt, wo Assistenz und Pflege nicht optimal sein können (z.B. Praxis mit Belegbetten).

3. **Intrakapsuläre Operation.** Die Linse wird im Ganzen (in der Kapsel) entfernt. Hierzu ist ein größerer Corneoskleralschnitt nötig als bei der extrakapsulären

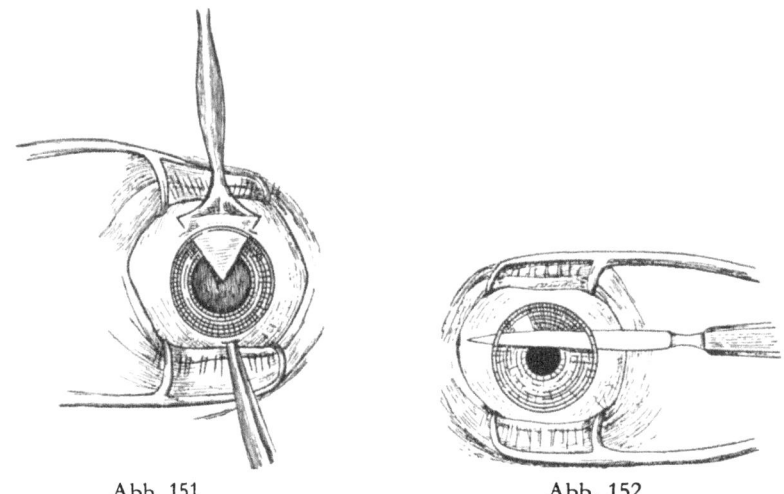

Abb. 151   Abb. 152

Abb. 151. Lineare Extraktion eines weichen Stars mit Lanzenschnitt, z. B. nach Diszission
der Linsenkapsel bei Kindern

Abb. 152. Lappenschnitt mit Schmalmesser bei Cataracta senilis

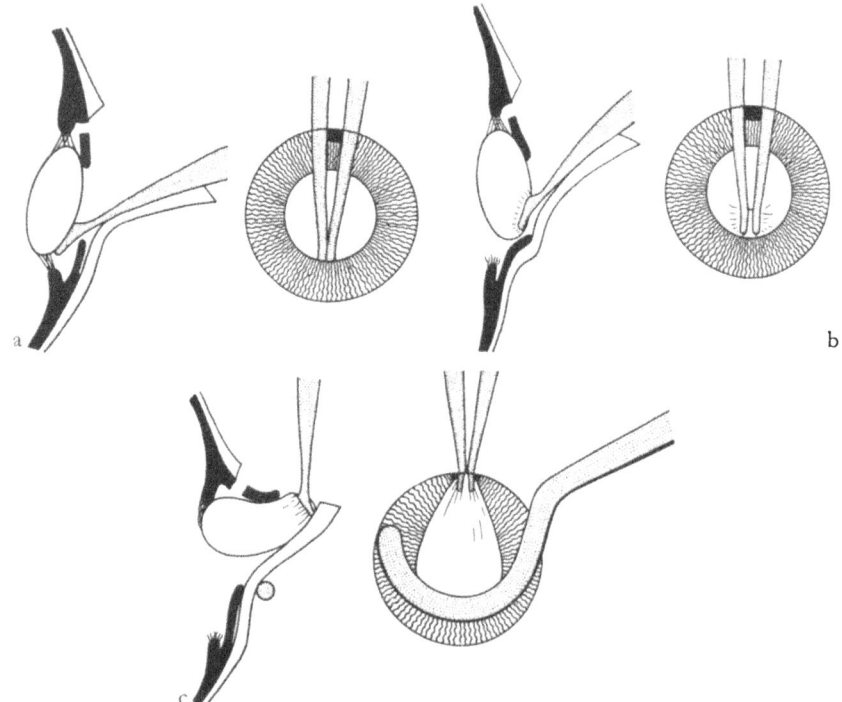

Abb. 153. Intrakapsuläre Staroperation, schematisch nach ARRUGA. Die Hornhaut ist in der
oberen Hälfte durchtrennt, eine kleine periphere Iridektomie ist angelegt. Die Linse wird
unterhalb des vorderen Pols mit einer nicht gezähnten Pinzette gefaßt, das Aufhängeband
wird durch den Zug und gleichzeitigen Druck von außen durchgerissen und die Linse
wird durch Zug und Druck entbunden

Operation. Er muß stets durch Nähte verschlossen werden. Nachteile: Gefahr des Glaskörperverlustes; die Kapsel kann bei der Extraktion platzen (dann wird nach der extrakapsulären Methode weiteroperiert); die Operation ist technisch schwieriger als die extrakapsuläre Methode. Vorteil: Es entsteht kein Nachstar, bei der Entlassung aus dem Krankenhaus hat der Kranke mit Starglas oft schon volles Sehvermögen.

Moderne Fortschritte der Technik. a) Entwicklung von feinsten Nadeln und dünnster Seide für die corneoskleralen Nähte, die unter der Bindehaut liegenbleiben und nicht entfernt werden. b) Operation mit Lupenbrille oder unter dem Mikroskop. c) Um

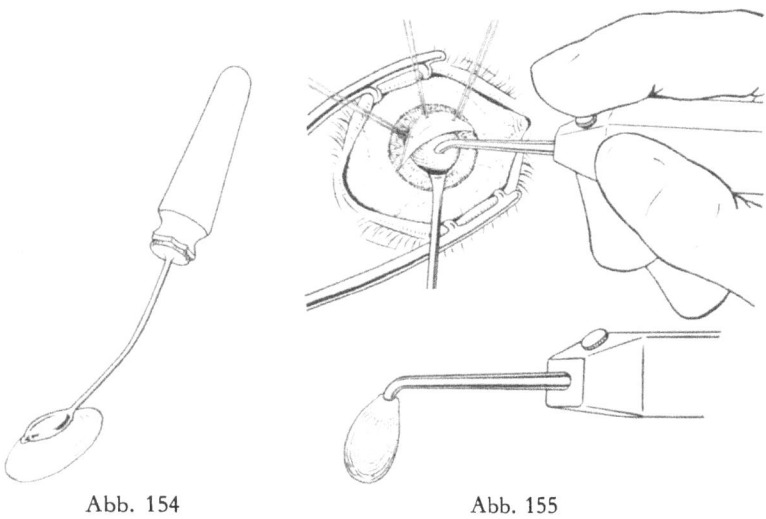

Abb. 154   Abb. 155

Abb. 154. Saughütchen, bei dem Zugkräfte gleichmäßig über die Linsenkapsel verteilt werden

Abb. 155. Staroperation mit dem Kältegerät: Die Hornhaut ist aufgeklappt, sie wird an 3 vorgelegten Fäden gehalten. Die rechts dargestellte Hand des Arztes führt die Kältesonde auf die Linse, die daran festfriert. Mit einem Häkchen wird die Iris zurückgehalten. Der Eisball in der Linse (untere Abbildung) verteilt die Zugkräfte gleichmäßig, die Kapsel platzt nicht

das Platzen der Kapsel bei der Linsenentfernung zu vermeiden, entwickelte man ein Saughütchen (anstelle der ungezähnten Pinzette), das auf die Kapsel gesetzt wird, d) das Verdauungsferment Alphachymotrypsin, das in starker Verdünnung (1:8000) bei der Operation ins Auge gebracht wird, die Zonula andaut und (ehe es sonstigen Schaden anrichtet) am Ende der Operation herausgespült wird, e) eine Kältesonde von etwa —25° C, die auf die Linse gesetzt wird und in einigen Sekunden einen Eisball in der Linse erzeugt. Diese letzte Entwicklung ist jetzt die Methode der Wahl, weil damit am häufigsten eine intrakapsuläre Entbindung der Linse gelingt.

Allgemeines zur Operation

Die Staroperation *bei Erwachsenen* dauert etwa 30 min und wird meist in örtlicher Betäubung und nach Gabe von allgemeinen Beruhigungsmitteln ausgeführt. Die

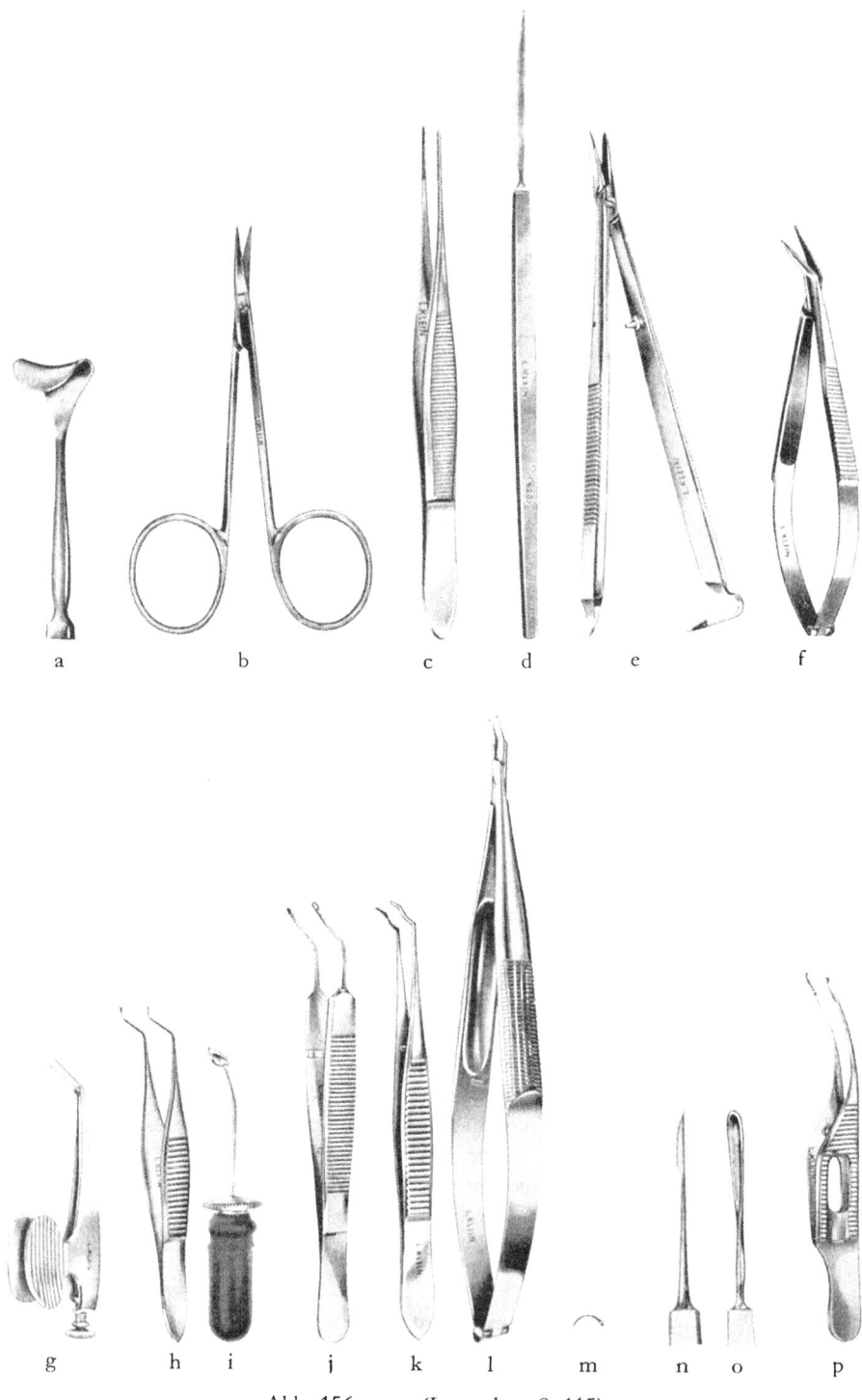

Abb. 156a—p. (Legende s. S. 115)

Operation ist schmerzlos. In den letzten Jahren wendet man immer häufiger eine Allgemeinnarkose mit Halothan-Lachgas an, wenn ein Fachanaesthesist zur Verfügung steht. Meist werden beide Augen bis zum nächsten Tag verbunden, das operierte Auge weitere 8 Tage. Dann wird der Patient mit einem Starglas entlassen, das für früher Emmetrope etwa $+11$ oder $+12,0$ dpt für die Ferne und $+15$ bis $+16,0$ dpt für die Nähe beträgt. Eine Änderung des Glases ist meist nach etwa 6 Wochen nötig (postoperativer Astigmatismus der Hornhaut, der sich in den ersten Wochen nach der Operation noch ändert). Man operiert nicht beide Augen gleichzeitig, sondern wartet mit dem zweiten Auge etwa 1 Woche. Ist nur ein Auge erkrankt, so soll man es operieren, um dem Patienten ein Reserveauge für den wahrscheinlichen Fall der Erkrankung des anderen Auges zu schaffen. Ein Starglas kann der einseitig Aphake bei gutem Sehvermögen des anderen Auges nicht tragen, da eine Refraktionsdifferenz von etwa 12 dpt wegen der ungleichen Bildgröße auf der Netzhaut (Aniseikonie) nicht vertragen wird. Die verschieden großen Bilder können nicht fusioniert werden. Dies ist jedoch bei Tragen einer Hornhauthaftschale möglich, die die Aniseikonie bis auf ein nicht mehr störendes Maß verringert. Von dem Einsetzen einer Kunststofflinse in das Auge ist dringend abzuraten. Sie gibt zwar optisch fast ideale Resultate, muß aber im Kammerwinkel gestützt werden und verursacht dort Entzündung und Sekundärglaukom. — Bei Kindern operiert man einseitigen angeborenen Star im 2. Lebensjahr. Meist wird das Auge amblyop, weil es nicht zum Sehen herangezogen wird (Abhilfe: gutes Auge immer wieder mehrere Tage zukleben, operiertes Auge mit Starglas versehen). Beidseitigen angeborenen Star operiert man mit 6 Monaten, weil sonst das Kind amblyop würde. Danach kann auch der Säugling eine Starbrille tragen. Ohne diese würden unscharfe Bilder auf der Netzhaut entstehen und das Kind könnte kein normales Sehvermögen entwickeln.

Die Erkrankungen der Iris und des Corpus ciliare

Normale Anatomie. Iris (Regenbogenhaut), Corpus ciliare (Strahlenkörper) und Chorioidea (Aderhaut) bilden zusammen den *Uvealtraktus,* der wegen seines Gefäßreichtums auch *Tunica vasculosa* genannt wird. Die Iris ist die Blende des optischen Systems, das Corpus ciliare Sitz der Akkommodationsmuskulatur und die Quelle des Kammerwassers, die Aderhaut dient der Ernährung der äußeren Netzhautschichten. Iris und Corpus ciliare haben sensible Nerven, ihre Erkrankung ist deshalb häufig schmerzhaft. Die Aderhaut hat keine sensiblen Nerven.

Abb. 156a—p. Instrumente für die Staroperation. a Lidhalter nach Desmarres. Nur der für die Lider benutzte Teil ist abgebildet, der Handgriff ist in der Abbildung nicht wiedergegeben, b kleine gebogene Schere, c kleine anatomische Pinzette, d Schmalmesser nach v. Graefe zur Eröffnung der Vorderkammer, e Halter für das abgebrochene Stückchen einer Rasierklinge (zum Schneiden wird in der Augenheilkunde immer häufiger ein Stückchen Rasierklinge benutzt, das nach einmaligem Gebrauch fortgeworfen werden kann), f Hornhautschere nach Castroviejo, g Iridektomieschere nach Barraquer, h feine Irispinzette, i Linsensauger, j Kapselpinzette (ohne Zähne für die intrakapsuläre Staroperation, k Kapselpinzette, gezähnt für die extrakapsuläre Staroperation, l Nadelhalter, m Hornhautnadel, 5 mm, n Discissionsmesser, o Starlöffel nach Daviel, zum Entfernen gequollener Linsenmassen, (bei n und o ist der Handgriff des Instrumentes nicht abgebildet) p Kolibripinzette, besonders feine chirurgische Pinzette

An der *Iris* unterscheidet man peripher den Ziliarteil und um die Pupille herum den Pupillarteil. Zwischen beiden verläuft der Circulus arteriosus iridis minor, der die sogenannte Iriskrause einschließt. Der Ziliarteil der Iris enthält radiär gestellte Trabekel und zwischen ihnen Buchten, die man als Krypten bezeichnet. Histologisch besteht die Iris aus dem hinteren Blatt mit zwei pigmentierten Zellagen der Pars iridica retinae, die auch die Fasern des M. dilatator pupillae enthalten, während das vordere Blatt aus dem lockeren Trabekelwerk und dem Sphinkter iridis besteht. Der an der Hinterfläche der Iris vorhandene Pigmentüberzug schimmert nur durch, wenn das Irisgewebe atrophisch ist. Nur am Pupillarsaum wird das Pigmentepithel sichtbar. Die *Farbe* der Iris hängt von den Chromatophoren, den Pigmentzellen im Stroma, ab. Bei blauer Iris sind wenig Chromatophoren, bei dunkler Iris viele vorhanden. Wenn auch das Pigment des Hinterblattes fehlt wie bei Albinismus, so schimmert

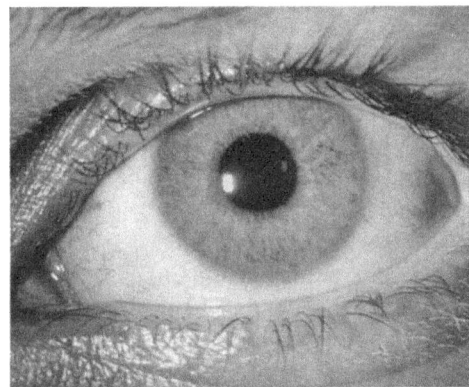

Abb. 157. Normale Oberfläche der Iris. Die zahlreichen Gewebslücken werden als Lakunen oder Krypten bezeichnet. Die Iriskrause entspricht dem Circulus iridis minor. Bei dunkler Iris sind viele Chromatophoren im Stroma, bei blauer Iris ist das Stroma pigmentfrei und das Pigmentblatt der Iris schimmert durch das lockere Bindegewebe durch. Kleine Naevi findet man bei etwa 60% aller Augen

die Iris rötlich. Bei Entzündungen sind die Blutgefäße der Iris vermehrt gefüllt. Wenn Chromatophoren im Stroma vorhanden sind und bei Entzündung eine vermehrte Blutfüllung der von den feinen Fäserchen der Bälkchen überzogenen Blutgefäße hinzutritt, sieht die Iris grünlich aus.

Die Basis der Iris entspringt der Vorderfläche des in histologischem Schnitt dreikantigen *Ziliarkörpers*. Den Boden der *Kammerbucht* (s. S. 4) bilden das Ziliarkörperband und das Trabeculum corneosklerale. Der Ziliarkörper enthält an seiner Außenseite den *M. ciliaris*, ein Gebilde, das sich aus zwei Anteilen zusammensetzt: Entlang der Innenfläche der Sklera ziehen meridionale Fasern (Brückescher Muskel), die am Skleralsporn ansetzen und von da nach hinten in die vordersten Teile der Aderhaut übergehen. Nach innen zu liegt der ringförmige Teil des Ziliarmuskels, der Müllersche Muskel, dessen Kontraktion die Akkommodation der Linse bewirkt. Dem Ringmuskel sitzen die *Ziliarfortsätze* auf (Processus ciliares). Sie bestehen aus Bindegewebe und sehr zahlreichen Blutgefäßen, sowie einem sekretorischen Epithel für die Bildung des Kammerwassers. Die Fortsätze sind von einer Glaslamelle überzogen, der die Pars ciliaris retinae anliegt. Diese besteht, wie die Pars iridica retinae, aus den zwei Schichten der sekundären Augenblase. Im Bereich des Ziliarkörpers ist aber nur die äußere Zellenlage pigmentiert.

Die Fasern der Zonula Zinnii, welche die Linse halten, gehen von der Pars plana sowie von den Tälern zwischen den Ziliarfortsätzen aus (vgl. Abb. 3 und 64).

Die Iriswurzel und der Kammerwinkel sind nur durch ein *Gonioskop* zu sehen, weil die Sklera sie für die Besichtigung ohne Geräte verdeckt. Die Untersuchung des Kammerwinkels ist S. 20 besprochen, vgl. auch Abb. 3. Klinisch hat die Gonio-skopie eine besondere Bedeutung, weil die Verlegung des Kammerwasserabflusses zu einer Drucksteigerung, dem Glaukom, führt.

Untersuchung. Die Lage der Iris zeigt uns bei stereoskopischer Betrachtung an, ob die Vorderkammer abgeflacht ist (Gefahr des Glaukomanfalles), normal tief oder vertieft ist (bei Aphakie). Schlotternde Bewegungen der Iris bei Augenbewegungen *(Iridodonesis)* zeigen an, daß die Linse fehlt, oder an ihrem Aufhängeband gelockert ist. Eine verwaschene Iriszeichnung weist auf Entzündungen hin. Diese zeigen sich auch in einem grünlichen Farbton der Iris. Wir achten darauf, ob die Pupillen beider-seits gleich weit und rund sind, ob sie normal reagieren (Pupillenreaktion S. 130). Entrundungen der Pupille kommen außer bei neurologischen Störungen auch nach Entzündungen vor, wenn eine Verklebung des Pupillarsaumes mit der Linse einge-treten ist. Bei einer ringförmigen Verklebung des Pupillarsaums mit der Linsen-vorderfläche entsteht die *Napfkucheniris*, weil durch das von hinten andrängende Kammerwasser die Iris wie ein Napfkuchen vorgebuckelt wird. Gefäßneubildungen auf der Iris kommen bei Diabetes und nach Zentralvenenthrombose vor.

Sehr viel weiter als eben skizziert gehen die **Irisdiagnostiker.** Es handelt sich um phantasiebegabte Laien und Kurpfuscher, die die Iris wie ein Zifferblatt in zahlreiche Felder einteilen und behaupten, aus Farb- und Formveränderungen eines jeden Feldes und Unterfeldes bestimmte organische Allgemeinerkrankungen diagnosti-zieren zu können. Obgleich wissenschaftlich einwandfrei durch Untersuchungen an eineiigen Zwillingen sowie an Menschen mit dem Arzt bekannten körperlichen Leiden nachgewiesen wurde, daß diese Irisdiagnostik in den Bereich des Aber-glaubens oder Schwindels gehört, ist die Methode noch nicht ausgestorben.

Die Entzündung der Iris (Iritis)

Klinisches Bild. Der Patient empfindet bei Entzündungen der Regenbogenhaut einen dumpfen Schmerz und durch den Eiweißgehalt des Kammerwassers eine Seh-verschlechterung. Der Arzt sieht eine entzündliche Pseudoptosis, eine träge rea-gierende enge Pupille und Lichtscheu. Der Eiweißreichtum des Kammerwassers zeigt sich in Form von feinen weiß-grauen Tüpfelchen auf der Rückfläche der Horn-haut, den Beschlägen oder Präzipitaten, die bei reichlicher Aussaat sich oft der Schwere nach anordnen, so daß die größten Präzipitate unten sitzen, ferner in dem Tyndallschen Phänomen des Kammerwassers, das nur bei fokaler Beleuchtung von der Seite sichtbar wird: Die Eiweißteilchen im Kammerwasser lassen den Lichtweg aufleuchten, ähnlich wie ein Lichtstrahl in der Kirche durch Staub sichtbar wird. Das Auge zeigt eine gemischte Injektion. Die Iris hat eine verwaschene Zeichnung und häufig eine grünliche Farbe. Manchmal treten auch Knötchen in ihr auf. Durch die Fibrinausschwitzung kommt es zu Verklebungen des Pupillarsaums mit der

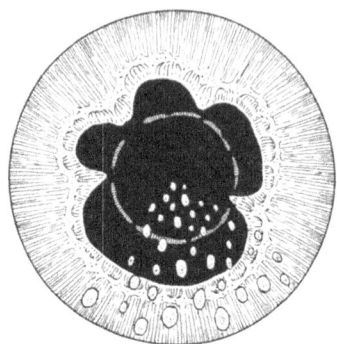

Abb. 158. Pupille durch hintere Synechien nach Iritis entrundet (Kleeblatt-Pupille). Weiß-
graue Präzipitate, die größeren kantenwinkelwärts. Die ursprüngliche Pupillenweite ist
in der Zeichnung kreisförmig angedeutet. Pupille durch Atropin erweitert, um die Synechien
möglichst zu sprengen

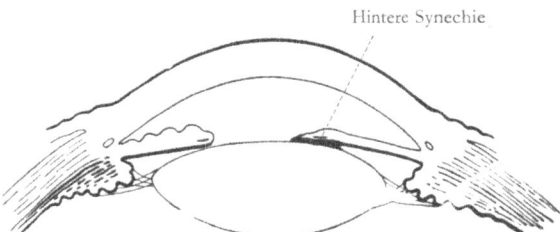

Abb. 159. Hintere Synechie der Iris rechts. Links ist durch Atropin die Iris zurückgezogen
und die Synechie gesprengt.

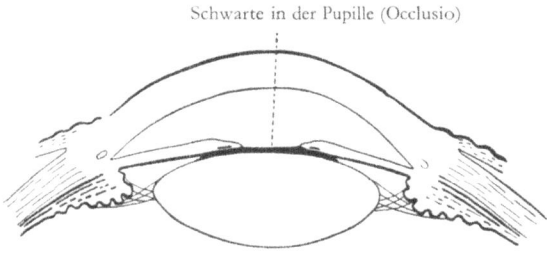

Abb. 160. Occlusio pupillae

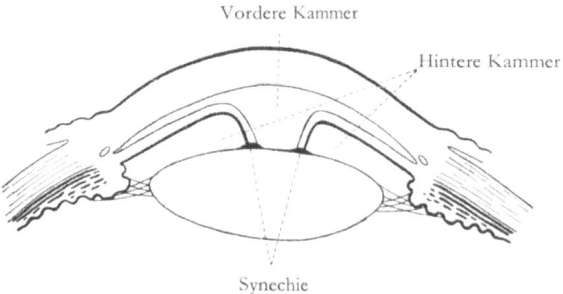

Abb. 161. Seclusio pupillae mit Napfkucheniris

Linsenvorderfläche: *Hinteren Synechien,* zu Verwachsungen zwischen Irisbasis und gegenüber liegender Kammerwinkelwand: *Peripheren Synechien* oder *Kammerwinkel-synechien,* bei sehr flacher Vorderkammer (oder nach zeitweilig aufgehobener Kammer: perforierende Verletzung, perforiertes Hornhautgeschwür, akutes Glaukom) mitunter auch zu Verwachsungen zwischen der Iris und der Rückfläche der Hornhaut: *Vorderen Synechien.*

Das Fibrin kann sich als Exsudat in der Pupille ablagern, wobei man von einer *Occlusio* spricht, wenn es dort eine Schwarte bildet, und von einer *Seclusio pupillae,* wenn der Pupillarsaum überall an der Linsenvorderfläche angewachsen ist. In diesem Fall wölbt das von hinten drängende Kammerwasser die Iris napfkuchenartig vor: *Napfkucheniris.* Da das Kammerwasser nicht abfließen kann, entsteht ein Sekundärglaukom.

Das *Sekundärglaukom* ist eine besonders häufige Komplikation der Iritis. Es entsteht nicht nur bei Napfkucheniris, sondern auch bei Verwachsungen des Kammerwinkels oder durch entzündliche Infiltrationen der Gewebe des Kammerwinkels, verbunden mit der Ablagerung von Fibrin (Abb. 177).

Zu einer Ansammlung von Eiter in der Vorderkammer *(Hypopyon)* kommt es nach durchbohrender Verletzung, die eine exogene Iritis entstehen läßt, sowie bei dem Pneumokokkengeschwür der Hornhaut, dem Ulcus serpens, bei dem Toxine zu einer eitrigen Entzündung führen. Andere Ursachen eines Hypopyon sind selten: Eiterungen an anderen Körperstellen, so vor allem Puerperalfieber, septische Prozesse oder Endokarditis (metastatische Iritis purulenta) oder Eindringen von Raupenhaaren (Ophthalmia nodosa).

Blutungen in der Vorderkammer sind gleichfalls relativ selten. Sie kommen besonders bei Herpes der Iris vor (und natürlich nach Verletzungen sowie nach operativen Eingriffen an der Iris).

Sehr häufig bleibt die Entzündung nicht auf die Iris beschränkt, sondern greift auch auf den Ziliarkörper über, es liegt also eine *Iridocyclitis* vor. Die Entzündung des Ziliarkörpers *(Cyclitis)* zeigt sich als Trübung im vorderen Glaskörperbereich und äußert sich ferner als dumpfer Schmerz im Auge und als eine Herabsetzung der Akkommodationsbreite. Die Prüfung der Akkommodation ist bei Personen unter 60 Jahren deshalb eine besonders wichtige Untersuchung, wenn man die ersten Zeichen einer Cyclitis erkennen möchte, z. B. nach perforierender Verletzung eines Auges und Verdacht auf eine sympathische Ophthalmie.

Die **Gefahr** der Iridocyclitis besteht in einer Abflußbehinderung des Kammerwassers, die eine Drucksteigerung zur Folge hat, wie oben bereits geschildert wurde. Ferner kann eine chronische Iridocyclitis durch die veränderte Zusammensetzung des Kammerwassers zu Linsentrübungen führen *(Cataracta complicata).*

Die **Einteilung** der Iritisformen ist willkürlich, da wir die Ursache meist nicht eindeutig kennen. Man unterschied früher die Iritis fibrinosa oder plastica, suppurativa und haemorrhagica, ferner die Iritis mit und ohne Knötchenbildung, wobei man die knötchenförmige Regenbogenhautentzündung auf Tuberkulose, die mehr seröse Entzündung ohne Knötchen auf Rheumatismus zurückführte. Wir wissen heute, daß man aus dem klinischen Erscheinungsbild der Iridocyclitis die Ursache nicht erkennen kann. Die getrennte Beschreibung einer infektallergischen rheumatischen, tuberkulösen, syphilitischen usw. Iritis ist deshalb nicht gerechtfertigt. Man kann die *exogene* Iritis (nach perforierender Verletzung, bei Ulcus serpens oder bei sonstigen Hornhautentzündungen) von der viel häufigeren *endogenen* Iridocyclitis trennen oder kann die *akute* von der *chronischen* Iridocyclitis unterscheiden, ohne daß hiermit etwas über die Ursache gesagt wäre.

Ursachen der Iritis. Wahrscheinlich hat die Entzündung von Regenbogenhaut und Strahlenkörper ebenso wie die Entzündung der Aderhaut nicht nur eine Ursache. Wir vermuten, daß häufig eine Infektallergie vorliegt. Deshalb veranlassen wir (wie bei Entzündung des Sehnervs) eine *Durchuntersuchung:* Röntgenaufnahmen der Zahnwurzeln, Untersuchung von Tonsillen und Nebenhöhlen, Röntgenaufnahmen der Lunge, Prüfung, ob eine chronische Entzündung von Gallenblase, Blinddarm, Adnexen oder Prostata vorhanden ist, Wassermannsche Reaktion und Nebenreaktionen, Bestimmung des Antistreptolysin-Titers, Untersuchung des Blutes auf Listeriose, Leptospirose, Canicola und Toxoplasmose. Bei Männern ist nach einer Spondylosis deformans zu suchen.

Deutung der Befunde. Es gibt zweifelsohne Kranke, bei denen nach der Beseitigung eines Infektherdes die Augenentzündung heilt. Ob die Besserung des Augenbefundes post oder propter hoc geschah, ist nicht immer klar. Das Herstellen eines kausalen Zusammenhanges ist so schwierig, weil in der Altersgruppe, die am häufigsten erkrankt (30—50 Jahre) Zahnwurzelherde oder eine chronische Tonsillitis ohnehin recht häufig sind, ohne daß eine Augenentzündung entsteht. Ferner gibt es neben Patienten, bei denen nach der Herdsanierung keine weiteren Augenentzündungen mehr vorkommen, auch solche, die eine Sanierung ihrer Herde aus irgendwelchen Gründen unterließen und bei denen dennoch das Auge heilte, ferner andere, bei denen keine Allgemeinkrankheit und kein Herd zu finden ist und die dennoch immer wieder an Augenentzündungen leiden. Trotz dieser Unsicherheit der Zusammenhänge sollte man die geschilderte Durchuntersuchung nie unterlassen, da die Beseitigung von Krankheitsherden sich oft günstig auswirkt. Tuberkulose dürfte die Ursache der Iridocyclitis sein, wenn sie in einem anderen Organ nachweisbar ist, die Tuberkulinprobe in großer Verdünnung positiv ausfällt und eine Herdreaktion am Auge auslöst. Häufiger ist wahrscheinlich ein Herd an den Zähnen, den Nebenhöhlen oder den Tonsillen die Ursache der Iridocyclitis, doch lassen sich derartige Zusammenhänge schwer beweisen, wie soeben geschildert wurde. Die Sanierung dieser Herde nimmt man am besten nach Abklingen der Iritis vor, sonst unter dem Schutz von Antibiotica. Zeigen die Ergebnisse der Blutuntersuchung einen Titer für Toxoplasmose von 1:1000, Leptospirose oder Canicola 1:400, so sind diese Werte zwar verdächtig, doch ist eine aktive Erkrankung nur dann anzunehmen, wenn der Titer bei Wiederholung nach 2—3 Wochen einen Anstieg zeigt. Ein Antistreptolysin-Titer über 1:250 weist auf Streptokokken als mögliche Ursache hin.

Besondere Formen der Iritis. Zu den Leptospirosen gehört auch die Weilsche Hepatitis, weshalb man stets nach einer früheren Lebererkrankung oder Ikterus fragen sollte. Bei chronisch rezidivierender Iritis mit Hypopyon denke man an das Behçet-Syndrom, an Zoster, an die Reitersche Krankheit (S. 79). Bei der Besnier-Boeck-Schaumannschen Erkrankung liegt eine Lymphogranulomatose vor, die hauptsächlich Haut, Lymphknoten und Lunge betrifft und mit einer cystoiden Ostitis an Händen und Füßen einhergeht (Röntgenaufnahmen)!

Bei der Febris uveo-parotidea von HEERFORDT besteht außer der Uveitis auch eine Parotitis mit Facialisparese. Bei Kindern findet man bei dem Syndrom von

STILL-CHAUFFARD eine chronische Polyarthritis mit Milzschwellung, Lymphdrüsenvergrößerung, Anämie und beidseitige Iridocyclitis, die meist zu einer bandförmigen Hornhautdegeneration führt.

Eine besondere Form mit Entfärbung der Iris ist die *Heterochromiecyclitis*, wobei man zwischen der Heterochromia complicata und der Heterochromia sympathica unterscheidet. Bei der Heterochromia complicata entstehen zahlreiche weiße Präzipitate auf der Hornhautrückfläche, Trübungen im Glaskörper, Cataracta complicata und oft auch ein Sekundärglaukom. Trotz der Entzündungszeichen soll man die Linse entfernen, womit die Krankheit ausheilt. Bei der Heterochromia sympathica handelt es sich um ein weiteres Zeichen des Hornerschen Symptomenkomplexes der aus Ptosis, Enophthalmus und Pupillenverengerung infolge einer Lähmung des Halssympathicus besteht. Manche Forscher nehmen an, daß beide Heterochromieformen Zeichen einer Sympathicusstörung ohne echte Entzündung sind.

Eine sehr schwere und der Behandlung schlecht zugängliche Form der Iridocyclitis liegt bei der *sympathischen Ophthalmie* vor (von sympathein = mitleiden). Sie beginnt im unverletzten Auge frühestens 2, meist 4—6 Wochen, in Ausnahmefällen sogar noch Jahrzehnte nach einer perforierenden Verletzung des anderen Auges, die den Ziliarkörper betraf und an dem verletzten Auge zu einer chronischen Entzündung führte. Am 2. Auge sind die ersten Erscheinungen eine herabgesetzte Akkommodationsbreite, dumpfer Schmerz, Lichtscheu und rasch anschließend eine exsudative Iridocyclitis mit dichten Glaskörpertrübungen, oft auch mit Neuritis. Die Ursache ist noch nicht geklärt. Manche Forscher nehmen an, daß es sich um eine Sensibilisierung gegen das Uveagewebe des verletzten Auges handelt, andere nehmen eine Infektion durch Rickettsien oder Viren an, die metastatisch oder durch Wanderung entlang den Sehnerven in das unverletzte Auge gelangen. Die sicherste Vorbeugung ist das Entfernen eines blinden entzündeten Auges.

Differentialdiagnose. 1. Die akute Iritis kann vom Anfänger mit einem *akuten Glaukomanfall* verwechselt werden (vgl. S. 183). Einige Einzelheiten sind in der Tabelle 1 zusammengefaßt. Das wichtigste Unterscheidungsmerkmal für den praktischen Arzt, der keine eingehende Untersuchung vornehmen kann, ist der Palpationsbefund: Auch für den Unerfahrenen ist im akuten Glaukomanfall bei Palpieren mit beiden Zeigefingerkuppen zu tasten, daß das Auge steinhart ist. Bei akuter Iritis ist der Druck meistens normal oder erniedrigt, manchmal auch erhöht, nie jedoch ist das Auge so steinhart wie bei dem Glaukomanfall.

Das zweite Unterscheidungsmerkmal ist die Tiefe der Vorderkammer: bei akutem Glaukom ist die Vorderkammer stark abgeflacht oder aufgehoben, bei Iritis ist sie normal tief. Das dritte Unterscheidungszeichen gibt die Pupille, die bei nicht behandelter Iritis verengt und träge reagierend ist, bei akutem Glaukom erweitert und reaktionslos. Viertens sind an der Hornhaut einige weniger sichere differentialdiagnostische Symptome erkennbar: Bei akutem Glaukom ist das Hornhautepithel hauchig getrübt, auch das Parenchym oft gequollen und getrübt, die Sensibilität herabgesetzt, während bei akuter Iritis die Hornhaut normal spiegelnd, klar und die Sensibilität normal ist. Die Verwechslung ist möglich, weil eine Reihe von weiteren Symptomen dem akuten Glaukom und der Iritis *gemeinsam* sind: In beiden Fällen besteht eine gemischte Injektion, das Sehen ist mehr oder weniger behindert (bei akutem Glaukom manchmal bis zur praktischen Erblindung herabgesetzt, bei Iritis nie so sehr; jedoch gibt es auch Fälle von akutem Glaukom mit nur sehr geringer

Visusbehinderung). In beiden Fällen bestehen Schmerzen (bei Iritis meist im Auge lokalisiert, bei akutem Glaukom in die Umgebung des Auges und in den Kopf ausstrahlend). Das Allgemeinbefinden pflegt bei Glaukom weit stärker beeinträchtigt zu sein als bei Iritis. Bei einem schweren Glaukomanfall sind die Schmerzen so heftig, daß der Patient erbricht.

Tabelle 1. *Differentialdiagnose Akute Iritis — Akutes Glaukom*

	Iritis	Glaukom
Druck, palpatorisch	*normal* oder erniedrigt oder mäßig erhöht, nie steinhart	**steinhart**
Vorderkammer	*normal*	**abgeflacht** oder **aufgehoben**
Pupille	*eng,* träge Reaktion	**weit, keine Reaktion**
Hornhaut		
Epithel	*glatt*	**ödematös gestippt**
Parenchym	normal	oft gequollen
Sensibilität	normal	herabgesetzt
Anamnese	meist leer	oft früher Farbringe um Lichter, Nebelsehen, anfallsweise Sehverschlechterung
Schmerz	mäßiger dumpfer Schmerz im Auge	starker, manchmal unerträglicher Schmerz, in die Stirn ausstrahlend
Allgemeinbefinden	wenig oder gar nicht gestört	meist stark gestört (Schmerzen)

Eine *Ähnlichkeit* beider Krankheitsbilder kann in folgenden Zeichen bestehen:

Sehvermögen	(leicht) herabgesetzt	stark gestört, manchmal bis zur (einseitigen) Erblindung
Injektion	gemischt	gemischt mit starker Stauungshyperämie
Iriszeichnung	verwaschen	verwaschen
Kammerwasser	trüb	trüb
Tränen, Lichtscheu	ja	ja

2. Bei der *Rubeosis iridis* handelt es sich um eine Neubildung von Gefäßen auf der Iris, die bei Zentralvenenthrombose der Netzhaut sowie bei Diabetes vorkommt. Durch Übergreifen der Gefäße auf den Kammerwinkel kann Glaukom entstehen (s. hämorrhagisches Glaukom).

Behandlung: Man stellt die Iris (wie auch andere Körperteile bei Entzündung) ruhig. Hierzu gibt man Atropin oder Scopolamin. Während Atropin am gesunden Auge etwa 10 Tage lang wirkt, muß man bei heftiger Iritis mehrmals täglich 1%ige Atropinsalbe geben, weil die Wirkung im entzündeten Auge viel schwächer ist.

Bei Allergie gegen Atropin gibt man stattdessen zur Pupillenerweiterung Scopolamin $^1/_4$%ig oder Sympathicomimetica (Adrenalinabkömmlinge wie Mydrial 1%ig®, Links-Glaucosan ®, und andere).

Diese Mydriatica haben außerdem das Ziel, schon vorhandene Synechien zu lösen und zu verhüten, daß neue Synechien bei enger Pupille auftreten. *Man muß sich jedoch vor der Behandlung mit Mydriatica stets vergewissern, daß die Kammer nicht abgeflacht und der Kammerwinkel nicht eng ist.* Bei engem Kammerwinkel können Mydriatica stets einen akuten Glaukomanfall auslösen, unabhängig davon, ob früher bereits

Glaukomsymptome bestanden, oder ob das Auge klinisch gesund ist oder eine Iritis hat! Örtlich gibt man außerdem Cortison als Salbe, ölige oder wäßrige Lösung, außerdem trockene Wärme (Kurzwellen, Rotlicht) und einen Verband. Oral sind entzündungshemmende Medikamente wie die der Pyrazolgruppe (Butazolidin ®, Tomanol®, Tanderil®) angezeigt. Die orale Cortisontherapie wird man nur dann anwenden, wenn die Entzündung sehr hartnäckig und anders nicht zu beherrschen ist. Bei chronischer rezidivierender Iritis ist eine Klimakur oft nützlich, die man früher in der Meinung verordnete, es handele sich um eine Tuberkulose. Die Reizwirkung des Gebirgs- oder Mittelgebirgsklimas mit der Milieuänderung, die mit einem Sanatoriumsaufenthalt verbunden ist, beeinflußt aber chronische Entzündungszustände des Auges, auch wenn es sich nicht um Tuberkulose handelt.

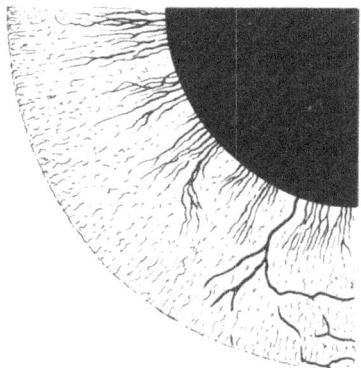

Abb. 162. Gefäßneubildung auf der Iris (Rubeosis iridis) bei Diabetes oder Zentralvenenthrombose. Komplikation: Haemorrhagisches Glaukom

Verletzungen der Iris. Nach einer Prellung des Auges kann der Pupillarrand der Iris an mehreren Stellen einreißen *(Sphinkterrisse)*. Die Pupille zeigt dann feine dreieckige Einkerbungen. Meist tritt gleichzeitig eine Blutung in die vordere Kammer auf *(Hyphaema)*. Das Abreißen der Irisbasis vom Ziliarkörper nennt man *Iridodialyse* (Abb. 166). Die Pupille ist dann entrundet und an der Stelle des Irisabrisses sieht man peripher eine dunkle schlitzförmige Lücke. Wenn man mit dem Augenspiegel in das Auge leuchtet, so kommt aus diesem limbusnahe gelegenen schwarzen Spalt rotes Licht wie aus der Pupille. Der Patient hat also nun 2 Pupillen und klagt infolgedessen über eine *monokulare Diplopie*. Nach einer Prellung kann auch eine Lähmung des Sphinkter, also eine Pupillenstarre in Mydriasisstellung *(traumatische Mydriasis)* eintreten und der Ziliarmuskel kann gelähmt sein *(Akkommodationsparese)*. Bei sehr schweren Prellungen (z.B. nach Kuhhornstoß) kann die Iris ganz von ihrem Ansatz am Ziliarkörper abgerissen werden (traumatische *Irideremie* oder Aniridie).

Zu den Verletzungsfolgen gehört auch die Verrostung der Iris, die bei Verbleiben eines eisenhaltigen Fremdkörpers im Auge eintritt *(Siderose)* sowie die Verkupferung *(Chalkose)*. Bei der Siderose wird die Iris bräunlich verfärbt, oft zugleich auch die Linse und die Netzhaut. Bei der Chalkosis sieht man eine grün-graue Verfärbung der Iris. Die gleichfalls als Verletzungsfolge auftretende *sympathische Ophthalmie* wurde bei der Iritis bereits erwähnt.

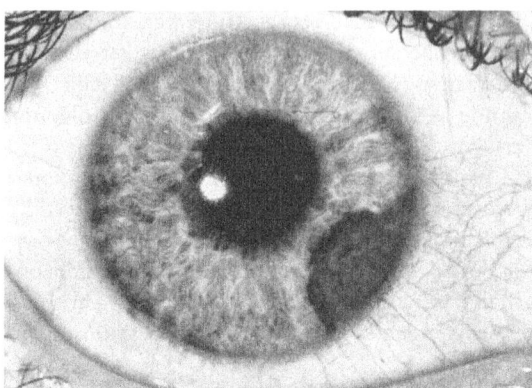

Abb. 163. Melanoblastom der Iris, in den Kammerwinkel eingewachsen

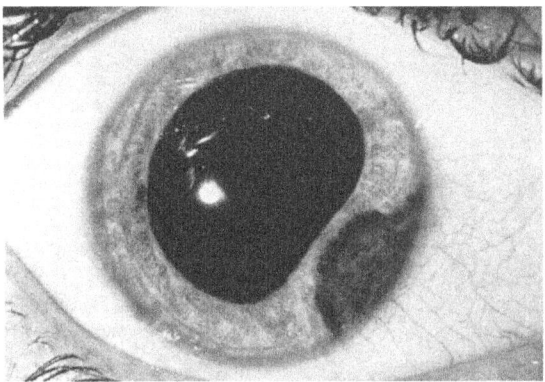

Abb. 164. Bei medikamentöser Pupillenerweiterung wird die Pupille nicht gleichmäßig weit, im Gebiet des Melanoblastoms bleibt sie entrundet. Bei einem Naevus der Iris meist gleichmäßige Pupillenerweiterung

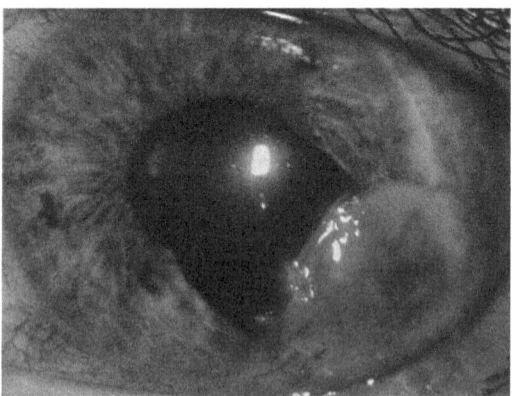

Abb. 165. Zustand nach Cyclektomie. Hornhaut und angrenzende, von dem malignen Melanoblastom infiltrierte Sklera, sowie Iris und Ziliarkörper wurden exzidiert. Der Defekt wurde durch eine große Scheibe Leichenhornhaut geschlossen. Das Auge konnte durch diese Operation erhalten werden. Keine Metastasen, kein örtliches Rezidiv. Volles Sehvermögen

Die Geschwülste der Iris. Die größte Bedeutung hat das maligne **Melanoblastom,** das seltener als das Melanosarkom der Aderhaut ist und meist viel früher entdeckt wird, weil es in einem gut sichtbaren Organteil liegt. Das Melanoblastom zeigt sich als dunkler Knoten, der oft von der Gegend des Kammerwinkels aus vorwächst und die Iris nach der Pupille zu verdrängt.

Therapie. Wenn der Tumor noch sehr klein ist, kann man ihn mit einer Iridektomie entfernen. Wenn die gonioskopische Untersuchung zeigt, daß er bereits in den Kammerwinkel oder in den Ziliarkörper eingewachsen ist, so ist die Erhaltung des

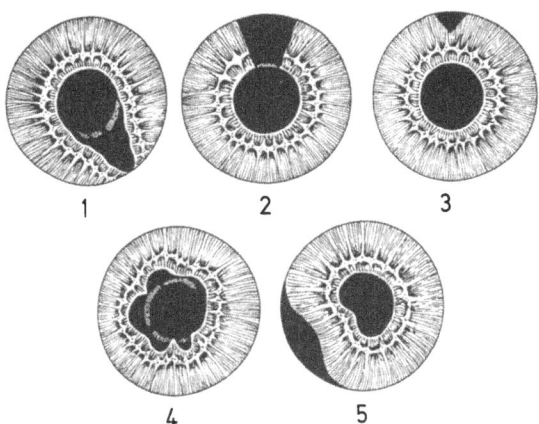

Abb. 166. Verschiedene Arten der Entrundung der Pupille. 1 Konnatales Kolobom. 2 Totale Iridektomie. 3 Periphere Iridektomie. 4 Hintere Synechien nach Iritis. 5 Iridodialyse

Auges meist nicht mehr möglich. Wenn aber die Ausdehnung des Tumors nicht zu groß ist, kann man durch eine Cyclektomie mit Entfernung der Sklera und angrenzenden Cornea und anschließender Deckung des Defektes durch ein Hornhauttransplantat oft noch das Auge retten.

Differentialdiagnose. Iriscysten des pigmentierten Hinterblattes.

Mißbildungen sind auf S. 216 besprochen.

Die Erkrankungen der Aderhaut

Normale Anatomie. Die Aderhaut ist mit der sie umgebenden Sklera durch die lockeren Schichten der *Suprachorioidea* verbunden. Nach innen zu folgt die Schicht der großen Gefäße, dann die der mittleren und endlich die der Choriocapillaris, die vom Pigmentepithel der Retina durch eine Glaslamelle, die *Lamina vitrea elastica* getrennt ist (Abb. 175). In dem Bindegewebe zwischen den Gefäßen liegen pigmentierte Zellen, die Chromatophoren der Aderhaut. Das Gefäßnetz wird von dem Ziliargefäßsystem gespeist. Das Blut verläßt das Auge durch die *Venae vorticosae,* die Wirbelvenen. Die Kapillarschicht der Aderhaut ernährt das Sinnesepithel der Netzhaut. Infolgedessen ist die Netzhaut bei einer Aderhautentzündung fast immer mit beteiligt, bei der Chorioiditis besteht fast stets eine Chorioretinitis. Die Aderhaut hat keine sensiblen Nerven; Schmerzen treten also nur dann ein, wenn die Erkrankung

nach vorn auf den Ciliarkörper übergreift oder bei Geschwülsten, die eine Drucksteigerung hervorrufen.

Die Sehstörungen hängen davon ab, an welcher Stelle des Augenhintergrundes
sich die Aderhaut-Netzhauterkrankung entwickelt. Selbst große Ausfälle in der
Peripherie werden von dem Patienten oft nicht bemerkt und erst zufällig beim

Ältere Herde

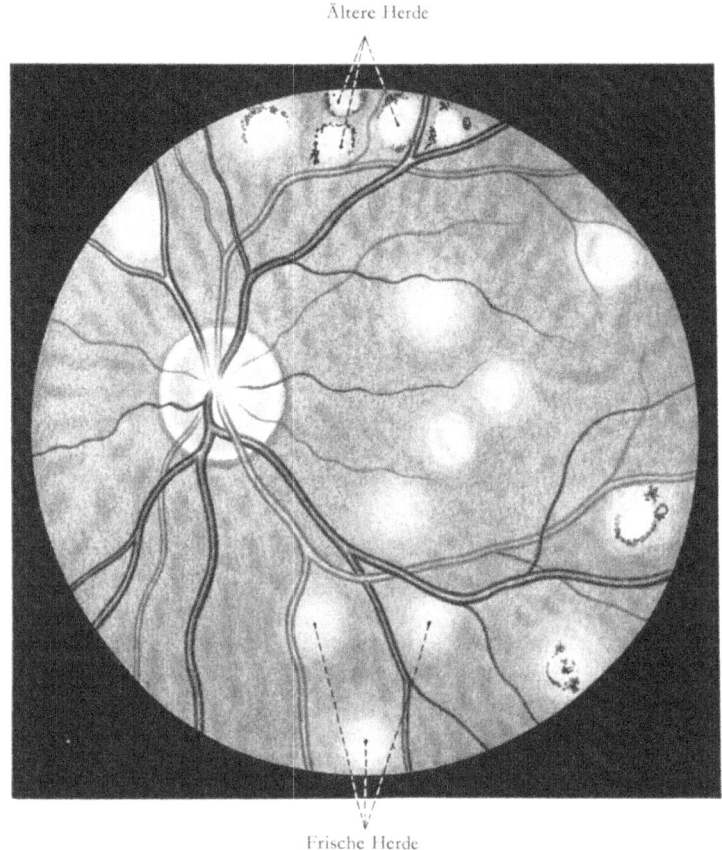

Frische Herde

Abb. 167. Chorioiditis disseminata

Augenspiegeln entdeckt. Ein winziger Herd in der Makula dagegen hat schwere Sehstörungen zur Folge.

Entzündungen. Die Entzündung der Aderhaut *(Chorioiditis)* zeigt sich in
frischen Fällen als gelblich-rötliche bis gelbliche Insel, die zunächst unscharf begrenzt ist. Nur sehr selten erkrankt die Aderhaut als ganzes zugleich. Die Netzhaut
über dem Entzündungsherd zeigt ein weißgraues Ödem mit unscharfer Begrenzung.
Durch die Entzündung werden auch die in den intervaskulären Räumen liegenden
pigmentierten Gewebszellen (Chromatophoren) teilweise zerstört, so daß ihr Farbstoff frei wird.

Auch die dem Entzündungsherd benachbarten Zellen des retinalen Pigmentepithels zerfallen und werden zu schwarzen Klumpen zusammengeschoben. Wenn

die Entzündung abheilt, entsteht an dieser Stelle eine bindegewebige Narbe, in der das Aderhautgewebe verschwunden ist, so daß die weiße Sklera sichtbar wird. Die Grenzen des Herdes werden scharf und von gelöstem Pigment schwarz umrandet oder getüpfelt. Bei einer frischen Entzündung sieht man meistens auch Glaskörpertrübungen in der Gegend des Herdes.

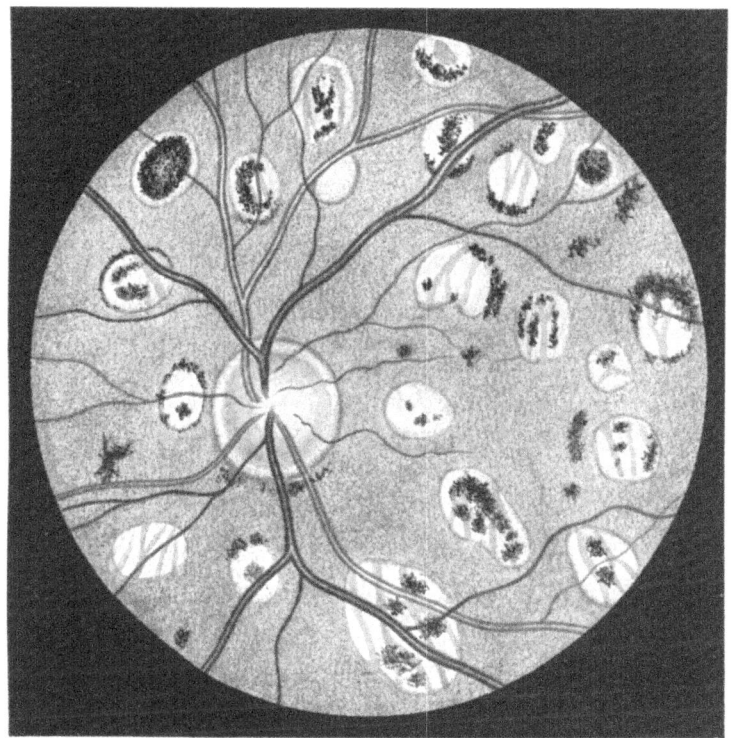

Abb. 168. Abgeheilte Chorioiditis disseminata mit Narbenherden

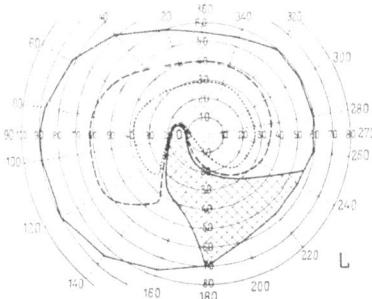

Abb. 169. Gesichtsfeldausfall bei Chorioretinitis juxtapapillaris. Durchbruch des blinden Fleckes nach unten, Faserbündeldefekt ähnlich wie bei Glaukom

Nach dem Aussehen der Herde kann man die Chorioiditiserkrankungen in frische und alte einteilen, nach dem Ort der Herde in Chorioiditis *disseminata* und Chorioiditis *centralis*, die glücklicherweise seltener als die peripher liegende Form ist. Wenn der Herd neben der Papille liegt, so spricht man von einer *Chorioiditis juxta-papillaris* (JENSEN). Diese hat den Ausfall eines Faserbündels zur Folge und verursacht einen ähnlichen Gesichtsfelddefekt wie man ihn sonst bei Glaukom findet: Durchbruch des blinden Flecks nach außen.

Von den herdförmigen Entzündungen ist die *diffuse eitrige Chorioiditis* zu trennen, die durch einen Infekt mit Staphylokokken oder Streptokokken metastatisch bei eitrigen Erkrankungen (Pyelonephritis, Furunkulose u. a.) entsteht. Diese *metastatische Ophthalmie* kann herdförmig, meist aber diffus und außerordentlich heftig auftreten, so daß es auch zu einer eitrigen Exsudation in den Glaskörper, der metastatischen Panophthalmie, kommt. Das Auge ist bei dieser Erkrankung meistens verloren (Abb. 170).

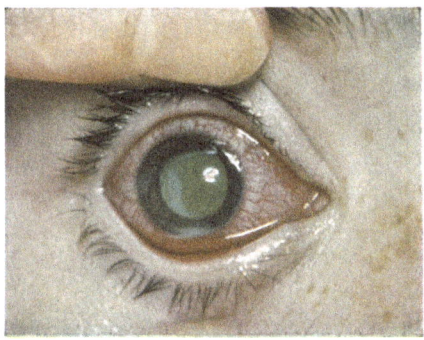

Abb. 170. Glaskörperabszeß und Hypopyon bei metastatischer Ophthalmie

Die *Ätiologie* wurde bei der Erkrankung der Iris und des Ziliarkörpers bereits diskutiert. Man glaubte früher, daß Tuberkulose, Rheumatismus oder Lues die Ursache der Entzündung seien und hat jetzt erkannt, daß wir sehr wenig sicheres über diese Frage wissen. Ohne Zweifel kann die Miliar-Tuberkulose zu einer Chorioiditis disseminata führen, gleichfalls kann auch die Lues eine Chorioiditis verursachen, aber individuell bleibt die Ursache oft unklar. Man wird natürlich die bei Iritis beschriebene *Durchuntersuchung* vornehmen, um keine Krankheit zu übersehen, deren Beseitigung sich vielleicht günstig auswirken könnte.

Bei der *konnatalen Lues* findet man feinste dunkle Pigmentkörnchen neben hellen Herden, weshalb man von einem Pfeffer- und Salz-Fundus spricht.

Bei der *Therapie* ist zu berücksichtigen, daß lokal gegebene Antibiotika oder Corticosteroide wenig auf die Aderhaut einwirken, sondern nur auf Iris und Ziliarkörper. Je weiter hinten die Entzündung also sitzt, desto weniger nutzt die örtliche Therapie und desto mehr muß man sich auf die orale Behandlung verlassen. Bei Chorioiditis wird man also zunächst versuchen, die Ursache zu klären und wenn möglich kausal zu behandeln, im übrigen aber von Anfang an Corticosteroide oral geben oder, wenn diese nicht erlaubt sind, andere entzündungshemmende Medikamente. Man wird außerdem Wärme verordnen, die bei einer Aderhautentzündung nicht durch ein Heizkissen oder Rotlicht, sondern besser durch Kurzwellen angewendet wird.

Tumoren. Das **maligne Melanom** der Aderhaut ist eine verhältnismäßig häu-fige Erkrankung. Es zeigt sich durch eine umschriebene Netzhautabhebung, bei der ein Riß fehlt und die Blase nicht schwappt. Oft ist die Netzhaut über dieser Ab-hebung dunkel pigmentiert und zeigt einige Blutungen. Die diasklerale Durch-leuchtung ergibt eine Verschattung der Pupille. Über weitere differentialdiagnosti-

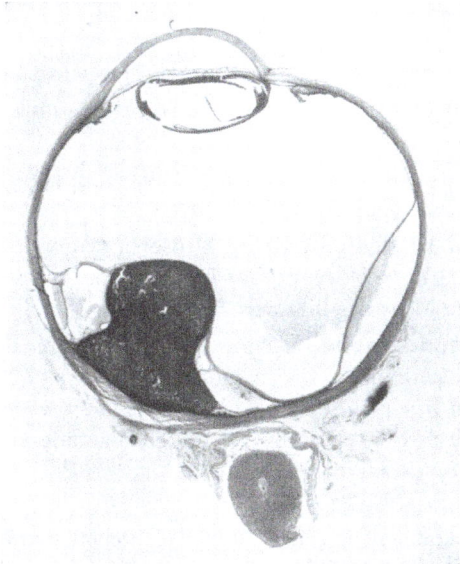

Abb. 171. Melanoblastom der Aderhaut, die Netzhaut vordrängend. Seitlich des Tumors seröse Ablatio retinae

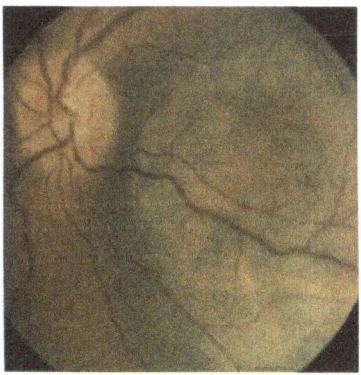

Abb. 172. Melanoblastom. Differentialdiagnose: Idiopathische Netzhautablösung

sche Untersuchungen durch den P_{32}-Test oder Ultraschall, S. 21. Melanoblastome der Aderhaut metastasieren vor allem in die Leber, ferner in die Knochen und die Lunge.

Die *Therapie* besteht in der Enukleation des Auges, wenn der Tumor groß ist. Bei kleinen Tumoren oder bei besonderen Fällen (einziges Auge, Schwachsichtigkeit des anderen Auges), wird man die Zerstörung des Tumors durch die Lichtkoagulation versuchen. Wenn man bei der Enukleation des Auges findet, daß der Tumor bereits durch die Sklera gebrochen ist, muß man die gesamte Augenhöhle ausräumen (Exenteratio orbitae).

Prognose. Die Hälfte der Patienten, bei denen ein Melanosarkom der Aderhaut diagnostiziert wurde, das noch nicht zu einer Drucksteigerung geführt hatte, starb dennoch innerhalb der nächsten 5 Jahre an Metastasen. Die Prognose muß also als ungünstig bezeichnet werden.

Differentialdiagnose. Naevus der Aderhaut (kein fortschreitendes Wachstum).

Karzinome kommen metastatisch vor, z.B. bei Mamma-Karzinom, sind aber selten.

Komplikationen. Als Komplikation eines Tumors des Augeninnern kann eine Drucksteigerung (Sekundärglaukom) auftreten.

Degenerationen. Am häufigsten sind **Drusen** (hyaline Einlagerung) der Glaslamelle, die als degenerativer Vorgang im Pigmentepithel entstehen und sich als kleine helle Herdchen in der Nähe des hinteren Pols zeigen.

Die **Chorioideremie** ist eine seltene Erkrankung aus dem Formenkreis der tapeto-retinalen Degenerationen, die in mittleren Lebensjahren auftritt und rezessiv vererbt wird. Man sieht einen Schwund des Pigmentepithels der Aderhaut und der Chromatophoren, so daß die obliterierten Aderhautgefäße gegen die weiße Sklera sichtbar werden. Die Erkrankung beginnt am hinteren Pol und beteiligt schließlich die ganze Retina.

Mißbildungen kommen in Form von Kolobomen der Aderhaut vor, die im allgemeinen unterhalb der Papille liegen und hier ausgedehnte weiße Flecken, oft mit pigmentierten Rändern, bilden. Manchmal sind gleichzeitig Iriskolobome vorhanden. Die Störung entsteht durch eine Fehlentwicklung im Bereich der Augenbecherspalte, betrifft also primär die Netzhaut, so daß man besser von einem Netzhaut-Aderhautkolobom spricht.

Zu den degenerativen Erscheinungen sind auch die Aderhautveränderungen bei maligner Myopie zu rechnen, die alten chorioiditischen Herden sehr ähnlich sehen, aber nicht entzündlicher Natur sind, sondern Degenerationen darstellen, die durch die Dehnung der Netzhaut entstanden sind.

Die Pupille

Die Pupillenreaktionen. Man prüft die direkte und indirekte Lichtreaktion, sowie die Naheinstellungsreaktion. 1. *Direkte Lichtreaktion:* Der Patient steht mit dem Gesicht zum Fenster und soll in die Ferne blicken. Beide Augen werden mit der hohlen Hand abgedeckt. Bei Freigabe eines Auges verengt sich dessen Pupille nach einer Latenzzeit von 0,18 sec, maximale Miosis nach 1 sec.

2. *Indirekte (konsensuelle) Lichtreaktion:* Der Patient steht mit dem Gesicht zum Fenster und blickt in die Ferne. Beide Augen werden mit der hohlen Hand beschattet. Bei Freigabe des einen Auges beobachtet man unter der weiterhin abdeckenden Hand die Pupille des zweiten Auges, die sich konsensuell wie unter (1) angegeben verengt. — Beide Prüfungen führt man leichter mit einer Taschenlampe im nicht zu hellen Zimmer aus, muß aber darauf achten, daß jeweils nur ein Auge

belichtet wird und daß der Patient dann mit dem Rücken zum Fenster steht und
nicht die nahe vor das Auge gebrachte Taschenlampe fixiert.

3. *Die Naheinstellungsreaktion* ist weder an die Konvergenz noch an die Akkommodation gebunden. Die Miosis dauert so lange wie die Fixation des nahen Gegenstandes. Man läßt den Patienten in die Ferne blicken und dann ohne Änderung der
Belichtung einen Gegenstand in 25—35 cm Entfernung fixieren.

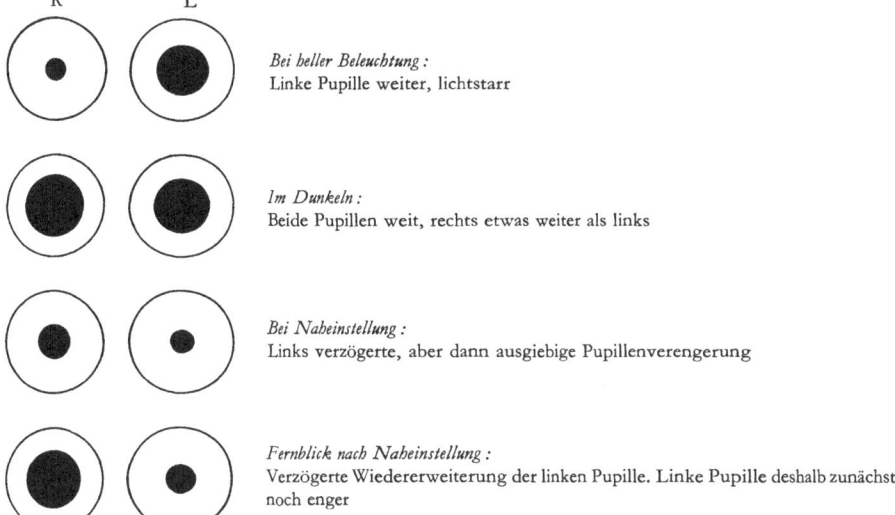

R   L

Bei heller Beleuchtung:
Linke Pupille weiter, lichtstarr

Im Dunkeln:
Beide Pupillen weit, rechts etwas weiter als links

Bei Naheinstellung:
Links verzögerte, aber dann ausgiebige Pupillenverengerung

Fernblick nach Naheinstellung:
Verzögerte Wiedererweiterung der linken Pupille. Linke Pupille deshalb zunächst
noch enger

Abb. 173. Linksseitige Pupillotonie (Adie-Syndrom). Schemazeichnung nach photographi-
schen Aufnahmen

4. Man kann ferner die Pupillenveränderung bei intendiertem Lidschluß (Piltz-
Westphal-Phänomen) prüfen.

Die Pupillenreflexbahn folgt dem Sehnerv. Im Chiasma kreuzen die Neuronen
aus der nasalen Netzhauthälfte. Die Bahn läuft weiter im Tractus bis zu den vier
Hügeln und zweigt von hier zu dem Edinger-Westphalschen Kern im Mittelhirn ab.
Andere Fasern verlassen die Sehbahn erst in der Sehstrahlung und in der Rinde, um
zu den Mittelhirnkernen zu gelangen. Von hier aus zieht die Zentrifugalbahn mit dem
parasympathischen Anteil des N. oculomotorius über das Ganglion ciliare zur Iris.

Die sympathischen Fasern für den Dilatator pupillae kommen aus dem Zentrum
ciliospinale (8. Cervicalsegment), ziehen zum sympathischen Grenzstrang und enden
im Ganglion cervicale craniale. Von hier ziehen Neuren mit dem sympathischen
Geflecht der Arteria carotis interna und ihren Ästen zum Dilatator pupillae und
Ziliarmuskel.

Enge Pupillen findet man im Schlaf (auch Winterschlaf), in tiefer Narkose, bei
Morphinisten und bei Glaukomkranken, die mit Miotika behandelt werden. Im
Alter und auch bei Hypermetropen ist die Pupille enger als in der Jugend und bei
Myopen. Bei Iritis wird die Pupille eng. Bei Sympathikuslähmung ist die Miosis mit
Ptosis und Enophthalmus kombiniert (*Horner-Syndrom*).

Weite Pupillen findet man im Dunkeln, sowie bei seelischer Erregung (Schreck,
Lust) oder bei Schmerzreizen. Sie galten früher als Zeichen seelischer Erregbarkeit

und Schönheit, deshalb erweiterten manche Damen sie künstlich (Atropa *belladonna*). Nach Prellung des Auges oder nach einem Glaukomanfall kann eine unregelmäßig erweiterte Pupille zurückbleiben.

Anisokorie bedeutet, daß die Pupillen des rechten und linken Auges verschieden weit sind, ohne daß damit gesagt wird, welche Seite erkrankt ist. Es kann sich um organische oder pharmakologische örtliche Ursachen handeln, wie sie eben besprochen wurden, oder um zentralnervöse Störungen. Eine neurologische Untersuchung ist stets nötig.

Störungen. 1. *Amaurotische Pupillenstarre.* Belichtung des blinden Auges ändert weder an diesem noch am anderen die Pupillenweite. Bei Belichtung des gesunden Auges dagegen verengt sich konsensuell die Pupille des blinden Auges prompt mit.

Eine abgeschwächte Pupillenreaktion in dieser Form findet man bei Amblyopie oder organischer Schwachsichtigkeit.

2. *Reflektorische Starre.* Bei einem Herd in der Nähe der Sphinkterkerne entsteht dort ein Reiz, während der Reflexbogen unterbrochen ist. Diese von A. ROBERTSON beschriebene reflektorische Pupillenstarre zeichnet sich also aus durch Fehlen der direkten und konsensuellen Lichtreaktion, enge Pupille (Reizmiosis) und eine überschießende Naheinstellungsreaktion. Das Symptom ist pathognomonisch für Tabes. — Eine *einfache* Form der reflektorischen Pupillenstarre ohne Reizmiosis und ohne überschießende Naheinstellungsreaktion kommt nicht nur bei Tabes, sondern auch bei anderen Gehirnleiden vor.

3. *Absolute Starre.* Keine direkte oder konsensuelle Lichtreaktion, keine Naheinstellungsreaktion. Die Pupille ist oft entrundet, meist weit. Tritt eine Akkommodationslähmung hinzu, so besteht eine Ophthalmoplegia interna. Hierbei liegt der Herd im Mittelhirn oder an der Schädelbasis (Lues, Encephalitis, Tumor, Aneurysma). Ehe man weitreichende Vermutungsdiagnosen stellt, ist anamnestisch zu klären, ob der Kranke vielleicht versehentlich ein pupillenerweiterndes Medikament örtlich oder innerlich anwandte. Sonstige Ursachen (Prellung, Glaukomanfall, s. oben) sind auszuschließen.

4. Die *Pupillotonie* ist eine harmlose, ätiologisch ungeklärte Störung, die leicht mit einer einfachen reflektorischen Starre verwechselt werden kann: Die Lichtreaktion fehlt oder ist nur minimal vorhanden und stark verlangsamt, die Naheinstellung erfolgt tonisch verlangsamt, ebenso wie die Wiedererweiterung (15 sec und länger). Auch die Akkommodation und Desakkommodation kann tonisch verlaufen: Wenn der Patient gelesen hat, braucht er längere Zeit, bis er in der Ferne wieder scharf sieht. Wenn dazu die Patellarsehnen- und auch Achillessehnenreflexe fehlen, liegt das *Adie-Syndrom* vor, bei dem keine sonstigen neurologischen Ausfälle auftreten. Die Störung beginnt einseitig und wird oft beidseitig.

Pharmakologie der Pupille. Die *Miotika* werden in dem Glaukomkapitel besprochen (S. 182—184. Bei den *Mydriatika* ist klinisch zu unterscheiden, ob die Pupille des gesunden Auges für eine Untersuchung des Fundus vorübergehend und mit möglichst geringer Störung der Akkommodation erweitert werden soll, oder ob eine lang anhaltende therapeutische Erweiterung gewünscht wird. Für die *diagnostische Mydriasis* nimmt man Sympathikomimetika wie Veritol® und Mydrial® oder schwache Parasympathicolytika wie z. B. Mydriaticum Roche®. Vorher muß man sich durch Befragen überzeugen, daß keine Glaukomsymptome bekannt sind, durch Inspektion feststellen, daß die Vorderkammer nicht abgeflacht ist und den i. o. Druck messen. Noch richtiger wäre es, in jedem Falle vorher eine Gonioskopie vorzunehmen. Wenn man aber stets die Pupille verengt, ehe man den Patienten aus der Beobachtung entläßt (z.B. Pilokarpin 1—2%, ein Tropfen in den Bindehautsack, sobald die Fundusinspektion beendet ist. Miosis in 30 min abwarten!), erscheint es erlaubt, die Gonioskopie zu unterlassen. Für die therapeutische Mydriasis verwendet man stärkere Parasympathicolytika wie Homatropin 1% (Wirkungsdauer am *gesunden* Auge 1—2 Tage), Skopolamin 0,2—0,5% (Wirkungsdauer am gesunden Auge etwa 1 Woche) oder Atropin 1% (Wirkungsdauer am gesunden Auge bis 2 Wochen). Am *entzündeten* Auge wirken alle diese Medikamente viel kürzer als am gesunden Auge, so daß man z.B. Atropin mehrmals täglich anwenden muß. Zusätzlich gibt man dann starke Sympathicomimetika (2% Adrenalinabkömmlinge) oder Mydrial-Atropin-Augensalbe ®.

Kokain ist wegen der Suchtgefahr und der Epithelschädigung der Hornhaut nicht mehr üblich. Alle genannten Medikamente werden örtlich angewendet (wäßrige Lösung zum Eintropfen in den Bindehautsack oder ölige Lösung oder Salbe, die länger örtlich verweilen). Wegen ihrer lange anhaltenden Wirkung darf man sie nur geben, nachdem man sich durch eine Gonioskopie überzeugte, daß der Kammerwinkel weit ist. Bei engem Kammerwinkel können alle Mydriatika einen akuten Glaukomanfall bewirken, auch wenn früher keine Zeichen auf Glaukom hinwiesen. Die Gabe langwirkender Mydriatika (deren Wirkung nicht durch einen Tropfen 1% Pilokarpinlösung aufgehoben wird) bei engem Kammerwinkel kann deshalb zu schweren Schäden, sogar zur Erblindung führen und ist ein Kunstfehler!

Der Glaskörper

Normale Anatomie. Der Glaskörper ist ein gallertiges Gel, das den größten Teil (65%) des Augeninhaltes ausfüllt. Er ist wasserklar und zeigt bei Betrachtung mit dem bloßen Auge keine Struktur. Zu 99% besteht er aus Wasser. Das Wasser ist an ein Mukopolysaccharid, die Hyaluronsäure, gebunden. Der Brechungsindex von 1,33 ist wie der des Kammerwassers. Bei Untersuchungen an der Spaltlampe erkennt man eine vordere Grenzschicht, die den Glaskörper auch nach Entfernung der Linse in seiner Form hält und im normalen Auge eine Grube, die Fossa patellaris, bildet, in der die Linsenrückfläche ruht. Strangförmige Verbindungen halten den Glaskörper an der Papille und der Ora serrata. Der Glaskörper des Erwachsenen enthält einen Kanal etwa in der Längsachse, in dem im Embryonalleben die A. hyaloidea verlief, von der man auch beim Erwachsenen manchmal noch Reste an der Linsenhinterfläche mit der Spaltlampe erkennt.

Im Alter und bei Myopie kommt es zur Verflüssigung des Glaskörpers und Destruktion des Gerüstes. Ein harmloses Symptom sind die „fliegenden Mücken", die man gewöhnlich mit dem französischen Ausdruck *Mouches volantes* bezeichnet. Der Patient bemerkt, besonders wenn er gegen einen hellen Hintergrund sieht (Reißbrett, Sommerhimmel), durchsichtige Gebilde, die er je nach dem Ausmaß seiner Phantasie als Tier- oder Pflanzenformen beschreibt. Bei Blickbewegungen schwimmen sie weg. Es handelt sich um den Schatten, den Glaskörpertrübungen auf die Netzhaut werfen.

Bei stärkerer **Degeneration,** wie sie bei Myopie oder im Alter vorkommt, kann eine Glaskörperabhebung am hinteren Pol entstehen. Der Glaskörper zerrt nun bei

Augenbewegungen vermehrt an seiner Anheftungsstelle an der Netzhautperipherie. Der Patient bemerkt bei der Abhebung eine gröbere Trübung, ein ringartiges Gebilde am hinteren Pol. Die Schleuderbewegungen können zu einem Netzhautriß und damit zur Netzhautabhebung führen, wenn die Netzhaut in der Peripherie degeneriert und mit dem Glaskörper verwachsen ist.

Glaskörpertrübungen sind oft die Folge einer Entzündung der Aderhaut, können aber auch nach Blutungen auftreten (nach Verletzung, bei Einriß der Netzhaut). Da der Glaskörper einen sehr trägen Stoffwechsel hat, ist eine *Behandlung* von Glaskörpertrübungen wenig aussichtsreich. Man versucht durch Wärmeanwendung eine Gefäßerweiterung der Aderhaut und damit eine bessere Resorption der Blutung zu erreichen.

Die *Synchisis scintillans* ist eine Einlagerung von Kalkseifen oder Cholesterin in den Glaskörper, die man mit dem Augenspiegel als dichtes weißes „Schneegestöber" bemerkt, ohne daß das Sehvermögen des Patienten wesentlich beeinträchtigt wäre. Eine Behandlung ist nicht möglich.

Glaskörperblutungen. Bei Ruptur sklerotischer Netzhautgefäße, Verletzungen, Entzündungen der Aderhaut, Periphlebitis, diabetischer Retinopathie oder bei Geschwülsten sind Blutungen im Glaskörper je nach ihrer Dichte als flottierende schwarze Trübungen mit dem Augenspiegel sichtbar, können aber auch so dicht werden, daß man vom Augenhintergrund kein rotes Spiegellicht mehr erhält. Die Sehschärfe ist dementsprechend beeinträchtigt.

Die *retrolentale Fibroplasie* ist S. 145 erwähnt.

Die Erkrankungen der Netzhaut

Normale Anatomie. Die Retina enthält die Sinneszellen, die den Lichtreiz aufnehmen. Sie ist ein vorgeschobener Gehirnteil. Aus dem Zellbelag des vorderen Medullarrohres wächst als paariges Organ die primäre Augenblase hervor. Deren distale Wand stülpt sich ein und so entsteht die sekundäre Augenblase (Abb. 277). Ihr Stiel wird zum Sehnerv, ihre innere (eingestülpte) Epithellage zur Netzhaut, ihre äußere zum Pigmentepithel, das also auch modifiziertes Epithel des Medullarrohres selbst ist. Der vorderste Teil des Augenbechers wandelt sich zum Hinterblatt der Iris, *Pars iridica retinae*, und zum Überzug des Ziliarkörpers, der *Pars ciliaris retinae*. Der Pupillarsaum stellt also entwicklungsgeschichtlich den Augenbecherrand dar.

Die Netzhaut läßt mehrere Schichten ihrer Organisation erkennen (Abb. 174 und 175). Außen, unmittelbar der Lamina vitrea der Aderhaut anliegend, befindet sich das *Pigmentepithel* der Retina, das dazu dient, das die Netzhaut treffende Licht hinten abzuschirmen. Nach innen zu breitet sich das feine Mosaik der Sinneszellen aus. In der Peripherie bestehen diese aus Stäbchen und Zapfen, in der Fovea zentralis nur aus Zapfen. Stäbchen und Zapfen sind schlanke, eng aneinander geschmiegte Zellteile, die durch die zarte „äußere Grenzschicht" der Netzhaut *(membrana limitans externa)* von ihren Zellkernen, die die *äußere Körnerschicht* bilden, getrennt sind. Das Neuroepithel bildet das 1. Neuron der Sehbahn. Von den Kernen aus erstrecken sich Fasern als Fortsätze nach den inneren Netzhautschichten. Das 2. Neuron besteht aus den bipolaren Zellen, die als *innere Körnerschicht* schon bei schwacher Vergrößerung mikroskopisch sichtbar sind. Sie haben je einen Fortsatz, der sich den Fasern der Sinnesepithelien entgegenstreckt und mit diesen die *äußere granulierte Schicht* bildet. Ein zweiter zentripetal gerichteter Fortsatz sucht in der *inneren granulierten Schicht* Anschluß an die Fortsätze der *Ganglienzellschicht*. Diese liegt samt *Nervenfasern* an der Innenfläche der Netzhaut und stellt das 3. Neuron dar. Es reicht mit den Fasern des Sehnerven *(Fasciculus opticus)* bis in die Gegend der primären

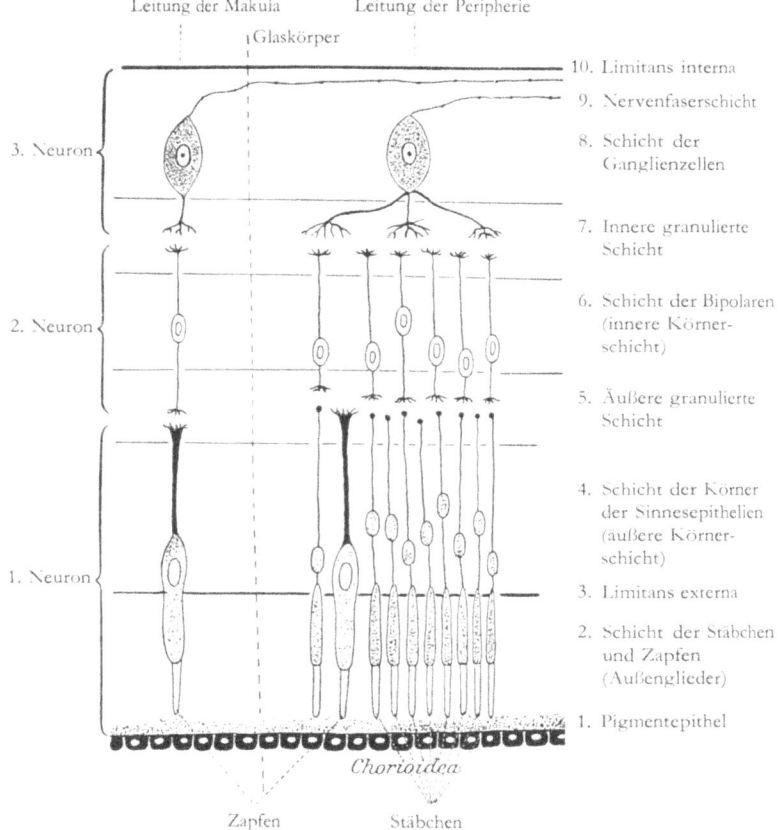

Abb. 174. Schema der Netzhautleitung im Zentrum und in der Peripherie

Opticusganglien im Corpus geniculatum laterale. Nach innen zu wird die Netzhaut durch die innere Grenzschicht *(Membrana limitans interna)* abgeschlossen. Das ganze komplizierte System der Nervenzellen wird durch Gliazellen, die *Müllerschen Stützzellen* zusammengehalten, ihre Kerne befinden sich in der inneren Körnerschicht, ihre Enden verschmelzen mit den Membrana limitans externa und interna. Schmerzempfindende Nerven besitzt die Netzhaut nicht.

In der Makula ist ein besonders feiner Raster nötig, damit ein großes Auflösungsvermögen (scharfes Sehen) möglich wird. Deshalb hat hier jeder Zapfen eine eigene bipolare Zelle und von diesen jede eine eigene Ganglienzelle. In der Peripherie dagegen werden viele Sehzellen und bipolare Zellen zu einer Ganglienzelle geleitet, der Raster ist also gröber, der Seheindruck weniger deutlich.

9 d Leydhecker, Grundriß der Augenheilkunde, 15. Aufl.

Die Schicht der Sinneszellen enthält zwei anatomisch und funktionell unterschiedene Sinnesorgane *(Duplizitätstheorie)*: die Zapfen und die Stäbchen. In der Fovea centralis finden sich nur Zapfen. Sie dienen dem scharfen Sehen am Tage und dem Farbensehen. Bei einer geringeren Leuchtdichte als 0,01 cd/m² (etwa 0,03 apostilb) sprechen sie nicht mehr an, sie sind also nachtblind. Die Stäbchen dagegen können sich der Dunkelheit besser anpassen, indem sie den Sehpurpur regenerieren

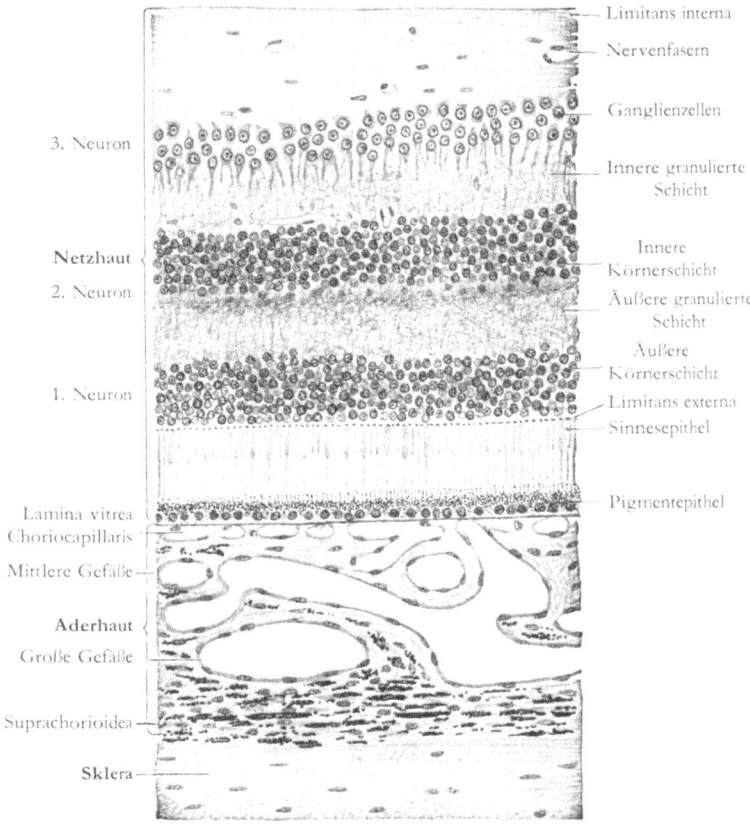

Abb. 175. Schnitt durch Aderhaut und Netzhaut

(Dunkeladaptation). Sie sind jedoch farbenblind. Tags dienen sie in der Netzhautperipherie der Wahrnehmung von Bewegungen. Für das Dämmerungssehen ergibt sich hieraus, daß man bei Leuchtdichten unter 0,01 cd/m² ein (physiologisches) Zentralskotom hat und deshalb bei sehr schwachem Licht einen Gegenstand besser sieht, wenn man an ihm vorbeiblickt und ihn nicht zu fixieren versucht. Dies kann man nachts im Wald sehr gut beobachten, ebenso beim Aufsuchen lichtschwacher Sterne. Farben nimmt man in der Dämmerung und nachts nicht mehr wahr: Nachts sind alle Katzen grau. — Eine weitere Besonderheit des Dämmerungssehens ist die Nachtmyopie, die etwa 2 dpt beträgt.

    Die inneren Schichten der Netzhaut bis in die Gegend der äußeren Körnerschicht werden von der Zentralarterie versorgt, die in der Nervenfaserschicht liegt. Arterie und Vene bilden ein Endgefäßsystem, das mit anderen Gefäßen keine Kollateralen hat. Die Sinneszellen der Netzhaut tauchen mit ihren Außengliedern zwischen die Pigmentepithelzellen und werden von der Aderhaut versorgt.

Das ophthalmoskopische Bild wird beeinflußt durch den Pigmentgehalt, das Lebensalter und die Refraktion. Die Retina ist durchsichtig, denn die Lichtstrahlen müssen durch sie bis zum Sinnesepithel dringen, das die äußerste Schicht bildet (Abb. 174 und 175). Die rote Farbe des Fundus entsteht durch den Blutgehalt der

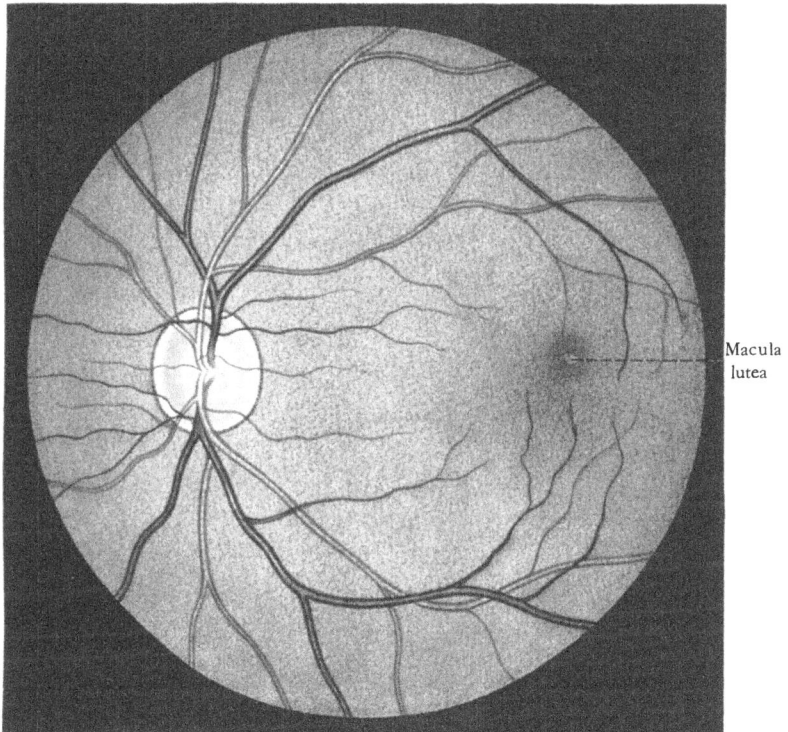

Macula
lutea

Abb. 176. Normaler Augenhintergrund. Das Pigmentepithel der Netzhaut ist gleichmäßig entwickelt, Einzelheiten der Aderhaut sind deshalb nicht sichtbar

Aderhautgefäße; sie sind durch das Pigmentepithel der Netzhaut nicht einzeln zu unterscheiden. Wenn das Pigmentepithel fehlt, die Chromatophoren der Aderhaut aber reichlich vorhanden sind, so entsteht das Bild des *Fundus tabulatus*. Man sieht die Aderhautgefäße und zwischen ihnen dunkelgraue Felder. Sind auch die Pigmentzellen der Aderhaut spärlich (hohe Myopie) oder fehlen sie (Albinismus), so scheint die Sklera zwischen den Aderhautgefäßen durch. Man sieht dann die dichotom verzweigten Netzhautgefäße, darunter die Schicht der frei miteinander anastomosierenden Aderhautgefäße verschiedenen Kalibers und zwischen diesen weiße Felder, die Sklera.

Auch das *Lebensalter* beeinflußt das ophthalmoskopische Bild. Bei Säuglingen und Kleinkindern ist die Papille blasser als bei Erwachsenen. Bei jungen Menschen sind viele, den Anfänger verwirrende Reflexe beim Augenspiegeln sichtbar; der

Wallreflex der Makula erscheint regelmäßig und deutlich. Bei älteren Menschen wird der Fundus reflexarmer, der Wallreflex fehlt, eine zentrale (nicht randständige!) Exkavation der Papille ist nicht selten. Durch Einlagerung von Cholesterin, Kalk oder Hyalin können kleine „dyshorische" weiße Herdchen *(Kapillaroseherdchen)* oder etwas größere runde, gelbliche Einlagerungen in der Netzhaut entstehen: *Drusen.* Oft kommen in der Äquatorgegend Pigmentierungen und als bereits pathologische

Große Aderhautgefäße   Pigmentierte Intervaskularräume der Aderhaut

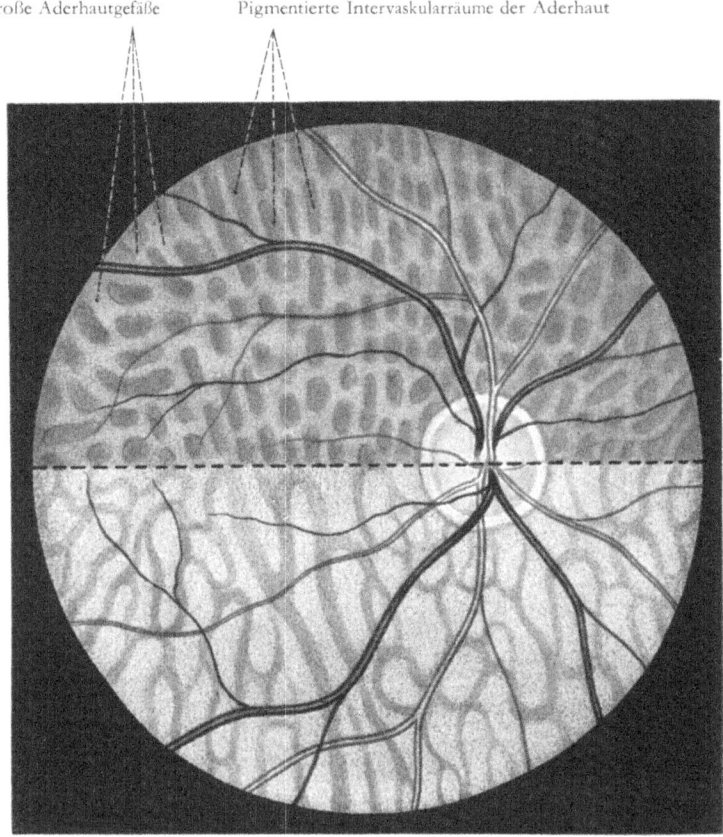

Abb. 177. Oben Fundus tabulatus, unten pigmentarmer Fundus. In beiden Fällen ist das Pigmentepithel der Netzhaut ungenügend entwickelt, man sieht die Aderhaut. Bei Fundus tabulatus sind die Chromatophoren zwischen den Aderhautgefäßen sichtbar, bei pigmentarmem Fundus sieht man zwischen den Aderhautgefäßen die helle Sklera durchscheinen

senile Veränderungen cystoide Degenerationen vor, die dann zur Ablatio retinae disponieren. Die Arteriolen sind dünner, Kaliberschwankungen und Einscheidungen der Arterien kommen hinzu, das Gunnsche Kreuzungszeichen (s. u.) wird sichtbar. Sogar kleine Blutungen sind nicht selten.

Refraktion. Bei hoher Hypermetropie kann die Papille unscharf begrenzt sein *(Pseudoneuritis hypermetropica).* Im Gegensatz zur Neuritis ist die Sehschärfe jedoch normal, oder, wenn dies nicht der Fall ist, so schwankt sie doch bei wiederholter Untersuchung im Laufe von einigen Wochen nicht. Das Gesichtsfeld ist normal. Die Gefäße sind stärker geschlängelt als bei normalen Augen. Bei hoher Myopie verlaufen die Gefäße gestreckt, der Fundus ist pigmentarm, es tritt ein temporal oder peripapillär gelegener Conus auf. Unregelmäßige „Lacksprünge" entstehen durch Einrisse der Bruchschen Membran. Als pathologische Steigerung dieser Dehnungsherde kommt die myope Maculadegeneration vor (Abb. 58).

Unspezifische pathologische Veränderungen sind a) die wundernetzförmige Ausbildung von Anastomosen und das Aussprossen neuer Gefäße, b) die Bildung von präretinalen Bindegewebssträngen, in denen neugebildete Gefäße verlaufen. Sie schrumpfen später und ziehen die Retina von ihrer Unterlage ab. Beide Veränderungen (a und b) kommen bei chronischem Sauerstoffmangel der Netzhaut vor, klinisch z. B. bei diabetischer Retinopathie, Periphlebitis (Abb. 205) und retrolentaler Fibroplasie. c) Auch die Anordnung von Degenerationsherden um die Macula herum *(Retinitis circinata)* ist nicht für eine bestimmte Krankheit kennzeichnend. Man findet sie bei Diabetes, hohem Blutdruck, aber auch bei traumatischen Blutungen.

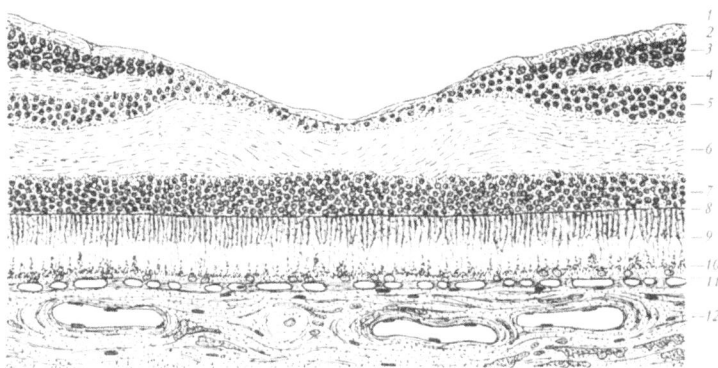

Abb. 178. *1* Membrana limitans int.; *2* Nervenfaserschicht; *3* Ganglienzellschicht; *4* Innere plexiforme Schicht; *5* innere Körnerschicht; *6* äußere plexiforme Schicht; *7* äußere Körnerschicht; *8* Membrana limitans ext. *9* Stäbchen und Zapfen; *10* Pigmentepithel der Retina; *11* Lamina vitrea (basalis) et elastica chorioideae (Bruchsche Membran); *12* Chorioidea

Ablösung der Netzhaut (Amotio oder Ablatio retinae)

Symptome. Subjektiv bemerkt der Kranke Lichtblitze in der Peripherie, die durch den Einriß der Netzhaut entstehen, und einen Schwarm von schwarzen Trübungen (die Schatten, die kleine Blutungen im Glaskörper auf die Netzhaut werfen; die Blutungen entstehen durch das Zerreißen eines Gefäßes bei der Lochbildung). Im Gegensatz zu den harmlosen Mouches volantes, die halbdurchsichtige einzelne Schlieren im Glaskörper sind, treten die Blutungstrübungen plötzlich und zahlreich auf. Diese beiden Frühsymptome können fehlen. Danach bemerkt der Kranke eine Verdunklung in der Peripherie, die er meist als von unten aufsteigende Mauer beschreibt (Ablatio oben) oder als sich senkenden Vorhang (Ablatio unten). Verzerrtsehen und rascher Verlust des Sehvermögens kommen hinzu, sobald die Makula mitbeteiligt ist. Schmerzen fehlen stets. *Objektiv* sieht man bei hoher Ablatio graue Falten, in deren Tälern die Gefäße verschwinden und die bei Augenbewegungen schwappen. Bei flacher Ablatio ist die Netzhaut noch transparent, die Gefäße verlaufen wellig. Je älter und je höher die Netzhautablösung wird, desto mehr erscheint die abgelöste Netzhaut grau. Die Risse haben meist die Form eines Hufeisens oder eines Haifisch-

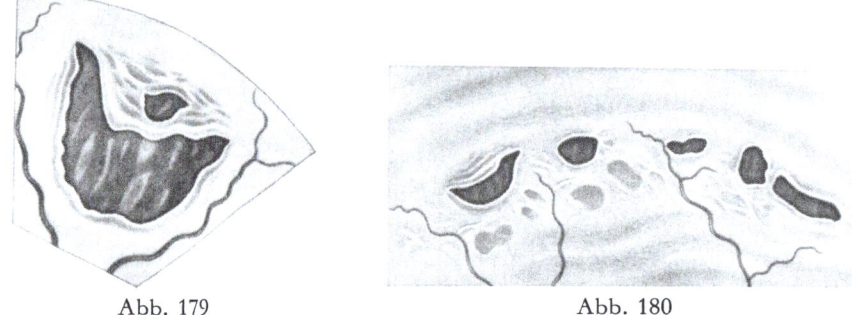

Abb. 179   Abb. 180

Abb. 179. Hufeisenriß in der Netzhautperipherie

Abb. 180. Rißkette bei cystoider Degeneration in der Peripherie der Netzhaut

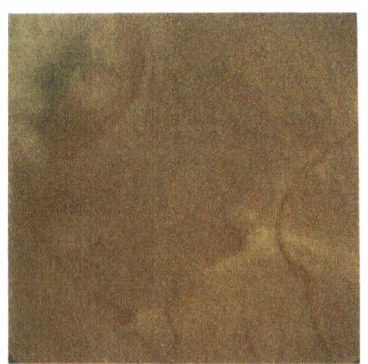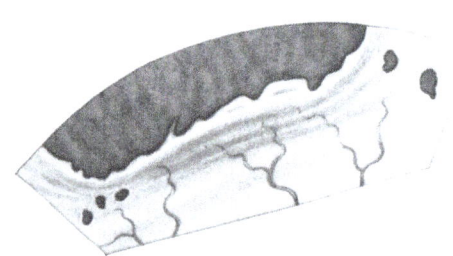

Abb. 181   Abb. 182

Abb. 181. Ablatio retinae mit Riß (rot, unterhalb der Bildmitte)

Abb. 182. Orariß nach Prellung des Auges

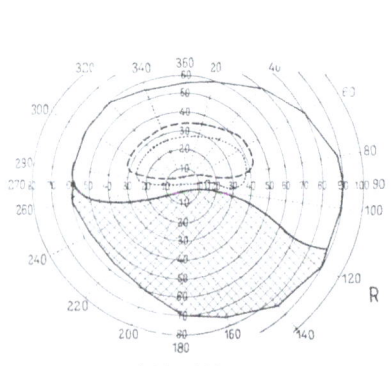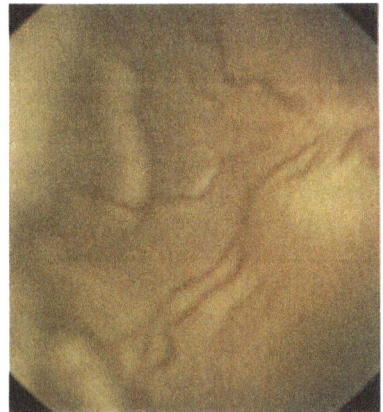

Abb. 183   Abb. 184

Abb. 183. Gesichtsfeldausfall unten bei Netzhautablösung oben

Abb. 184. Ablatio retinae (links: Netzhaut faltig abgehoben)

mauls mit der Concavität zur Peripherie gerichtet, seltener sind sie rund (Abb. 182 und 183). Eine häufige Lokalisation ist der temporal obere Quadrant, besonders die Gegend des Ansatzes des Obliquus superior. Orarisse (Abb. 184) entstehen nach Prellung des Auges, Makulalöcher nach Traumen, Entzündungen oder Degenerationen.

Differentialdiagnose. 1. Das *Melanosarkom* kann ophthalmoskopisch einer Netzhautablösung sehr ähnlich sein. Eine hohe Ablösung, die bei Augenbewegungen nicht schwappt, sondern starr ist, eine bräunliche Farbe und Blutungen auf einer solchen Ablösung sprechen für Melanosarkom als Ursache. Die diasklerale Durchleuchtung zeigt eine Verschattung bei Melanosarkom, die weitere Differentialdiagnose ist mit Hilfe der Ultraschall-Untersuchung und mit dem p^{32}-Test möglich (s. S. 20). 2. *Retinoschisis* (s. S. 145).

Ätiologie. Die Netzhaut ist nur vorn an der Ora serrata und hinten an der Papille mit dem Pigmentepithel fest verwachsen. Im übrigen liegen die beiden Blätter des ehemaligen Augenbechers nur lose aneinander. Am häufigsten ist die *primäre (idiopathische) Ablatio.* Sie entsteht durch einen Einriß der Netzhaut, der vorzugsweise an Stellen mit cystoider Degeneration erfolgt. Solche Degenerationen kommen besonders bei Myopie und im Alter vor. Der Glaskörper dieser Augen ist meistens destruiert und verflüssigt, sein Gerüstwerk zerfällt. Wenn die Netzhaut einreißt, so tritt verflüssigter Glaskörper durch den Riß hinter sie und hebt sie immer weiter vom Pigmentepithel ab, bis schließlich eine totale Ablatio vorliegt. — *Sekundäre Ablationen* können ohne Einriß durch Zug von innen entstehen (Traktions-Ablatio). Dieser Zug kann von präretinalen Strängen ausgeübt werden (Retinitis proliferans) wie sie bei allen Formen des örtlichen Sauerstoffmangels entstehen, so z.B. bei diabetischer Retinopathie und Periphlebitis. Auch nach Entzündungen oder Verletzungen können Exsudate im Glaskörper, die an der Netzhaut ansetzen, später schrumpfen und die Netzhaut abziehen. Eine Ablösung kann natürlich nach durchbohrender Verletzung mit unmittelbarer Schädigung der Netzhaut entstehen (Verletzung, Operation). Entzündungen (z.B. Retinitis exsudativa), Blutungen oder Geschwülste (Melanosarkom) können die Netzhaut emporheben.

Gutachterfragen. Die auslösende Ursache des Einrisses läßt sich oft nicht angeben. Dem menschlichen Kausalitätsbedürfnis entsprechend und psychologisch durch Versicherungsschutz unterstützt werden nicht selten Bagatellursachen angegeben, wie z.B. eine allgemeine Körpererschütterung oder schweres Heben. Derartige Ereignisse sind aber oft nur der letzte Tropfen, der ein volles Glas zum Überlaufen brachte.

Wenn dagegen das Auge oder der Kopf selbst von einem Schlag getroffen wurden und die Augenuntersuchung keine Degenerationen der Netzhaut, also keine Anlage zur Ablösung zeigt, so ist der Anteil dieser äußeren Umstände an dem Geschehen natürlich viel größer. Das sorgfältige Abwägen von Anlage und äußerer Ursache in jedem Einzelfall gehört zu den besonders schwierigen gutachtlichen Problemen.

Therapie. Eine medikamentöse Behandlung gibt es nicht. Die chirurgische Behandlung ist erst seit einigen Jahrzehnten möglich. Alle chirurgischen Methoden beruhen auf den Beobachtungen, daß eine Netzhautablösung durch einen Einriß entsteht, Verschluß des Risses die Ablösung heilt und Ablösungen dort nicht auftreten, wo durch eine frühere Netzaderhautentzündung eine feste Narbe zwischen der Netzhaut und Aderhaut entstanden ist. Der Operationsplan ist also, solche Entzündungsherde künstlich in der Gegend des Risses zu setzen, damit eine narbige

Anheftung der Netzhaut an die Aderhaut entsteht. Die Entzündungsherde kann man aber nur in der Aderhaut, nicht unmittelbar in der Netzhaut erzeugen. Wenn durch den Entzündungsherd in der Aderhaut eine Anheftung entstehen soll, so muß man also außer der herdförmigen Entzündung auch noch einen Kontakt zwischen Netzhaut und Aderhaut herstellen. Die abgehobene Netzhaut kann man im allgemeinen schlecht durch Auffüllen des Glaskörperraumes mit verschiedenen Substanzen (Luft, Ringerlösung etc.) der Aderhaut annähern. Man wählt meistens den umgekehrten Weg und dellt die Sklera und damit die Aderhaut an der Stelle der Netzhautablösung ein, man nähert also die Aderhaut der Netzhaut an. Das kann durch das Aufnähen einer Kunststoffplombe geschehen oder durch Herausschneiden eines Streifens Sklera, wonach durch das Zusammennähen der beiden Wundränder ein Wulst Aderhaut sich vorbuckelt und so sich der Netzhaut annähert oder, wie heute

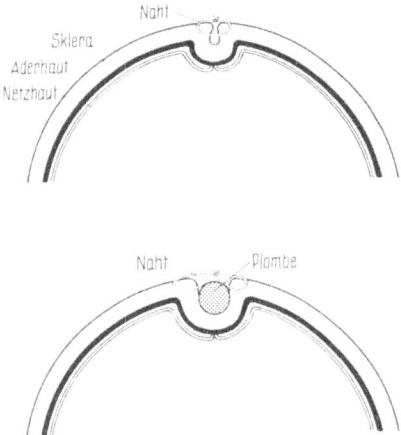

Abb. 185. Oben: Einstülpen von Sklera und Aderhaut durch Skleranähte. Der Netzhautriß liegt auf der Falte. Unten: Eine breitere Falte erreicht man durch Aufnähen und Einstülpen einer Kunststoff-Plombe

meistens gebräuchlich, durch eine Einfaltung der Sklera mit der Aderhaut durch einstülpende Nähte. Die sterilen Entzündungsherde erzeugte man bisher immer mit Hilfe einer kleinen Diathermiekugel, die durch die Sklera hindurch einen Brennherd in der Aderhaut verursachte. Seit neuestem verwendet man hierzu auch die schonendere Methode der Kälte, indem man einen auf —70° C abgekühlten Metallstift auf die Sklera setzt und durch sie hindurch ähnliche Wirkungen in der Aderhaut erzielt wie bisher mit der Diathermie. Durch einige Skleraperforationen, die man mit einer sehr feinen Nadel ausführt, läßt man subretinale Flüssigkeit ab.

Die Kombination dieser drei Maßnahmen: künstliche Entzündungsherde, eindellendes Verfahren und Ablassen der Flüssigkeit, ist der heute gebräuchlichste Weg. Bei sehr ungünstig gelagerten Fällen kann man eine ringförmige Eindellung der Sklera und Aderhaut durch die *Umschnürung mit Fascia lata* oder einem anderen Material erreichen. Bei nur ganz flach abgehobener Retina oder einem Netzhautloch ohne Ablösung ist die schonendste Methode die *Lichtkoagulation* nach MEYER-SCHWICKERATH: Eine Eindellung von Sklera und Aderhaut ist hierbei nicht nötig, weil der Abstand zwischen Netzhaut und Aderhaut sehr gering ist, so daß Entzündungsherde der Aderhaut sich vernarbend und damit anheftend auf die Netzhaut auswirken können. Diese Entzündungsherde setzt man bei der Lichtkoagulation ohne Aufschneiden der Bindehaut mit Hilfe eines Augenspiegels durch die Pupille. Bei der Originalmethode wird der kleine Brandherd in der Aderhaut mit dem gebündelten Licht einer Xenonhochdrucklampe erzeugt. Dies sind Lampen, wie man sie in Kinoprojektoren verwendet. Das auf einen Punkt fokussierte Licht des Koagulators ist imstande, auch an der Haut eine Brandblase hervorzurufen oder ein Stück Papier zu entzünden, wie Sonnenlicht. Man lenkt es mit dem Augenspiegel direkt auf den Riß und seine Umgebung, wobei man die Brennherde während der Koagulation als weiße Flecken entstehen sieht. Mit solchen Hitze-Einwirkungen umgibt man den Netzhautriß, so daß er schließlich in einer Narbe zu liegen kommt. Neuerdings verwendet man auch Laserstrahlen. Beide Methoden können auch zur Zerstörung von Blutgefäßen oder Tumoren benutzt werden.

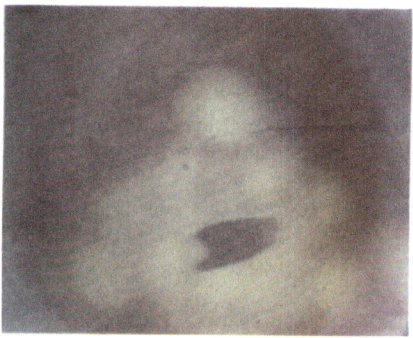

Abb. 186. Frische Lichtkoagulationen um ein Netzhautloch bei anliegender Retina

Nachbehandlung. Der Patient muß noch mehrere Wochen eine Lochbrille tragen, um das Auge ruhig zu stellen. Er darf keine schweren Lasten heben, z.B. seinen Koffer nicht selbst tragen oder ins Gepäcknetz stemmen. Die Peripherie des zweiten Auges muß sorgfältig kontrolliert werden, bei anliegenden Löchern oder rißverdächtigen Degenerationen nimmt man eine vorbeugende Lichtkoagulation vor.

Prognose. Die Heilung gelingt durchschnittlich bei etwa 70% der Fälle. Entscheidend ist die frühzeitige Überweisung zum Facharzt oder in die Klinik, denn je kleiner der Riß und je weniger ausgedehnt die Abhebung ist, je früher man also operiert, desto besser ist die Prognose. So erreicht man in günstigen Fällen bei etwa 90% Heilung, bei ungünstigen Fällen sinkt die Erfolgsquote unter 30%. Prognostisch ungünstige Fälle sind Augen mit sehr vielen Netzhautrissen oder sehr großen Rissen, alte Ablösung, Aphakie, solche mit mißglückten früheren Operationen oder Ablösungen, bei denen kein Riß sichtbar ist und die Therapie deshalb nicht gezielt erfolgen kann.

Tumoren

Das Retinoblastom (früher: Gliom, Markschwamm, nach dem Aussehen des Tumors in tabula) ist ein bösartiger Tumor des Kindesalters, der den Tod durch Fortwachsen entlang dem Sehnerven in das Gehirn verursacht; Metastasen sind seltener. In 25% der Fälle werden beide Augen befallen, jedoch oft nicht gleichzeitig.

Man muß deshalb 5 Jahre lang alle 3 Monate in Narkose und bei maximal weiter Pupille, also unter den günstigsten Beobachtungsbedingungen, den Augenhintergrund des zweiten Auges sorgfältig absuchen, wenn man an einem Auge ein Retinoblastom entdeckte, damit die Therapie am zweiten Auge so früh wie möglich ein-

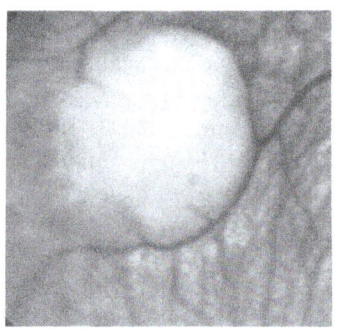 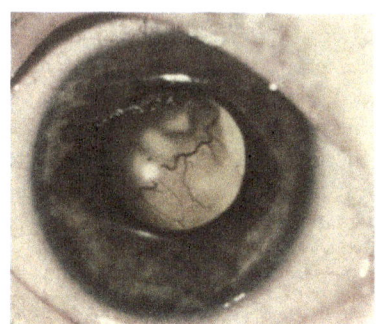

Abb. 187   Abb. 188

Abb. 187. Retinoblastom

Abb. 188. „Amaurotisches Katzenauge" (Retinoblastom, das den ganzen Glaskörper ausfüllt)

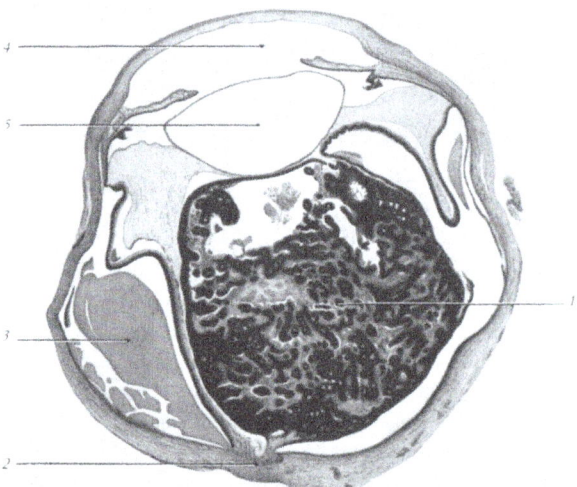

Abb. 189. Retinoblastoma exophytum mit vollständiger Netzhautablösung. *1* Tumor mit Nekrosen; *2* Papille; *3* subretinales Exsudat; *4* Vorderkammer; *5* Linse

setzen kann und es durch Zerstörung des Tumors gerettet wird. Wegen des raschen Wachstums der Geschwulst sind längere Abstände nicht erlaubt.

Klinisches Bild. Den Eltern fällt die Krankheit meist erst auf, wenn der Tumor so groß geworden ist, daß das Auge schielt (weil es erblindet ist) und die Pupille einen gelb-weißen Reflex zeigt. Man nennt dies „amaurotisches Katzenauge". Das häufigste Manifestationsalter ist 2—3 Jahre. Bei Schielkindern muß also stets der Fundus in Mydriasis untersucht werden! Der Tumor wächst weiter subretinal (Retinoblastoma exophytum) oder bricht in den Glaskörper durch (Retinoblastoma endophytum). Histologisch handelt es sich um eine Wucherung von Retinoblasten und Retinocyten, bei reiferen Retinocytomen entstehen Rosetten.

Vererbung liegt nur bei 5% der Kinder vor, ist dann jedoch dominant, so daß bei erblichen Fällen die Hälfte der Kinder erkranken. Deshalb ist eine sehr genaue Familienanamnese und Eheberatung nötig! 95% der Retinoblastome sind sporadisch, bei diesen ist die Erkrankungswahrscheinlichkeit eines weiteren Kindes nur 2% (nach RINTELEN).

Therapie. Wenn es sich um einen kleinen Tumor handelt, der nicht größer als das 4fache des Papillendurchmessers ist, kann man ihn mit der Lichtkoagulation nach MEYER-SCHWICKERATH oder mit Röntgenstrahlen zerstören. Bei größeren Tumoren muß man das Auge entfernen. Wenn beide Augen befallen sind, wird man das Auge mit dem größeren Tumor entfernen und das andere mit Lichtkoagulation behandeln. Röntgen- und Radiumstrahlen haben den Nachteil, die Linse zu trüben (Strahlenkatarakt). Die operative Entfernung des Netzhauttumors aus dem Auge ist natürlich nicht möglich, weil sonst das Auge an einer Aderhautblutung und Netzhautablösung zugrunde geht.

Differentialdiagnose. Ein Retinoblastom kann vorgetäuscht werden („Pseudogliom") durch eine Retinitis exsudativa (s. S. 157), durch eine totale Netzhautablösung oder durch eine retrolentale Fibroplasie. In all diesen Fällen ist das erkrankte Auge erblindet, seine Entfernung stellt also keinen schweren Verlust für das Kind dar. Bei unklarer Diagnose sollte man also das blinde Auge entfernen und nicht das Risiko eingehen, ein Auge mit Retinoblastom bestehen zu lassen und somit das Leben des Kindes zu gefährden.

Sonstige Tumoren der Netzhaut sind selten und gutartig. Es sind dies die *Phakomatosen* genannten Krankheiten, bei denen in der Haut und im Nervensystem ähnliche Neoplasmen wie im Auge vorkommen. Hierzu gehören 1. die *Angiomatosis retinae* (v. HIPPEL): In einem tumorähnlichen arteriovenösen Aneurysma ende eine Arterie und eine prallgefüllte Vene. *Therapie.* Zerstörung der Gefäße und Gefäßknoten mit Lichtkoagulation oder Diathermie; 2. die *Neurofibromatose* (v. RECKLINGHAUSEN), oft mit Rankenneurinomen der Lider zusammen; 3. das *Sturge-Weber-Syndrom* (Naevus flammeus des Gesichtes, Glaukom und Hirnverkalkungen). *Therapie:* Goniotomie oder Iridenkleisis nach diathermischer Koagulation des Aderhautangioms. 4. Die noch seltenere *tuberöse Hirnsklerose* (BOURNEVILLE).

Die **retrolentale Fibroplasie** ist eine Ablatioform bei Frühgeburten unter 1800 g Gewicht, die zu hohe Sauerstoffkonzentrationen (über 40%) bekamen und bei denen die O_2-Beatmung zu rasch abgesetzt wurde. Nach 2—10 Wochen sieht man enge Retinaarterien, Blutungen und Ödem, dann eine Neubildung von Retinaarterien, die in den Glaskörper hineinsprossen, schließlich eine bindegewebige Organisation der Blutungen und eine fortschreitende Ablatio, bis sich eine retrolentäre Membran gebildet hat. Weitere Folgen sind Linsentrübungen, Sekundärglaukom und Phthisis bulbi (Schrumpfen des Auges). Seit man das Überangebot von Sauerstoff als Ursache erkannte, ist die Krankheit selten geworden.

Differentialdiagnose. Organisierter Glaskörperabszeß, Retinoblastom. *Therapie.* Keine, bei chronischer Entzündung oder Sekundärglaukom Enukleation.

Retinoschisis ist eine seltene Krankheit, die mit einer Ablatio verwechselt werden kann. Die innere Netzhautschicht mit den Gefäßen löst sich von der äußeren Schicht, bleibt aber rötlich und transparent. Ein Riß ist nicht zu sehen. *Therapie.* Meist unnötig, bei Fortschreiten Lichtkoagulationsketten zur Sicherung im noch nicht gespaltenen Bereich.

Zirkulationsstörungen

Hochdruckveränderungen der Netzhaut. Das Symptom „erhöhter Blutdruck"
ist pathogenetisch vieldeutig. Am Augenhintergrund sieht man Gefäß- und Paren-
chymveränderungen, die eine Parallelität mit den Nierenveränderungen zeigen. Man
kann aber nicht das Geschehen des ganzen Körpers am Auge ablesen. Nach dem Aussehen des Gesichtes benannte der Internist VOLHARD zwei Hauptformen des Hoch-

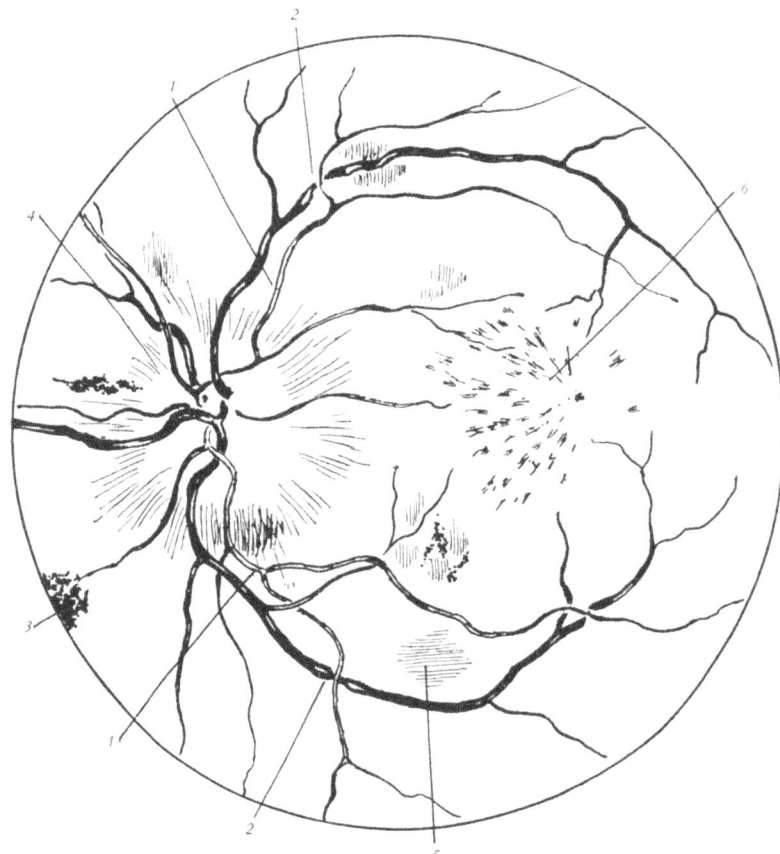

Abb. 190. Erläuterungsbild zur folgenden Abbildung. Retinopathia angioplastica. *1* Silberdrahtarterien, starke Kaliberschwankung; *2* Gunnsches Kreuzungszeichen; *3* Netzhautblutungen; *4* Papillenödem mit einzelnen Blutungen; *5* Degenerationsherd der Netzhaut;
6 spritzerförmige weiße Herde um die Macula lutea herum (Sternfigur)

druckes, den „roten Hochdruck" (entsprechend dem benignen, nicht fixierten,
therapeutisch beeinflußbaren Elastizitäts- und Minutenvolumen-Hochdruck) und
den „blassen Hochdruck" (maligner, fixierter, nephrogener Widerstands-Hoch-
druck). Der ersten Form entspricht an der Netzhaut der Fundus hypertonicus, der
nephrogenen Form dagegen die Retinopathia angiospastica. Die essentielle Hypertonie (roter Hochdruck) kann in eine renalisierte Hypertonie (blasser Hochdruck)
übergehen. Dem entspricht am Augenhintergrund die sogenannte Übergangsform.
In der Praxis können wir folgende Formen unterscheiden:

a) *Essentielle Hypertonie bei jungen Menschen.* Die Arterien sind etwas vermehrt geschlängelt, die Reflexstreifen verbreitert und gelblich-rot (*„Kupferdrahtarterien"*). Während das normale Verhältnis der Arterienbreite zur Venenbreite 2:3 ist, wird es bei der essentiellen Hypertonie Jugendlicher 1:1. An den Kreuzungsstellen mit Arterien sind die Venen sanduhrartig eingeschnürt, als ob sie komprimiert wären (*Gunnsches Zeichen*), oder (seltener) sie weichen bogenförmig aus (*Salussches Zeichen*).

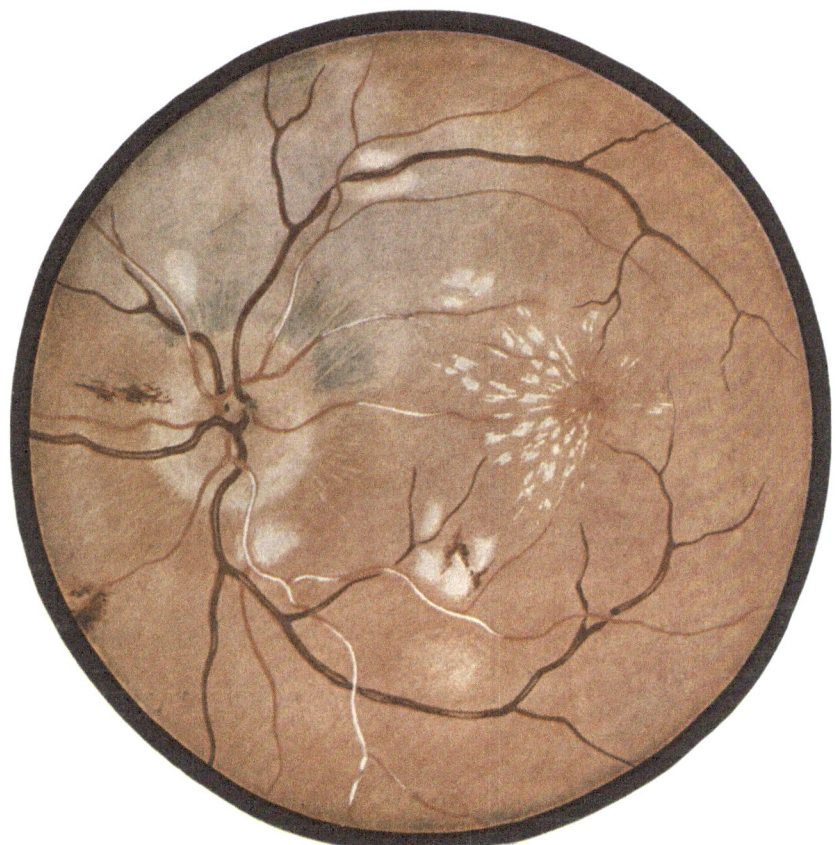

Abb. 191 Retinopathia angiospastica. Erläuterung s. Abb. 190

Kleine punktförmige oder streifenförmige *Blutungen* können am hinteren Pol oder in der Nähe der Gefäße auftreten.

b) *Essentielle Hypertonie bei älteren Menschen* ist in der Regel mit arteriosklerotischen Fundusveränderungen kombiniert. Auch hierbei sieht man das eben beschriebene Gunnsche oder Salussche Zeichen, außerdem aber korkenzieherartige Schlängelung der Venen um die Makula herum (*Guistsches Zeichen*). Die Arterien sind infolge der Sklerose nicht mehr so stark erweitert, wie bei jungen Menschen mit Hypertonie. Im Makulabereich kommen *weiß-gelbe fettige Degenerationen* vor.

c) *Übergangsform.* Sie entspricht der beginnenden Renalisierung des Hochdrucks. Bei jungen wie bei älteren Menschen treten *Kaliberschwankungen der Arterien* auf, die durch eine stellenweise Verengerung entstehen. Die Zahl der *Blutungen* nimmt zu.

Bei älteren Menschen findet man eine Vermehrung der gelblich-weißen scharf begrenzten Flecken (histologisch: variköse Quellung und zystische Entartung der Nervenfasern, Exsudate, fettige Degenerationen).

d) Dem *renalisierten Hochdruck* entspricht eine ausgeprägte Verengerung der Arterien, deren Reflexstreifen schmal und weiß wird: *Silberdrahtarterien*. In der Nähe der Makula kommen weiße Netzhautherde vor, die flaumartig wie Baumwollflocken aussehen und deshalb *Cotton-wool-Exsudate* heißen. Bei längerem Bestehen wird die *Papille ödematös*, unscharf begrenzt und prominent, so daß sie der Stauungspapille ähnelt. Die Arterien haben oft streckenweise weiße Begleitstreifen, die Arteriolen sind kaum sichtbar. Die weiß-gelben oben beschriebenen Herde können sich um die Makula herum sternförmig anordnen: „Sternfigur". Nach langem Bestehen kann eine Opticusatrophie die Folge sein.

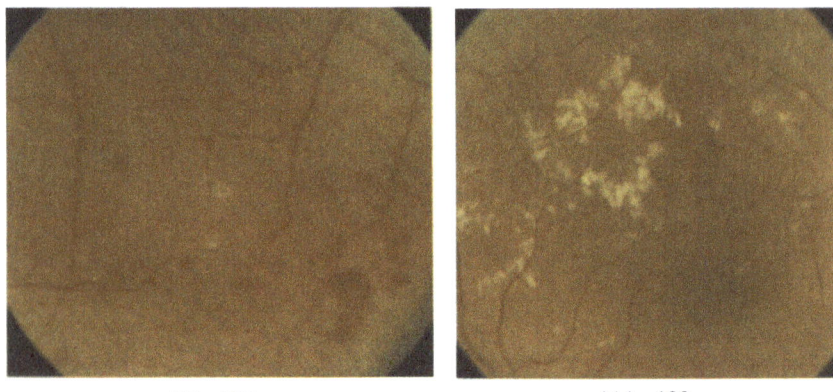

Abb. 192   Abb. 193

Abb. 192. Diabetische Retinopathie (Frühstadium). Flohstichartige Blutungen, Mikroaneurysmen

Abb. 193. Diabetische Retinopathie (mittleres Stadium)

Die Sehstörungen richten sich nach dem Ort der Herde: Eine kleine Blutung oder ein kleiner Degenerationsherd in der Makula beeinträchtigt das Sehvermögen stark, während in der Peripherie selbst größere Herde dem Patienten nicht zum Bewußtsein kommen.

Die Therapie erfolgt durch den Internisten oder Hausarzt und richtet sich gegen das Grundleiden.

Bei der **Retinopathia toxaemica gravidarum** (früher: Retinitis albuminurica) kommen Netzhautveränderungen wie bei dem renalisierten Hochdruck vor, wobei die Engstellung der Arterien das wichtigste Symptom ist, das früh auf eine Präeklampsie hinweist. Bei der Entwicklung zur Eklampsie findet man am Augenhintergrund eine starke Exsudation, die bis zur partiellen Netzhautablösung geht. Schwierigkeiten kann die Deutung des Fundusbildes bereiten, wenn man außer den toxämischen Veränderungen auch ältere Zeichen eines erhöhten Blutdruckes mit oder ohne Nierenbeteiligung findet.

Retinopathia diabetica. Das Bild der diabetischen Angiopathie der Retina wird gleichfalls von dem Lebensalter beeinflußt. Bei jüngeren Menschen mit Diabetes findet man *Mikroaneurysmen,* die sich von Blutungen dadurch unterscheiden, daß sie auch bei längerer Beobachtungszeit bestehen bleiben, sowie *Kapillarblutungen,* die nach Monaten verschwinden können, kalkspritzerartige *kleine weiße Herde,* seltener gelbliche Herde, die alle besonders in der Nähe des hinteren Pols liegen und deshalb Sehstörungen verursachen, manchmal sich kreisförmig um Papille und Makula anordnen *(„Retinitis" circinata).* Bei längerem Bestehen kommen *Einscheidungen der Gefäße* hinzu, wundernetzförmige *Neubildung von Gefäßen,* Zunahme von Blutungen in der Netzhaut und in dem Glaskörper und schließlich *präretinale Bindegewebsstränge,* in denen die neugebildeten Gefäße verlaufen *(Retinopathia proliferans)* und deren Schrumpfen zu einer Traktionsablatio führt. Ein Ödem der Netzhaut fehlt in allen Stadien.

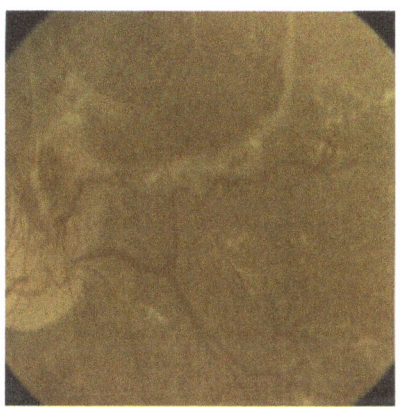 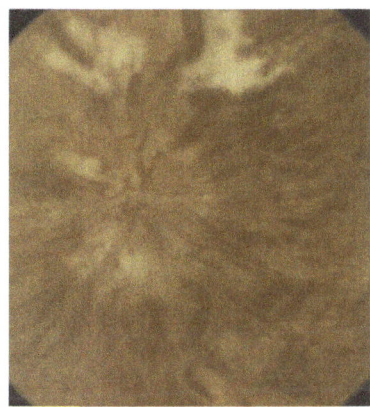

Abb. 194   Abb. 195

Abb. 194. Diabetische Retinopathia proliferans (Spätstadium)

Abb. 195. Frische Zentralvenenthrombose

Bei älteren Menschen treten die sklerotisch-hypertonischen Veränderungen hinzu, die oben unter b) bei der essentiellen Hypertonie beschrieben wurden. Bei lange bestehendem Diabetes mit interkapillärer Glomerulosklerose (KIMMELSTIEL-WILSON) sieht man am Augenhintergrund Veränderungen, die der Retinopathia angiospastica *und* den eben beschriebenen diabetischen Veränderungen entsprechen.

Die diabetische Retinopathie ist häufiger geworden, weil das Insulin das Überleben von Kranken ermöglicht, die früher an dem Grundleiden gestorben wären, ehe Netzhautveränderungen entstanden.

Die Prognose der späten Stadien, sowie der mit Retinopathia angiospastica kombinierten Veränderung ist sehr schlecht, weil die Therapie nicht viel nutzt. Die Verordnung von Vitaminpräparaten, Rutin oder Anabolica ist mehr aus psychologischen Gründen angezeigt. Bei solchen hoffnungslosen Leiden muß sich der Arzt bewähren, der dem Kranken bis zuletzt die Hoffnung gibt, die er selbst nicht hat. Das ist freilich schwerer als Rezepte zu verschreiben. Die sorgfältige Einregulierung des Blutzuckers über den ganzen Tag hin und unter Berücksichtigung der Lebensbedingungen des Kranken ist die einzige Maßnahme, die das Fortschreiten der Retinopathie bremsen kann.

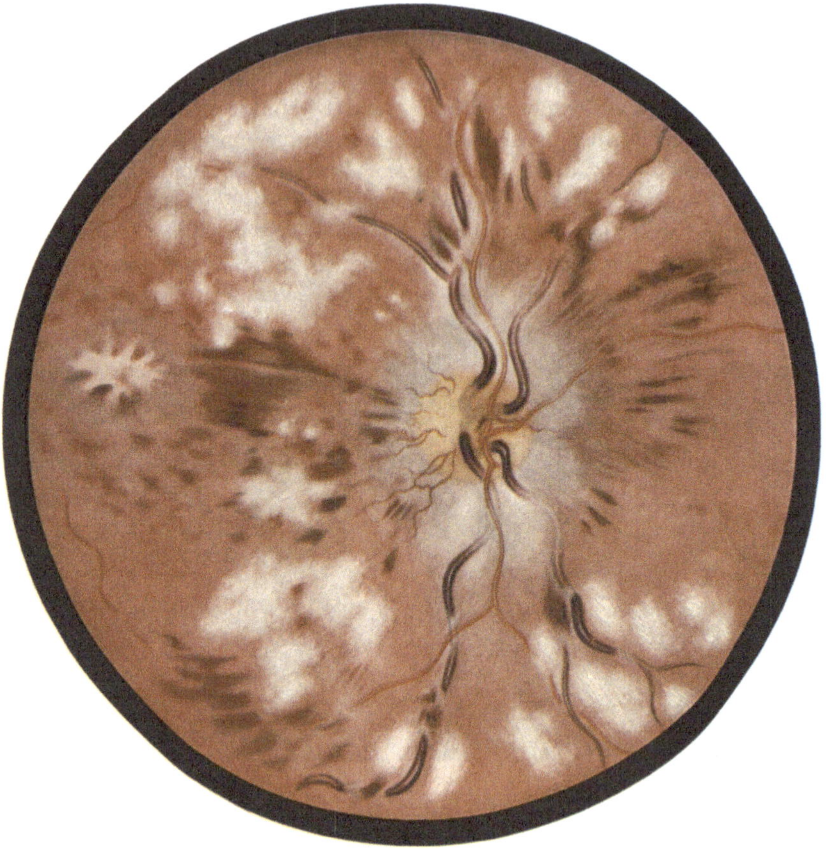

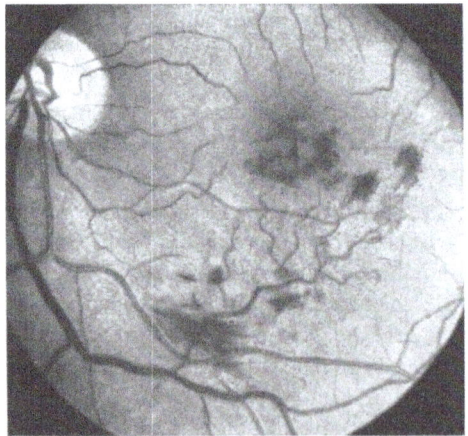

Abb. 196. Thrombose der Vena centralis retinae nach einigen Wochen. Stark gestaute und geschlängelte Venen, Papillenödem, frischere und ältere Netzhautblutungen, zum Teil bereits in weiße Degenerationsherde umgewandelt

Abb. 197. Thrombose eines Venenastes

Weitere Augenkomplikationen durch Diabetes: Gefäßneubildung auf der Iris (Rubeosis iridis diabetica) mit Überwachsen der Gefäße in den Kammerwinkel (Sekundärglaukom), Cataracta diabetica, Neuritis retrobulbaris.

Die „Venenthrombose" der Retina ist fast nie eine echte Thrombose, sondern ein Gefäßverschluß durch Erkrankung der Venenwand. Sie tritt oft als Folge der hypertonisch-sklerotischen Veränderungen des Stadiums 1 und 2 der Hochdruckveränderungen auf. Auch ein Entzündungsherd im Körper kann ein auslösender Anlaß sein. Bei dem *Astvenenverschluß* ist das erste Zeichen das Auftreten feiner Blutungen an den Kreuzungsstellen (Präthrombose). Wenn das Lumen nicht mehr durchgängig wird, was bei allen Gefäßverschlüssen plötzlich eintritt, so entstehen viele große und kleine Blutungen im Ausbreitungsgebiet der Vene, die sich entsprechend dem Verlauf der Retinafasern anordnen (Abb. 195). Die Vene ist stark erweitert und geschlängelt. Das Aufsaugen der Blutungen dauert etwa 1 Jahr. Als Spätfolge bleiben wundernetzartige Gefäßneubildungen und oft eine Makuladegeneration oder ein Makulaödem. Die *Zentralvenenthrombose* (richtiger: Verschluß der Zentralvene) hat als gefährliche Spätfolge bei der Hälfte der befallenen Augen ein Sekundärglaukom, das 3—6 Monate nach der Thrombose auftritt und das bei Astvenenverschlüssen fehlt. Dann ist das Auge meist verloren *(hämorrhagisches Glaukom)*.

Klinisches Bild der Zentralvenenthrombose: Alle Venen sind prall erweitert und geschlängelt, die Papille ödematös und von radiären Blutungen umgeben, die bis in die Peripherie reichen (Abb. 196). Die Grenzen der Papille können in dem Ödem verschwinden.

Differentialdiagnose. Bei der *Stauungspapille* kommen weniger zahlreiche Blutungen vor, die nicht so weit in die Peripherie reichen und nicht so stark erweiterte Venen.

Therapie. Behandlung des Grundleidens durch den Internisten, Suche nach Foci (Zahnwurzeln, Nebenhöhlen und Tonsillen) und deren Beseitigung, Nikotinverbot. Die Behandlung mit Antikoagulantien ist umstritten, bei vorwiegender Gefäßsklerose dürften sie durch Zunahme der Blutungen schaden, bei jüngeren Menschen durch Auflösen des Gefäßverschlusses vielleicht nutzen. Stets muß das zweite Auge auf beginnendes Glaucoma simplex untersucht werden, da auch am befallenen Auge das Glaukom oft nicht rein sekundär ist, sondern erst durch die Thrombose entdeckt wird.

Der Verschluß der Zentralarterie ist meist keine „Embolie", wie die ältere Bezeichnung meinte, sondern eine lokale Wanderkrankung. Er tritt blitzartig auf und ist eine typische Notfallsituation. Der Kranke bemerkt eine plötzliche einseitige Erblindung ohne Schmerzen. Manchmal sind zeitweilige Verdunklungen vorausgegangen. Der Arzt findet eine amaurotische Pupillenstarre und sieht eine grau-weiße Retina mit sehr engen Arterien, oft mit körnigem Zerfall der Blutsäule und einem kirschroten Fleck der Makula. Die grau-weiße Farbe entsteht durch das Ödem der Retina infolge der Ischämie. Die Makula ist so dünn, daß sie kein ödemfähiges Gewebe enthält, die normal durchblutete Aderhaut schimmert also rot durch (Abb. 198). Als Spätzustand sieht man Verschwinden des Ödems, enge Arterien und eine („*vaskuläre*") Opticusatrophie.

Therapie. Sofort gefäßerweiternde Medikamente geben, da nach 30 bis höchstens 60 min die Ganglienzellen meist irreversibel geschädigt sind: Ronicol ® oder Eupaverin ® i.v., Amylnitrit einatmen lassen, Massage des Auges mit dem Finger, um durch

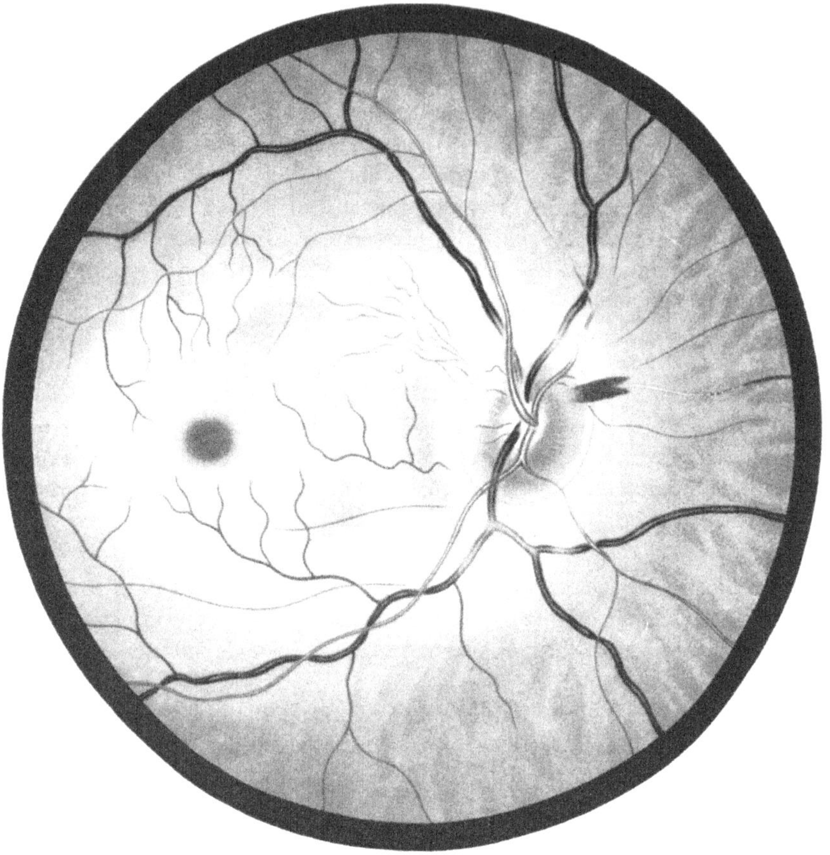

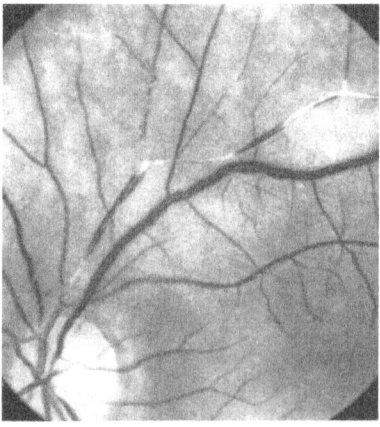

Abb. 198. Embolie der Zentralarterie. Fadendünne Arterien mit starken Kaliberschwankungen, Blutsäule zum Teil körnig zerfallen. Ödem der zentralen Netzhautabschnitte, kirschroter Fleck der Makula. Nasal von der Papille kleine Blutung. Gunnsches Kreuzungszeichen

Abb. 199. Astembolie

Verminderung des i.o. Druckes den Spasmus zu lösen und, falls ausnahmsweise ein echter Embolus vorhanden ist, ihn zur Peripherie zu befördern. Eiltransport in die nächste Augenklinik.

Komplikationen. Sekundärglaukom.

Arteriitis temporalis kommt in hohem Alter bei allgemeiner Sklerose vor. Die A. temporalis ist als pulsloser harter Strang sichtbar und tastbar. Typisch sind die

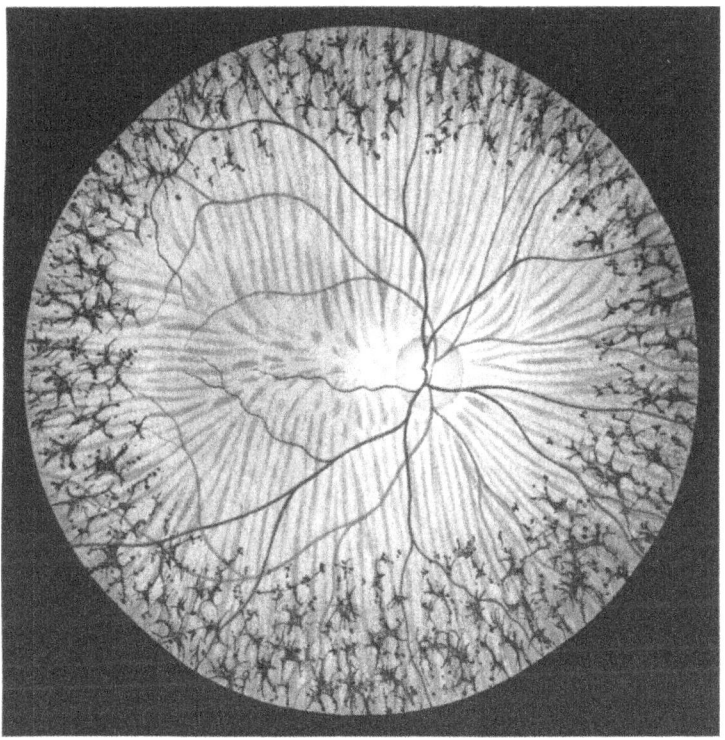

Abb. 200. Pigmentdegeneration der Netzhaut, fortgeschrittenes Stadium. Pigmentierung der Netzhautperipherie in Form von Knochenkörperchen. Dünne Arterien. Wachsgelbe Atrophie der Papille

hohe Blutsenkungsgeschwindigkeit und starke Kopfschmerzen. Die subjektiven Symptome sind wie bei Verschluß der Zentralarterie: plötzliche Erblindung ohne Schmerzen. Am Fundus sieht man seltener das Bild des Zentralarterienverschlusses, häufiger ein Papillenödem mit verengten Arterien, später Opticusatrophie.

Therapie. Angeblich soll die Resektion der A. temporalis helfen. Oral und parenteral gibt man hohe Dosen von Glucocorticoiden und gefäßerweiternde Medikamente. Die Aussichten sind schlecht.

Degenerationen

Die häufigste degenerative Netzhauterkrankung ist die *Pigmentdegeneration* (früher: Retinitis pigmentosa), meist rezessiv vererbt. Der Kranke bemerkt oft schon in der Kindheit schlechtes Sehen bei Dämmerung (Hemeralopie, Nachtblindheit). Später ist er auch tags durch das Ringskotom zwischen 10 und 15° behindert. Schließlich bleibt nur noch ein röhrenförmiges Gesichtsfeld übrig (Abb. 201 und 202), wodurch der Kranke praktisch erblindet ist, obwohl das zentrale Sehvermögen noch recht gut sein kann: Ein Zurechtfinden im Raum ist unmöglich, der Kranke stolpert über jede Stufe und jeden Stuhl. Der Arzt sieht braun-schwarze Pigmentierungen der Netzhaut, die wie Knochenkörperchen in Haversschen Kanälen aussehen und oft auch die Gefäße umscheiden, später eine wachsgelbe Atrophie der Papille und enge Arterien.

Differentialdiagnose. Chorioretinitis disseminata (besonders bei Lues connatalis).

Sonderformen. Pigmentdegeneration „sine pigmento".

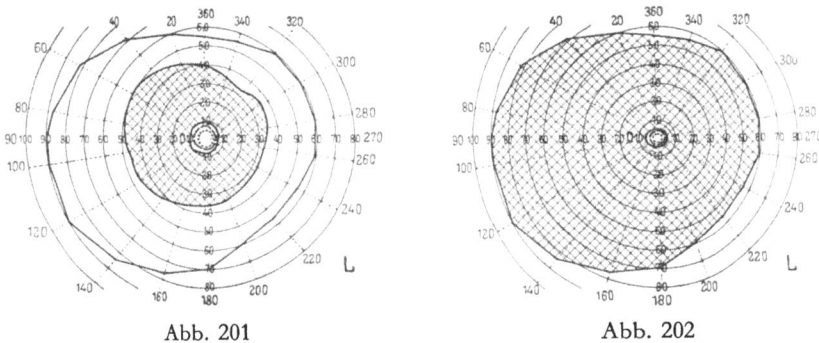

Abb. 201   Abb. 202

Abb. 201. Ringskotom bei beginnender Pigmentdegeneration der Netzhaut

Abb. 202. Röhrengesichtsfeld im späten Stadium der Pigmentdegeneration der Netzhaut. Obgleich die zentrale Sehschärfe noch sehr gut sein kann, ist der Patient praktisch blind. Er kann sich nicht orientieren, weil das Gesichtsfeld so stark eingeengt ist, als würde der Patient durch ein Flintenrohr blicken

Frühdiagnose. Noch ehe bei Kindern Pigmentierungen sichtbar sind, ist die b-Welle des Elektroretinogramms verschwunden (wichtig bei Beratung erkrankter Eltern).

Therapie. Nutzlos.

Die amaurotische Idiotie. *Infantile Form* (TAY-SACHS). Am Fundus sieht man den roten Fleck der Fovea umgeben von weißen Trübungen und Opticusatrophie. Die Krankheit ist eine Phosphatlipoidose und rezessiv erblich. Die Kinder sterben meist im 2. Lebensjahr an der Degeneration der Hirnganglienzellen. Die *juvenile Form* (VOGT-SPIELMEYER) beginnt im Alter von 5—8 Jahren mit Sehstörungen, dann kommen epileptische Krämpfe und Schwachsinn hinzu. Der Tod erfolgt vor dem 20. Lebensjahr. Fundus: Opticusatrophie, Pigmentherde wie bei Pigmentdegeneration in der Peripherie, enge Arterien.

Zwischen Ora und Äquator kommt es im Alter, bei myopen Augen auch früher, zu **cystoiden Degenerationen,** die eine Disposition zur Netzhautablösung darstellen (s. dort).

Makuladegenerationen. Die Macula lutea („gelber Fleck", gelb aber nur beim Spiegeln im rotfreien Licht sichtbar) ist gefäßfrei. Ihre Mitte, die Fovea zentralis, mißt 0,44 mm Durchmesser, enthält nur Zapfen und ist das wertvollste Areal unseres Körpers. Degenerationen treten beiderseits oft *hereditär* auf. Man unterscheidet juvenile, virile und senile Formen, von denen die senilen am häufigsten sind. Subjektiv bemerkt der Kranke ein Verzerrtsehen gerade dort, wohin er seine Aufmerksamkeit richtet. Gerade Linien erscheinen ihm wellenförmig. Später kommen zentrale oder parazentrale Skotome hinzu. Objektiv sieht man Pigmentverschiebungen und marmorierte Aufhellungen in der Makula, manchmal auch einzelne Blutungen und Zysten.

Therapie. Gefäßerweiternde und gefäßabdichtende Medikamente, monatelang gegeben, können bei der senilen Form das Sehen bessern, obgleich der objektive Befund sich nicht ändert.

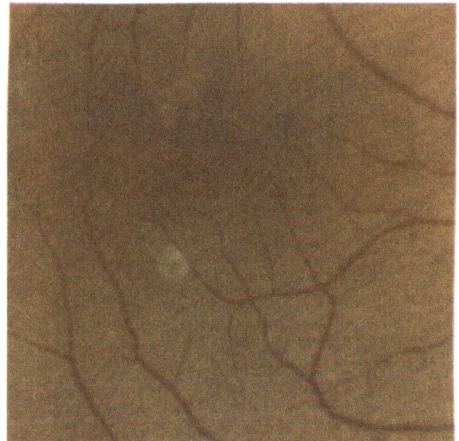 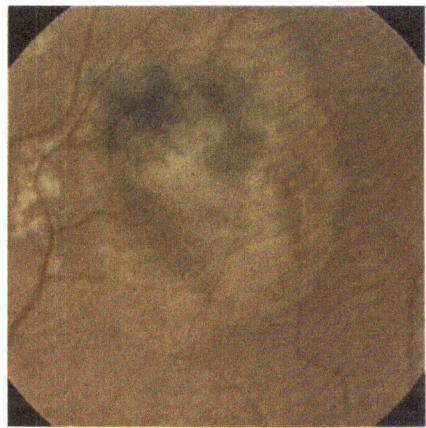

Abb. 203. Beginnende senile Makuladegeneration   Abb. 204. Senile Makuladegeneration

Die scheibenförmige Degeneration KUHNT-JUNIUS tritt im Gegensatz zu den hereditären Formen manchmal auch einseitig auf als exsudativ-proliferierender Prozeß. Die weiße Scheibe kann wie ein Tumor aussehen und von weißen Herden („Retinitis" circinata) umkränzt sein.

Bei Myopie über 8 dpt können weiße *Dehnungsherde in der Makula* entstehen mit Pigmentwucherungen am Rand der atrophischen Zonen und Blutungen (Fuchsscher Fleck), wodurch das Sehvermögen erheblich und irreversibel geschädigt wird.

Bei *Albinismus* fehlt das Makulagelb, die Sehschärfe beträgt nur $1/10$ der Norm, es bestehen Augenzittern und Lichtscheu. Der Farbensinn ist normal. *Totale Farbenblindheit* ist ein Ausfall der Zapfenfunktion, bei der gleichfalls Augenzittern, Lichtscheu und Herabsetzung der Sehschärfe auf etwa $1/10$ auftreten, der Farbensinn aber erloschen ist.

Die *Chorioideremie* ist auf S. 130 erwähnt.

Entzündungen

Periphlebitis retinae. (Juvenile rezidivierende Glaskörperblutung. Ealessche Krankheit). Die Krankheit tritt vorwiegend bei jungen Männern auf. Ihre *Ätiologie* ist noch unklar. Manche Forscher halten die Verlegung der Netzhautkapillaren in der Peripherie mit Bildung von arterio-venösen Kurzschlüssen für das Primäre, andere halten die Krankheit für eine hyperergische Entzündung. Früher glaubte man wegen der Venenwandgranulome mit Epitheloid- und Riesenzellen, es handele sich um Tuberkulose. *Subjektiv* bemerkt der Kranke oft ohne Vorboten eine erhebliche Einbuße des Sehvermögens, einen dichten roten bis rot-schwarzen Schleier. *Klinisches Bild.* Der Schleier ist die Folge einer dichten Glaskörperblutung, die anfangs keine Einzelheiten erkennen läßt. Wenn sie sich aufhellt, sieht man weiße Einscheidungen einzelner Venen, wundernetzförmige Anastomosen zwischen den Venen, Netzhautblutungen in der Gefäßnähe und später bindegewebige präretinale

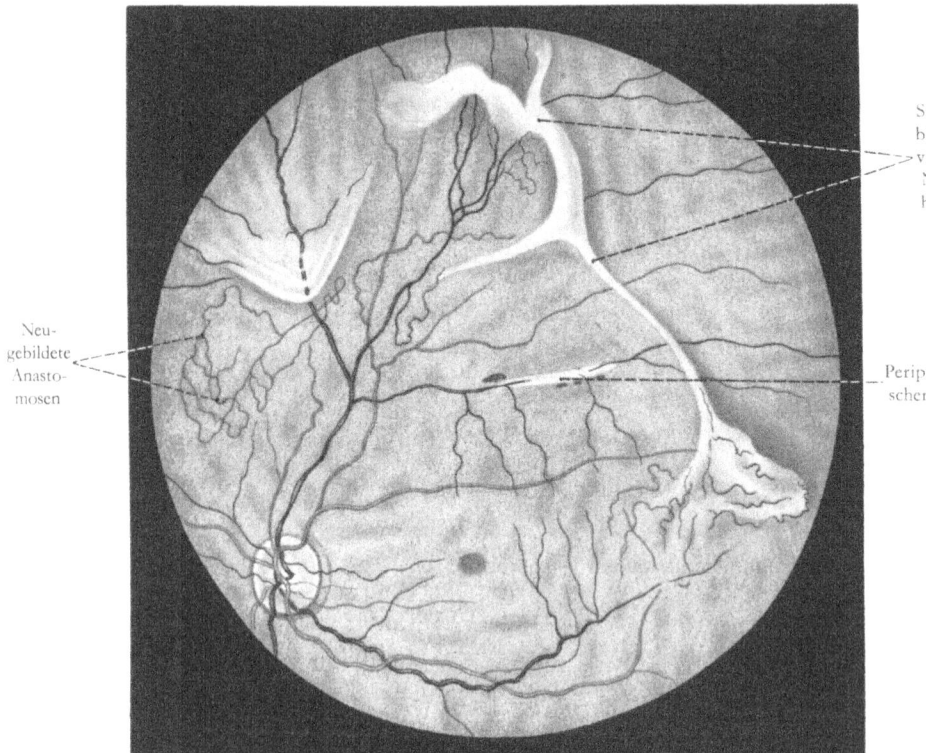

Abb. 205. Periphlebitis mit Retinopathia proliferans

Stränge (Retinopathia proliferans). Diese schrumpfen und lassen eine Traktionsablatio entstehen. Der über Monate und Jahre gehende, meist unglückliche Verlauf wird immer wieder durch Glaskörperblutungen unterbrochen. Oft sind beide Augen befallen.

Differentialdiagnose. Venöse Einscheidungen kommen auch bei *multipler Sklerose* vor, Blutungen und präretinale Stränge fehlen dabei jedoch. Bei *Thrombangiitis obliterans* BÜRGER und *Panarteriitis nodosa* findet man ähnliche Gefäßveränderungen; die internistische Untersuchung wird meist Hinweise auf das Grundleiden ergeben, während Periphlebitis-Kranke intern gesund zu sein pflegen.

Therapie. Lochbrille und Zimmerruhe, bis die Blutungen aufgesaugt sind. Haemostyptica. Corticosteroide sind nutzlos! Bei klarem Einblick Lichtkoagulation von Blutungsherden. Höhenklimatische Kur.

Chorioretinitis centralis serosa (KITAHARA). *Ätiologie:* Infektallergisch, oft zusätzlich Mangeldurchblutung. Männer bevorzugt. *Subjektiv* bemerkt der Kranke verzerrtes zentrales Sehen. *Klinisches Bild.* Das Sehvermögen ist nur mäßig herabgesetzt, ein relatives Zentralskotom und die Metamorphopsie sind mit dem Gitternetz nach AMSLER nachweisbar. Die Makula ist verschleiert, kann 1—2 dpt prominent ödematös sein, später bleiben grau-gelbe Pigmentverschiebungen zurück. Heilung in etwa 6 Wochen bis 3 Monaten. Rezidive sind möglich. *Therapie.* Nikotinverbot, Fokussuche, Corticosteroide, gefäßerweiternde Medikamente.

Bei allen Arten der *Chorioditis* (s. dort) ist die Retina mitbeteiligt.

Seltenere Formen der Retinitis kommen bei **Sepsis** vor (Blutungen und Infiltrate), bei angeborener **Lues** (pfeffer- und salzähnliche kleinfleckige Pigmentierungen der Peripherie oder gröbere, auch am hinteren Pol liegende Herde, die

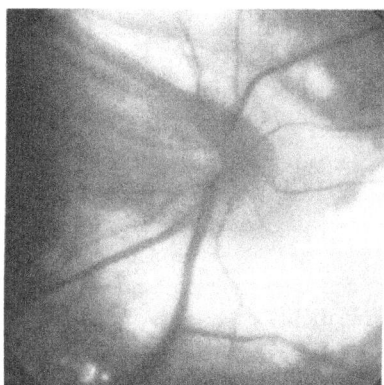

Abb. 206. Retinitis exsudativa COATS

ähnlich wie bei Pigmentdegenerationen aussehen). Bei *erworbener* Lues entstehen im Anschluß an eine Iridocyclitis auch diffuse retinitische Entzündungsherde mit Einengungen der Arterien.

Die **Toxoplasmose** kann durch alle Haustiere übertragen werden. Diagnostisch besagt ein einmaliger hoher Titer des Sabin-Feldmann-Tests wenig, nur ansteigende Titer sind verwertbar. Die *angeborene* Form wird in den letzten Schwangerschaftsmonaten diaplazentar übertragen. *Symptome:* Hydrocephalus, verkalkte Hirngefäße und ein scharf begrenzter, etwa papillengroßer Herd in der Makula, der manchmal Rosettenform hat oder ein Pseudokolobom darstellt. Ferner sind möglich: Opticusatrophie, Mikrophthalmus, Katarakt. Die *erworbene* Toxoplasmose verursacht einzelne Entzündungsherde der Retina und Chorioidea, die oft in der Makula oder neben der Papille liegen (außerdem oft Iridocyclitis, Neuritis oder Augenmuskelparesen).

Die **Retinitis exsudativa externa** (COATS) kommt fast nur bei jungen Menschen und einseitig vor. Die Ätiologie ist unbekannt. Das *klinische Bild* zeichnet sich, wie der Name sagt, durch gewaltige Exsudationen aus, die den hinteren Pol befallen und einen Tumor vortäuschen können. Die Gefäße zeigen knotenförmige Verdickungen, abnorme Schlingen, Proliferationen und Blutungen.

Therapie: Corticosteroide, Lichtkoagulation, im Spätstadium Diathermie-Koagulation. *Prognose* schlecht.

Verletzungen

Die **Prellung** des Auges (Contusio) kann zu Ödem oder Blutungen der Retina führen mit der Gefahr der Netzhautablösung. *Therapie.* Bettruhe mit Lochbrille, bis alle Netzhautveränderungen verschwunden sind. Besonders schwere Formen: **Retinopathia sclopetaria** nach Orbitadurchschuß. *Klinisches Bild.* Schwerste unregelmäßige Pigmentierungen der Retina, präretinale Membranen, Opticusatrophie. *Therapie.* Nicht möglich.

Die **perforierende Verletzung** kann ein Netzhautloch mit nachfolgender Ablatio verursachen. *Therapie.* Fremdkörper entfernen (wegen Infektionsgefahr sowie Spätgefahr der Siderosis oder Chalkosis). Netzhautloch mit Lichtkoagulation oder Diathermie verschließen.

Die **Angiopathia retinae traumatica** (PURTSCHER) entsteht nach multiplen Frakturen oder nach Kompression des Körpers. *Ursache.* Fettembolien, arterielle Spasmen. *Klinisches Bild.* Cotton-wool Herde bis zu Papillengröße und intraretinale Blutungen. *Therapie.* Bettruhe, Lochbrille.

Siderosis. Verrostung aller Teile des Auges, insbesondere der Retina, bei Verweilen eines eisenhaltigen Fremdkörpers im Auge. *Klinisches Bild.* Rostablagerung auf der Hornhautrückfläche, Iris, Linse und Retina, Uveitis, Nachtblindheit, konzentrische Gesichtsfeldeinschränkung. Das Verschwinden der b-Welle des Elektroretinogramms zeigt den Befall der Retina an. Das ist wichtig, wenn man entscheiden muß, ob eine Entfernung der siderotischen Linse angezeigt ist: Bei Verrostung der Retina hat dies keinen Sinn mehr.

Chalkosis. Goldgelbe Einlagerung von Kupfer um die Fovea bei Verweilen eines kupferhaltigen Fremdkörpers im Auge.

Ein **Makulaloch** kann nach Prellung des Auges direkt entstehen oder indirekt durch sekundäre cystische Degeneration nach jeder Art eines langdauernden Ödems. Ein traumatisches Ödem wird *Berlinsche Trübung* genannt. *Therapie.* Lichtkoagulation, wenn sich eine Ablatio zu entwickeln droht und wenn die Sehschärfe weniger als 5/20 ist. Man wählt diese Grenze, weil die zentrale Narbe nach Koagulation ein Sehvermögen von höchstens 5/20 ergibt: Sieht der Patient besser, wo wird man also keine Therapie anwenden, die sein Sehen verschlechtern könnte.

Eine **Makulaverbrennung** entsteht, wenn man eine Sonnenfinsternis mit ungenügend geschützten Augen betrachtet (Sonnenbrillen, berußtes Glas). Diese Beobachtungen veranlaßten MEYER-SCHWICKERATH zur Konstruktion seines Lichtkoagulators. *Therapie.* Corticosteroide, später gefäßerweiternde Mittel.

Mißbildungen

Markhaltige Nervenfasern bedeuten meist keine Funktionseinbuße außer einer Vergrößerung des blinden Flecks. Es sind scharf begrenzte und wie weiße Flammen aussehende Ausstrahlungen um die Papille herum, die bei Kaninchen stets vorkommen (deshalb *Papilla leporina*).

Kolobome der Aderhaut betreffen gewöhnlich auch die Retina. Sie liegen unterhalb der Papille und entstehen durch unvollständigen Verschluß der Becherspalte.

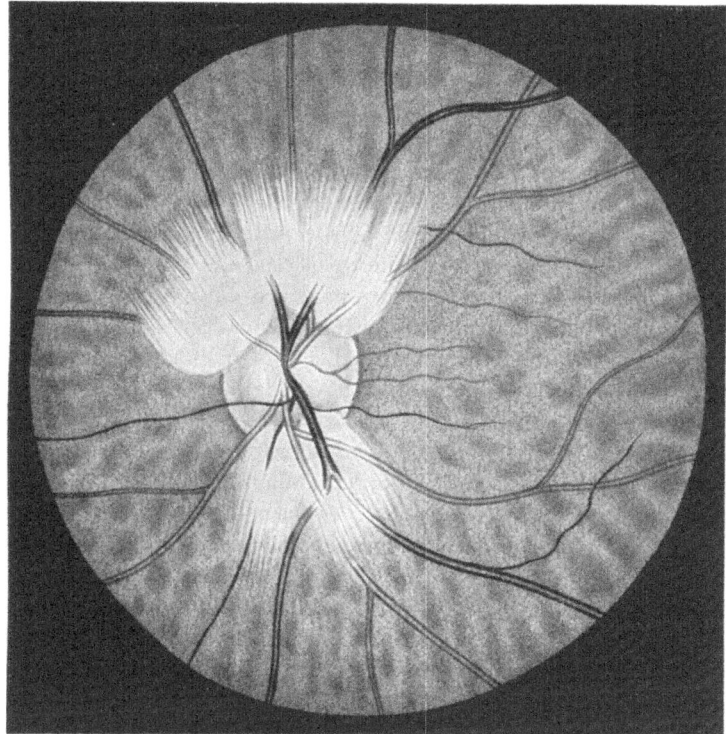

Abb. 207. Markhaltige Nervenfasern, Papilla leporina

Die Erkrankungen des Sehnerven

Normale Anatomie. Der Fasciculus opticus ist wie die Netzhaut ein vorge-schobener Gehirnteil. Seine Neuriten verbinden die Ganglienzellen der Retina mit dem primären Sehzentrum im Corpus geniculatum laterale. Der Fasciculus opticus ist von drei Gehirnhäuten umgeben und enthält etwa 1 Million Fasern. Ein besonders wichtiger Zug ist das maculo-papilläre Bündel, das von der Makula aus nasal zur Papille zieht, dort die temporale Hälfte einnimmt, im weiteren Verlauf des Sehnerven aber sich in dessen Achse verlagert (achsiales Bündel). Achsial verlaufen auch die A. und V. centralis retinae bis 15 mm hinter der Lamina cribrosa. Aus dem Faser-verlauf des Sehnerven erklärt sich, daß es eine aufsteigende Atrophie (Erkrankung der Netzhautganglienzellschicht) und eine absteigende Atrophie gibt (bei Läsion des Fasciculus). Etwa 10—14 Tage nach einer Durchtrennung des Sehnerven im knöcher-nen Kanal ist die Abblassung der Papille mit dem Augenspiegel sichtbar. Den Seh-nervenkanal stellt man mit Röntgenaufnahmen nach RHESE als fast kreisrundes Loch dar und vergleicht die Befunde rechts und links. An ihn grenzen hintere Siebbeinzellen und der Sinus sphenoidalis.

Ophthalmoskopisches Bild der Papille. *Grenzen.* Die Papille ist scharf be-grenzt, obgleich ja Nervenfasern kontinuierlich über ihre Grenzen hinweg ziehen. Die Fasern sind durchsichtig, das für sie in der Aderhaut ausgesparte Loch schimmert scharfrandig durch. Nasal liegen die Fasern dichter, sie können hier einen leichten Wulst bilden und die Grenzen deshalb leicht verwaschen erscheinen lassen. *Farbe.* Die rosagelbliche Farbe bei gewöhnlichem Ophthalmoskopierlicht entsteht durch die ernährenden Kapillaren, die nasal in der dichteren Faserschicht zahlreicher sind, temporal in der dünneren Schicht des makulo-papillären Bündels spärlicher. Die *normale Papille ist also temporal schärfer begrenzt und etwas blasser als nasal.* Bei Atrophie des Nerven wird der Farbton durch Schwund von Nervenfasern und Kapillaren weiß, bei Entzündungen dagegen durch Gefäßerweiterung rot, die Grenzen zugleich unscharf durch Ödem, die Venen erweitert.

Außer Grenze und Farbe beachte man noch den *Gefäßtrichter,* die im Zentrum oder etwas temporal gelegene physiologische Exkavation. Hier weichen trichterförmig die Sehnervenfasern auseinander und lassen oft einen schmalen Bezirk der Siebplatte *(Lamina cribrosa)* erkennen. Eine physiologische Exkavation reicht nie bis zum Papillenrand! Sie ist im Alter größer als in der Jugend. Das *Niveau* kann man grob schätzen, indem man beim Spiegeln im aufrechten Bild die höchste Prominenz scharf einstellt und prüft, wieviel Dioptrien „Minus" man zugeben muß, bis das Niveau der umliegenden Retina scharf erscheint. Dabei entspricht eine dpt etwa 0,3 mm. Die normale Papille zeigt mit dieser Methode keine meßbare Prominenz (weniger als 1 dpt). Die *Form* ist oft nicht rund, sondern ein senkrecht stehendes Oval. Stärkere Abweichungen findet man bei Astigmatismus der brechenden Medien.

Normvarianten. *Alter.* Bei Säuglingen und Kleinkindern ist die Papille blasser als bei Erwachsenen. Bei Greisen wird die physiologische Exkavation größer *(senile Exkavation)*, aber nicht randständig (vergl. Abb. 233—236). *Venenpulsation* ist oft sichtbar: Die Vene kollabiert bei der i. o. Drucksteigerung, die beim Eintreffen der arteriellen Pulswelle entsteht. Der Venenpuls hat keine pathologische Bedeutung, im Gegensatz zum *Arterienpuls,* der bei abnorm großer Blutdruckamplitude (Aorteninsuffizienz) oder abnormer i. o. Drucksteigerung (Glaukom) entsteht. Eine *cilio-retinale Arterie* verbindet nicht selten den Zinnschen Gefäßkranz mit der Makularegion. Sie wird bei einer Embolie der Zentralarterie ausgespart, der von ihr versorgte Bezirk bleibt ödemfrei (also normal rötlich).

Markhaltige Nervenfasern (Abb. 207) treten als sehr auffallende, weiße, glänzende, flammige Ausläufer der Papille auf und sind bei Kaninchen ein regelmäßiger Befund (deshalb Papilla leporina). Ein weißer oder pigmentierter *Conus temporalis* ist besonders bei leichter Myopie die Regel, oft zusammen mit einem *schrägen Eintritt des Sehnerven* (hochovale Papille, Gefäßtrichter nicht bis zur Lamina cribrosa einzusehen). Ein *Conus inferior* dagegen stellt ein rudimentäres Kolobom dar. Meist ist das Auge leicht schwachsichtig. Die *Pseudoneuritis* ist eine Anschwellung der Papille mit unscharfen Grenzen, ähnlich wie bei eben beginnender Stauungspapille, jedoch ohne Venenstauung oder Blutungen und ohne Progredienz. Sie kommt bei Hypermetropie vor, wobei dann auch die Gefäße vermehrt geschlängelt zu sein pflegen *(Tortuositas vasorum).* Eine stationär bleibende Unschärfe der Papillengrenze kommt auch bei *Drusen* vor, die Hyalinablagerungen vom Aussehen eines Sagokornes sind.

Stauungspapille. *Ophthalmoskopisches Bild.* Anfangs nasale Unschärfe der Papille, später grau-rötliches Ödem der gesamten Papille, die pilzförmig bis 6 dpt in den Glaskörper hervorragen kann, während die Gefäße über dem Rand abknicken. Die Venen sind gestaut, es können einzelne Blutungen in Papillennähe vorkommen. Endlich wird die Papille atrophisch mit unscharfen Papillengrenzen. *Subjektiv* kommen anfangs manchmal kurzdauernde Verdunklungen des Gesichtsfeldes vor, meist ist aber das *Sehvermögen nicht beeinträchtigt*. Bei genauer Perimetrie findet man eine Vergrößerung des blinden Fleckes entsprechend dem peripapillären Ödem. Sehstörungen gehören erst in das Spätstadium der Atrophie. Entstehungsweise: Im normalen Auge ist der Druck höher als im Schädelinnern, der Lymphstrom ist zum Hirn gerichtet. Wenn der Druck im Auge abnorm tief wird oder im Schädelinnern ansteigt, wird Flüssigkeit im Papillenbereich gestaut. Die sekundäre venöse Stase steigert diesen Prozeß. Ein Hirnödem kann auch bis zur Papille fortgeleitet werden. Die einfache Vorstellung, daß Liquor durch den Raum zwischen den Opticushüllen zum Auge

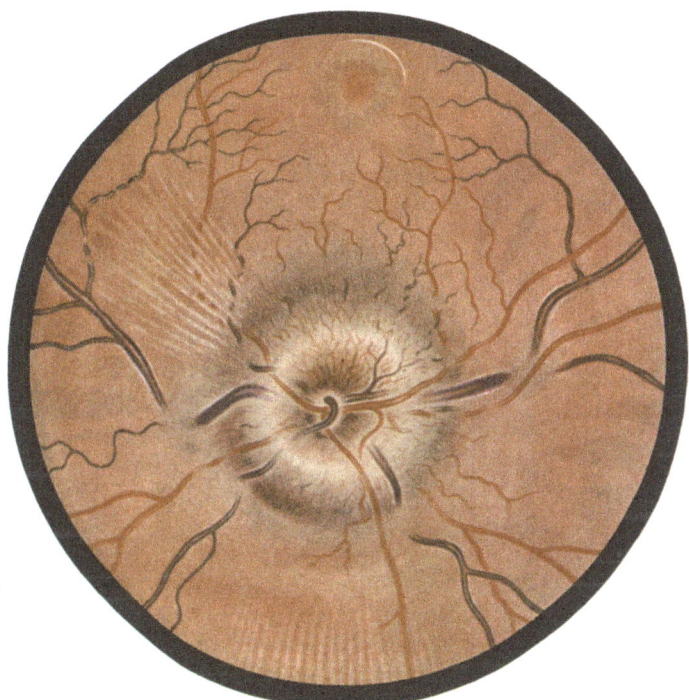

Abb. 208. Stauungspapille. Knopfförmige Vortreibung der Papille zum Augeninnern, Venenstauung. Oft entstehen kleine Blutungen, die radiär von der Papille ausgehen. Sehstörungen fehlen lange, erst im Stadium der Papillenatrophie pflegen sie aufzutreten

gepreßt wird, dürfte kaum zutreffen, da im Sehnervenkanal dieser Raum zu eng, oft sogar verlegt ist. Manches ist noch unklar: Bei unmeßbar niedrigem i.o. Druck oder bei Hydrocephalus externus tritt meist keine Stauungspapille auf, obwohl man hierbei um eine „Erklärung" nicht verlegen wäre.

Ursachen. Bei rund 65% der Patienten mit Stauungspapille besteht ein *Hirntumor*. Man kann aus einer einseitig stärkeren Prominenz der Papille nicht auf die Lokalisation des Tumors schließen. 40% der Hirntumoren verursachen keine Stauungspapille! Auch *Entzündungen* können erhöhten Hirndruck und Stauungspapille bewirken (Hirnabszeß, Tuberkulose, Meningitis, Enzephalitis), ferner subdurale Blutungen, Hydrocephalus internus, Turmschädel, renalisierter Hochdruck. Eine *Stauungspapille fehlt,* wenn kein ödemfähiges Papillengewebe vorhanden ist, weil eine Opticusatrophie von früherer Krankheit bereits bestand oder der Hirntumor zunächst durch direkten oder indirekten Druck auf den Sehnerven eine Atrophie hervorrief. Das Foster-Kennedy-Syndrom sieht man bei Stirnhirntumoren: Auf der Tumorseite ist eine Papillenatrophie vorhanden, die zuerst als direkte Druckfolge auftrat, auf der Gegenseite eine Stauungspapille durch späteren Anstieg des Hirndrucks. An der atrophischen tumorseitigen Papille kann sich kein Ödem ausbilden.

Einseitige Stauungspapille findet man zusammen mit Protrusio des Auges, Fältelung der Netzhaut am hinteren Pol und Beweglichkeitseinschränkung bei Orbitatumor. Die seltene Stauungspapille *e vacuo* kann bei einseitiger extremer Hypotonie des Auges nach Verletzung oder offener Fistel (Glaukomoperation, Staroperation) vorkommen.

Die Klärung der Ursache wird der Augenarzt meistens dem Neurologen, HNO-Arzt und Internisten überlassen müssen, nachdem er selbst die wichtige *ophthalmo-*

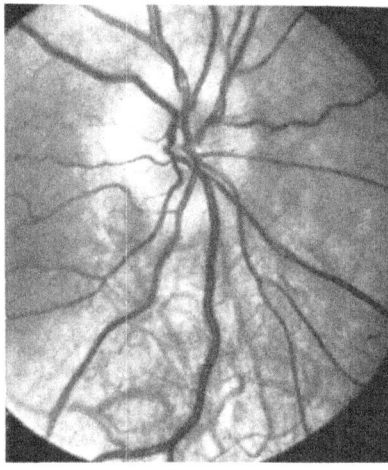

Abb. 209. Neuritis nervi optici. Die Prominenz pflegt geringer zu sein als bei Stauungspapille, weniger als 2 dpt (die Venenstauung ist weniger ausgeprägt). Charakteristisch ist die schon im Beginn vorhandene Sehstörung (meistens Zentralskotom)

neurologische Untersuchung vorgenommen hat: Sehvermögen, Gesichtsfeld mit kleinen Marken, Farbensinn, Funktionsprüfung der Augenmuskeln, Blickbewegungen, Beobachten eines Nystagmus, Prüfen der Hornhautsensibilität, Lidschlußkraft, Pupillenreaktion, Exophthalmometrie, Röntgenaufnahmen nach RHESE.

Die *Therapie* richtet sich nach der Ursache. Der Augenarzt muß zur raschen Hilfe drängen, da langes Bestehen einer Stauungspapille zur Atrophie führt, frühe Beseitigung der Ursache dagegen Heilung ohne Funktionsverlust bringt.

Die Entzündung des Sehnerven. Die *subjektiven* Symptome sind erhebliche Sehstörungen, die bis zur vorübergehenden Erblindung gehen können, früh auftreten und den Patienten zum Arzt führen. Dadurch vor allem unterscheidet sich die Neuritis von der beginnenden Stauungspapille! Sind die Makulafasern beteiligt, so entsteht ein Zentralskotom, insbesondere z.B. bei der retrobulbären Neuritis. Bei mehr okulärem Sitz der Entzündung (Papillitis) treten auch parazentrale Skotome oder glaukomähnliche, vom blinden Fleck sektorenförmig ausgehende Ausfälle auf (vgl. Abb. 40—42). Oft ist ein dumpfes, mäßig starkes retrobulbäres Druckgefühl vorhanden, das zunimmt, wenn man das Auge sanft in die Orbita zurückdrängt. *Objektiv* sieht man bei *Papillitis* den Gefäßtrichter früh mit Exsudat angefüllt, Trübung und Rötung des Gewebes mit unscharfen Grenzen der Papille, leichte sekundäre Venenstauung, Prominenz bis maximal 2—3 dpt. Bei längerem Fortbestehen geht das nervöse Gewebe zugrunde und wird durch Stützgewebe ersetzt, die Kapillaren veröden, die Papille wird weiß (atrophisch). Auch nach Jahren ist durch das Stützgewebe die Lamina cribrosa nicht oder nur undeutlich sichtbar, die Papillengrenze unscharf.

Bei der *akuten retrobulbären Neuritis* „sieht der Patient nichts und der Arzt sieht auch nichts": Sehstörungen und Zentralskotom entstehen durch Befall des maculopapillaren achsial gelegenen Bündels, aber die temporale Atrophie der Papille wird für den Untersucher erst nach etwa zwei Wochen sichtbar, wenn dieses Bündel zendierend atrophiert. Diese Form tritt meist einseitig auf, im Gegensatz zur *chronischen, stets doppelseitigen retrobulbären Neuritis* (Tabak-Alkohol-Amblyopie oder Intoxikationsamblyopie. Dabei pflegt bei der ersten Untersuchung die temporale Atrophie schon

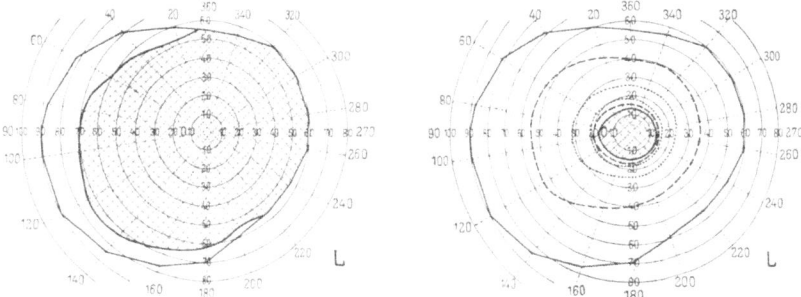

Abb. 210. Gesichtsfeldausfälle bei retrobulbärer Neuritis. Links: Nur die temporale Gesichtsfeldsichel ist erhalten. Rechts: Zentralskotom durch Ausfall das makulopapillären Bündel (vgl. Abb. 40—42)

ausgeprägt zu sein, die Sehstörung ist meist auf ein beiderseitiges caecozentrales Skotom beschränkt und geht nicht bis zur Erblindung.

Die *Ätiologie* ist bei Papillitis oder retrobulbärer Neuritis mannigfaltig. Besonders häufig ist die retrobulbäre Neuritis ein Frühsymptom der multiplen Sklerose, die den sonstigen Symptomen (Nystagmus in den seitlichen Endstellungen, skandierende Sprache, Intentionstremor, fehlende Bauchdeckenreflexe, spastische Paresen) ein Jahrzehnt vorauseilen kann. Foci, besonders Entzündungen der Nasennebenhöhlen sind gleichfalls häufige Ursachen der Sehnervenentzündung. Die Nachbarschaft der Nebenhöhlen zum Sehnervenkanal, von dem sie stellenweise nur durch sehr dünne Knochen getrennt sind, macht dies verständlich. Natürlich können alle entzündlichen Gehirnkrankheiten (luische oder tuberkulöse Meningitis) sich auch am Sehnerven auswirken, gleichfalls Grippe sowie eine Arachnoiditis opticochiasmatica. Die chronische Intoxikationsamblyopie bei Tabak-Alkohol-Mißbrauch entsteht beim Zusammenwirken von schlecht fermentiertem, selbst gebautem Tabak, konzentriertem Alkohol (der *Methyl*alkoholgehalt von selbstgebranntem Obstschnaps kann 3% betragen!) und schlechter Ernährung. Methylalkohol ist ein sehr gefährliches Gift, das in selbst hergestellten Getränken, besonders in Kriegs- und Nachkriegszeiten, schwarz gehandelt wurde und nach einmaligem „Genuß" in wenigen Tagen Erblindung bewirken kann. Auch Eiweißmangel und Avitaminose (Kriegsgefangenenlager, Diabetes) können zur Entzündung oder Atrophie des Sehnerven führen. Bei Vergiftungen mit Chinin, Filix mas, Blei, Thallium oder Mutterkorn sieht man ein Fundusödem wie bei Zentralarterienembolie, enge Arterien, Papillitis und schließlich Opticusatrophie.

Die *Therapie* richtet sich möglichst nach der Ursache (Fokussuche, Untersuchung durch Internist, HNO-Arzt und Neurologen). Bereits vor vollständiger ätiologischer Klärung, die oft 1—2 Wochen in Anspruch nimmt, geben wir hohe Dosen von Corticosteroiden und Antibiotika, um das Sehvermögen nicht irreversibel verfallen zu lassen. Es ist zwar im allgemeinen nicht richtig, die symptomatische Cortisontherapie einzusetzen, solange man die Ursache des Leidens nicht kennt. Weit falscher ist es aber, den Patienten während der Abklärung erblinden zu lassen. Tuberkulose,

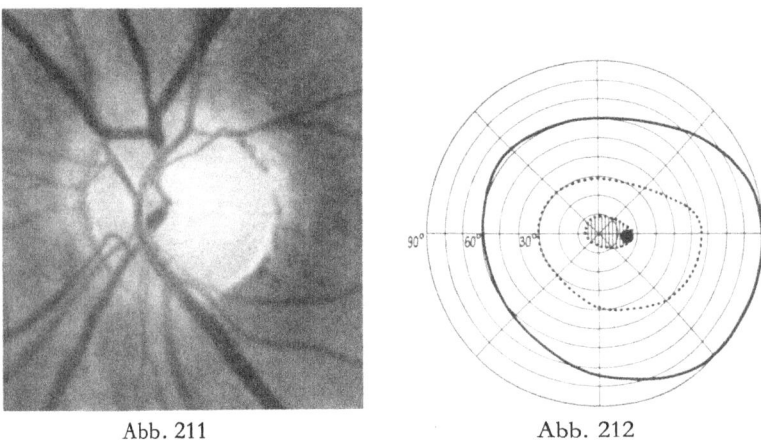

Abb. 211   Abb. 212

Abb. 211. Temporale Atrophie der Papille nach retrobulbärer Neuritis. Frühzeitige Sehstörung durch Befall des makulopapillären Bündels

Abb. 212. Zentrocoecales Skotom bei Tabak-Alkohol-Amblyopie

Magen-Darm-Ulcus, Diabetes und Hypertonie muß man jedoch vor Cortisonanwendung ausschließen!

Bei Sehnervenatrophie wird die Papille weiß. Histologisch ist dies Folge eines Zerfalles von Sehnervenfasern. Das *ophthalmoskopische Bild* läßt manche Schlüsse auf den Ablauf des Geschehens zu. Wenn die Nervensubstanz ohne entzündliche Neubildung von Gewebe schwindet, spricht man von genuiner (blander, einfacher) Atrophie: die Lamina cribrosa ist sichtbar, die Papillengrenzen sind scharf. Bei postneuritischer Atrophie bildet sich Stützgewebe als Ersatz des geschwundenen Nervengewebes, die Papille sieht trübweiß aus, die Lamina cribrosa ist sichtbar, die Papillengrenzen sind verwaschen. Bei Atrophie nach Stauungspapille bleibt jahrelang die Verbreiterung der trüb-weißen Papille bestehen. Die retinogene Atrophie entsteht bei Pigmentdegeneration und zeigt eine wachsgelb gefärbte Papille mit unscharfen Grenzen und verengten Gefäßen. Die *partielle* Atrophie betrifft fast stets die temporale Hälfte (temporale Abblassung) und bedeutet einen Schwund des maculo-papillären Bündels.

Ursachen der einfachen deszendierenden Atrophie kann eine Verletzung des Sehnerven sein (Schädelbasisfraktur, Blutung oder Ödem im knöchernen Kanal), direkter oder indirekter Druck durch ein Neoplasma (bei 15% aller Hirntumoren primäre Opticusatrophie) oder Aneurysma, eine Schädelmißbildung (Turmschädel), Hydrocephalus internus, ferner Tabes oder progressive Paralyse. Bei Tabes treten unregelmäßige, oft sektorenförmige Gesichtsfeldausfälle auf, die langsam fortschreiten und schließlich das Sehen erlöschen lassen. Die Prognose ist schlecht (reflektorische Pupillenstarre, s. S. 132). Die Arteriosklerose kann durch Befall der den Sehnerv ernährenden Gefäße oder als Begleitsymptom der Arteriitis temporalis zur vasculären Opticusatrophie führen. Schwere wiederholte Blutverluste bewirken gelegentlich Opticusatrophien.

Hereditäre Formen sind selten. Rezessiv geschlechtsgebunden vererbt kommt die Lebersche Opticusatrophie bei Männern um das 20. Jahr vor, mit nicht eindeutig erhelltem Erbgang die infantile Behrsche Form zusammen mit spastischer Spinalparalyse und cerebellarer Ataxie. Bei beiden Formen entwickeln sich große Zentralskotome, aber keine Erblindung.

Tumoren des Sehnervs sind selten. Meist handelt es sich um Spongioblastome (Gliome), weniger oft um Meningiome. Sie drängen den Augapfel nach vorn, ohne ihn wesentlich in seiner Beweglichkeit zu behindern. Mit dem Augenspiegel sieht man eine Stauungspapille oder Atrophie sowie oft eine Netzhautfältelung am hinteren Pol. Das Auge erblindet, ehe der Tumor starke Verdrängungserscheinungen macht. Der Neurochirurg entfernt den Sehnerv bis zum Chiasmatransfrontal, möglichst unter Erhaltung des Auges.

Die Erkrankungen der Sehbahn

Die Störungen der Sehbahn vom Chiasma aufwärts diagnostiziert man aus den Gesichtsfeldausfällen. Die Papille bleibt ohne sichere Atrophie. Die Gesichtsfeldveränderungen versteht man, wenn man den **Faserverlauf** der Sehbahn kennt: Die Fasern des dritten Neurons der Netzhaut ziehen von der Netzhaut im Fasciculus opticus zum Chiasma nervorum. Hier erfolgt die Halbkreuzung der Nervenfasern, so daß im Tractus jeweils nur noch Fasern aus korrespondierenden Netzhautarealen verlaufen. Der rechte Tractus enthält die ungekreuzten Fasern der temporalen Netzhauthälfte des rechten Auges und die gekreuzten Fasern der nasalen Netzhauthälfte des linken Auges, also nur Fasern der rechten Netzhauthälften, was der linken Gesichtsfeldhälfte entspricht. Der linke Tractus enthält die Fasern für die beiden rechten Gesichtsfeldhälften beider Augen. Die Fasern des Tractus enden im Corpus geniculatum laterale, dem primären Sehzentrum. Von hier aus zieht das zentrale Neuron, die Gratioletsche Sehstrahlung, im hinteren Schenkel der inneren Kapsel um das Seitenhorn des Seitenventrikels und am Hinterhorn entlang zum Okzipitalpol. Sie endet in der Calcarinagegend an der Innenfläche des Hinterhauptlappens, dem Sehzentrum. Die Fissur entspricht der horizontalen Trennungslinie der beiden Gesichtsfelder, während die vertikale Trennung beider Gesichtshälften durch die Falx cerebri gegeben ist, die beide Hinterhauptlappen voneinander scheidet. Die Makulafasern teilen sich wie die der übrigen Netzhaut im Chiasma. Cortical ist die Makula am hinteren Pol des Hinterhauptlappens vertreten.

11 c Leydhecker, Grundriß der Augenheilkunde, 15. Aufl.

Linkes Gesichtsfeld   Rechtes Gesichtsfeld

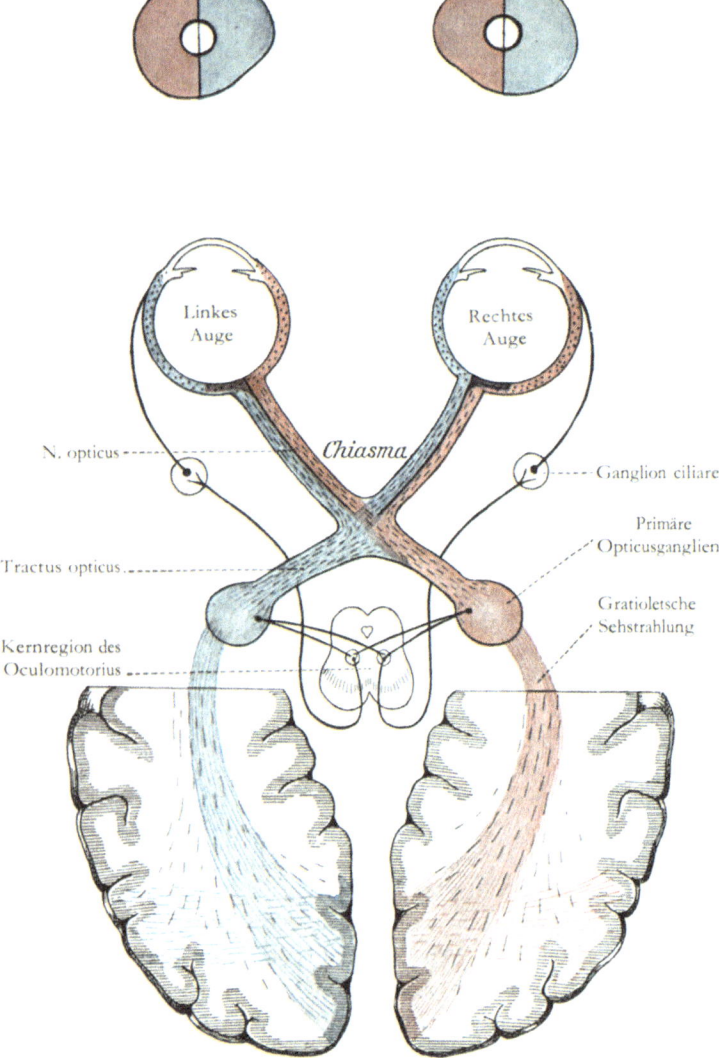

Abb. 213. Sehbahn und Pupillenbahn

Die *weiteren Verbindungen* in anderen Gehirngebieten sind weniger exakt bekannt als der Faserverlauf bis zur Calcarina. Optische Erinnerungsbilder werden in der Nachbarschaft der Calcarina in der Area parastriata gespeichert. Störungen führen zur optischen Agnosie, zur Seelenblindheit. Anschließend liegt der Gyrus angularis, bei dessen Erkrankung Alexie eintritt. Unsere Kenntnisse sind noch sehr dürftig, wenn man bedenkt, welche außerordentlich komplizierten und zahlreichen Verbindungen zwischen den Gehirnteilen und den Funktionsgebieten höheren Seelenlebens bestehen, z.B. wenn bei einem Musiker ein gedrucktes Notenbild praktisch

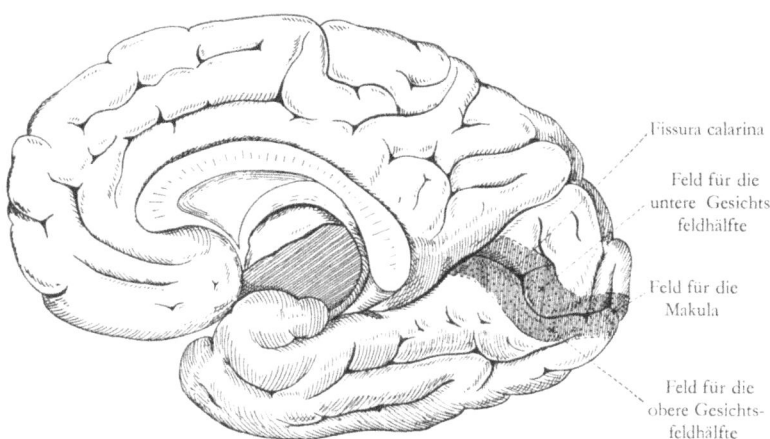

Ab.b 214. Das Sehzentrum. Rechte Hemisphäre, Innenfläche

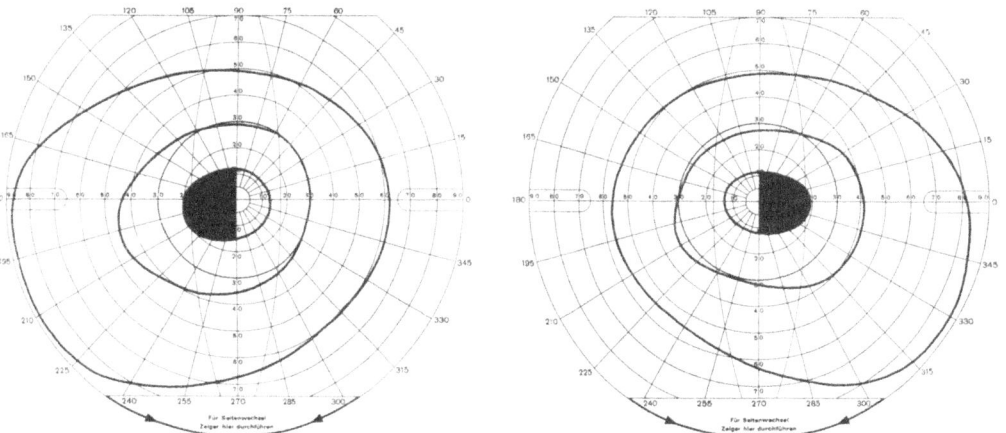

Abb. 215. Bitemporale Hemianopsie bei Hypophysentumor. Beachte: Bei Prüfung mit größerer oder lichthelleren Marken normaler Befund, nur bei Prüfung mit kleinen und lichtschwachen Marken, läßt sich der Ausfall bereits im Frühstadium feststellen

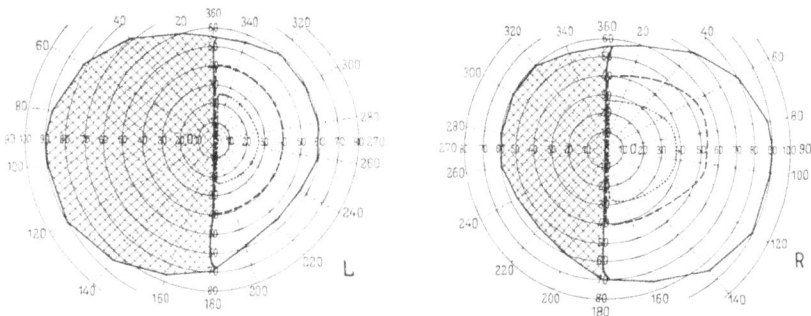

Abb. 216. Linksseitige homonyme Hemianopsie bei Erkrankung des rechten Tractus opticus

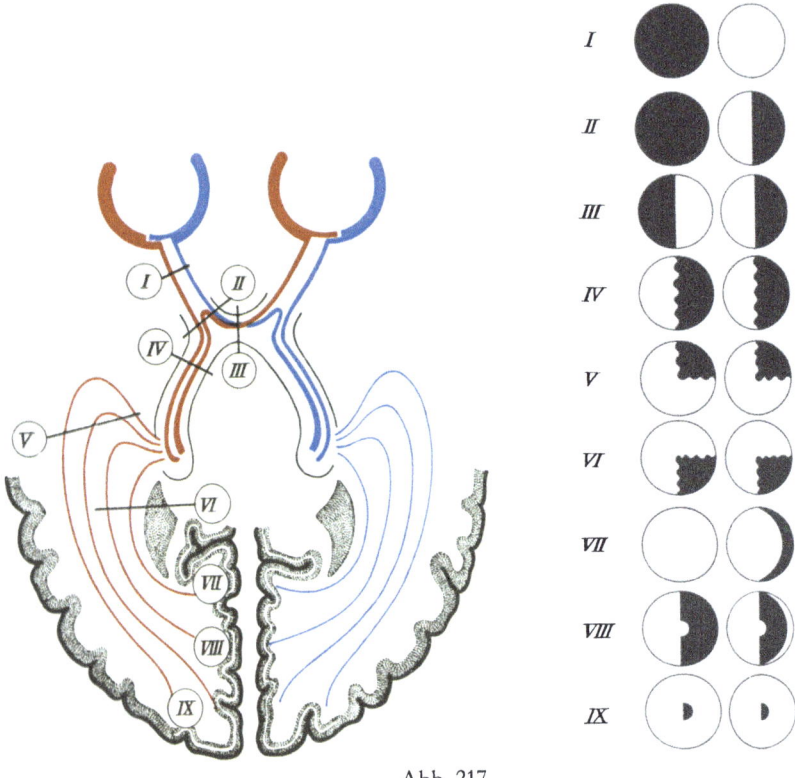

Abb. 217

Ort des Schadens:		*Art des Gesichtsfeldausfalles:*
I:	N. opticus links	Amaurose links
II:	Sehnerv nahe dem Chiasma links	Amaurose links, temporale Hemianopsie rechts
III:	Chiasma medial	bitemporale Hemianopsie
IV:	Tractus opticus links oder Sehstrahlung (unterer, mittlerer oder hinterer Teil)	homonyme Hemianopsie rechts (stärker inkongruente Ausfälle sprechen für Läsion im Tractus)
V:	Vordere Schleife der Sehstrahlung links	leicht inkongruente obere Quadratenausfälle rechts
VI:	Innerer Teil der Sehstrahlung links	leicht inkongruente untere Quadrantenausfälle rechts
VII:	Vorderer Teil der Calcarina links	Ausfall der temporalen Gesichtsfeldsichel rechts
VIII:	Mittlerer Teil der Calcarina links	genau kongruente Hemianopsie rechts mit Erhaltenbleiben der temporalen monokularen Sichel
IX:	Occipitalpol links	genau kongruentes rechtsseitiges hemianopisches Zentralskotom

gleichzeitig vorausgehörte Klangvorstellungen, die dazugehörigen, voneinander ganz verschiedenen Bewegungen beider Hände, Korrektur des so hervorgebrachten Klanges und Vorauslesen der nächsten Takte mit zahlreichen Emotionen zusammen hervorruft. Das Transponieren in der Musik, Dirigieren eines Orchesters, Simultan-dolmetschen eines gelesenen Textes und Rechnung mit mathematischen Symbolen sind weitere unvorstellbar komplizierte Leistungen.

Didaktisch vereinfacht ergeben sich *vier Haupttypen der Gesichtsfeldausfälle bei Störungen der Sehbahn:*

1. **Läsion des Fasciculus opticus.** Ist der ganze Sehnerv betroffen, so ist das Auge blind (amaurotische Pupillenstarre, Opticusatrophie). Das andere Auge ist normal. Ist nur das axial liegende makulare Bündel betroffen, so findet man ein Zentralskotom und temporale Abblassung der Papille.

2. **Läsion in der Chiasmagegend.** Besonders häufig kommt die bitemporale Hemianopsie vor, die unvollständig zunächst nur als bitemporaler Quadrantenausfall auftreten kann: bei Druck eines Hypophysenadenoms von unten werden die kreu-zenden nasalen Fasern geschädigt. Erfolgt der Druck auf die seitlichen Teile des Chias-ma gleichmäßig, so kommt (seltener) eine binasale Hemianopsie vor. Je nach Ort des Druckes sind zahlreiche seltenere Kombinationen von Gesichtsfelddefekten *beider* Augen möglich (Abb. 217). Zu dem *Chiasmasyndrom* gehört ferner die Opti-cusatrophie und bei intrasellarem Tumor die Vergrößerung und Destruktion der Sella.

3. **Läsion eines Tractus** verursacht eine homonyme Hemianopsie. Bei voll-ständigem Ausfall des linken Tractus fallen beide rechten Gesichtsfeldhälften aus (rechte Hemianopsie). Die Ausfälle können ein wenig seitenverschieden sein.

4. **Läsion der occipitalen Hirnrinde.** Bei Ausfall beider unterer Calcarina-lippen entsteht eine Hemianopsia superior, bei Ausfall der rechten oberen Calcarina-region ein Ausfall beider linker unterer Quadranten des Gesichtsfeldes. Die Ausfälle sind stets genau seitengleich.

Früher glaubte man, die bei Belichtung einer ausgefallenen Netzhauthälfte angeb-lich nachweisbare *hemianopische Pupillenstarre* sowie die bei cortexnaher Läsion manchmal vorhandene *Aussparung der Makula* hätten eine topodiagnostische Bedeu-tung, was indessen nicht der Fall ist.

Die *eklamptische* und die *urämische Amaurose* entstehen durch corticale Ischämie und Ödem. Auch das *Flimmerskotom* bei echter *Migräne* ist cortical durch Spasmen bedingt.

Das Glaukom

Allgemeines. Glaukom (grüner Star) ist die Bezeichnung für eine Anzahl von ätiologisch verschiedenen Krankheiten, deren gemeinsames Kennzeichen die Steige-rung des Augeninnendruckes ist.

Tabelle 2. *Normwerte des i.o. Druckes*

Mittelwert:	*15,5 mm Hg*
untere Grenze:	10 mm Hg
obere Grenze:	20 mm Hg
Glaukomverdacht:	21—23 mm Hg

Höhere Werte als 23 mm Hg bedeuten meist Glaukom, jedoch ist eine Diagnose nicht aufgrund einer einzelnen Messung möglich

Normwerte. Der Augeninnendruck beträgt bei Gesunden im Mittel 15—16 mm Hg, die untere Grenze liegt bei 10 mm Hg, die obere bei 20 mm Hg. Steigerungen über den oberen Grenzwert von 20 mm Hg sind im allgemeinen auf die Dauer schädlich. Je höher der Druck über 20 mm Hg liegt und je länger er so hoch ist,

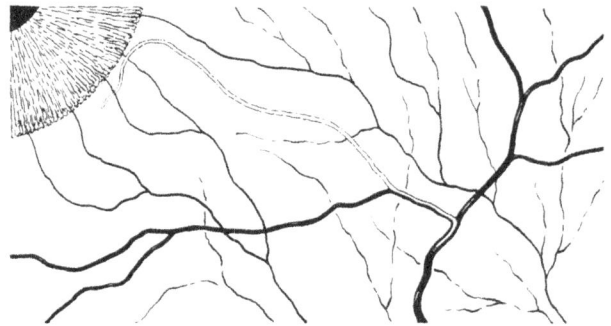

Abb. 218. Wasservene. Nahe der Hornhaut taucht ein gestrichelt gezeichnetes Gefäß auf, das eine wasserklare Flüssigkeit enthält und deshalb schwer zu sehen ist. Es mündet in ein blutführendes Gefäß. Blutstrom und Kammerwasserstrom laufen eine Strecke weit nebeneinander unvermischt her.

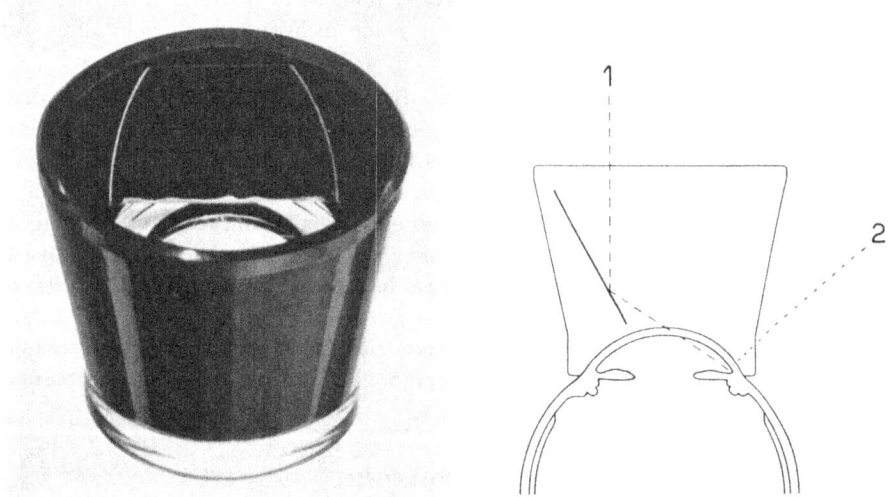

Abb. 219. Gonioskopielinse nach GOLDMANN. Rechts: Schema des Strahlenganges. 1 Beobachtungsrichtung. Der Arzt sieht den Kammerwinkel in dem schräggestellten Spiegel. Untersuchung meist im Sitzen an der Spaltlampe. 2 Einfallendes Licht

desto eher tritt ein Schaden ein. Druckwerte von 26 mm Hg oder mehr kommen bei Gesunden unter normalen Umständen nicht vor.

Tagesschwankungen. Der Augeninnendruck schwankt im Laufe des Tages bei Gesunden um 3—4 mm Hg, bei Glaukom stärker. Meist ist er morgens am höchsten. Deshalb muß man bei Verdacht auf Glaucoma simplex vor allem frühmorgens den Druck messen.

Bildung und Abfluß des Kammerwassers. Das Kammerwasser wird im Ziliarepithel gebildet, pro Minute etwa 2 mm³. Es fließt aus der hinteren Kammer durch die Pupille in die Vorderkammer. Durch das schwammartige Trabeculum corneosclerale gelangt es in den Schlemmschen Kanal, der durch 20—30 Abflußkanäle mit dem intra- und episkleralen Venenplexus verbunden ist. Diese Gefäße enthalten somit Blut, das

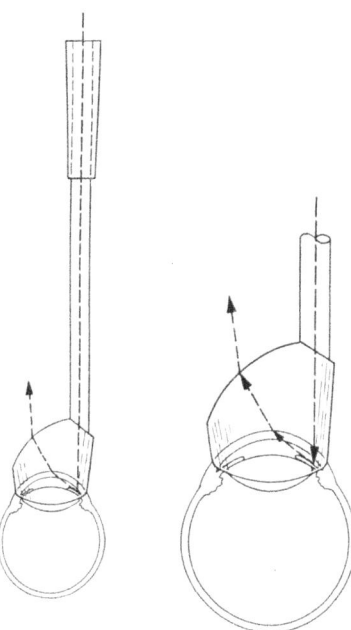

Abb. 220. Gonioskopielinse nach LEYDHECKER. Über die Glasfaseroptik wird das Licht in den Kammerwinkel geleitet. Beobachtung direkt ohne Spiegel. Die Linse ist besonders geeignet für die Untersuchung des liegenden Patienten und für die Goniotomie

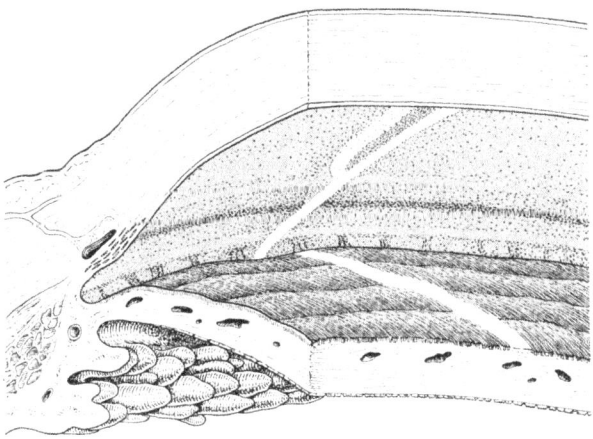

Abb. 221. Gonioskopisches Bild des weiten Kammerwinkels. Auf der Hornhautinnenfläche erkennt man das helle Lichtbüschel der Spaltlampe. Es vereinigt sich mit dem unschärferen und breiteren Lichtbüschel von der Vorderfläche der Hornhaut in der Gegend der Schwalbeschen Linie, dem Ende der Descemetschen Membran. Die pigmentierte Linie kennzeichnet den Schlemmschen Kanal. Die weiße Linie kurz vor dem Ansatz der Iris ist der Skleralsporn (vgl. Abb. 3)

von Kammerwasser verdünnt ist. Wenn ein Gefäß Kammerwasser unmittelbar vom Schlemmschen Kanal zum episkleralen Venenplexus leitet, sieht man dort einige Millimeter weit eine klare Kammerwassersäule neben dem Blut unvermischt fließen. Man nennt sie Kammerwasservenen (ASCHER).

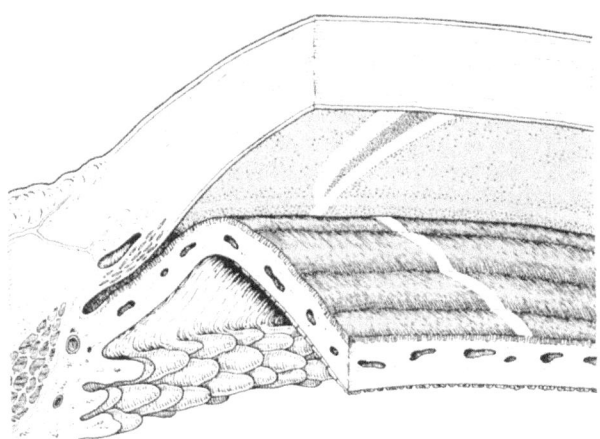

Abb. 222. Enger Kammerwinkel. Nur die Spitze des Trabekel ist sichtbar. Drohender Winkelblock bei Pupillenerweiterung oder vermehrter Gefäßfüllung von Iris oder Ziliarkörper

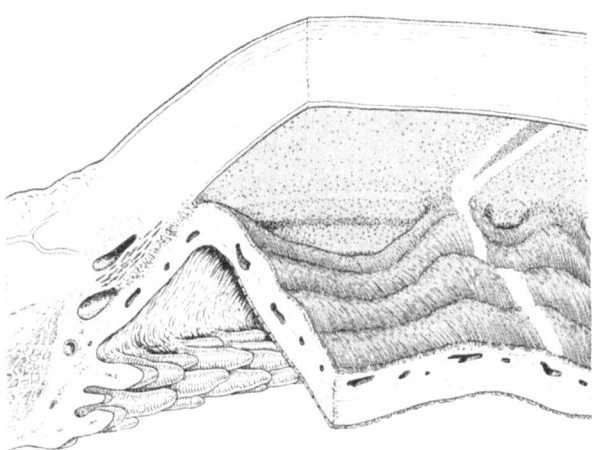

Abb. 223. Kammerwinkelsynechien nach Iritis. Die Iris ist in der Höhe der Schwalbeschen Linie stellenweise festgewachsen. Dazwischen sind noch freie Stellen des Kammerwinkels, in denen das Kammerwasser in den Schlemmschen Kanal gelangt. Je mehr Synechien vorhanden sind, desto wahrscheinlicher wird ein Sekundärglaukom eintreten

Gonioskopie. Der Kammerwinkel ist ohne Hilfsmittel nicht sichtbar, weil die Hornhaut wie ein Uhrglasdeckel in die Sklera eingefalzt ist. Mit Hilfe besonderer Gonioskopielinsen, die man auf die anaesthesierte Hornhaut aufsetzt, kann man den Kammerwinkel sehen. Die verschiedenen Strukturen sind in Abb. 221 und 222 zu erkennen. Man achtet darauf, ob der Kammerwinkel weit oder eng ist: Nur bei engem Kammerwinkel besteht die Gefahr eines akuten Glaukomanfalles. Ferner untersucht man,

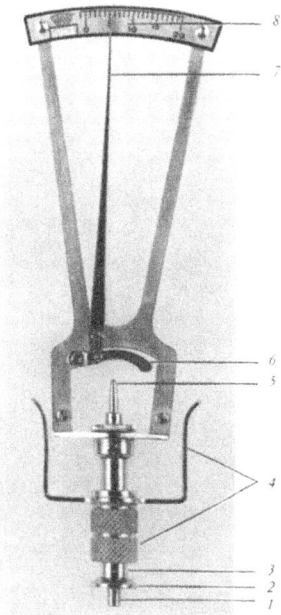

Abb. 224. Schiötztonometer. *1* Senkstift, der um so tiefer in die Hornhaut einsinkt, je weicher das Auge ist. *2* Fußplatte, die auf der Hornhaut ruht. *3* Zylinder, in dem der Senkstift frei beweglich ist. *4* Haltevorrichtung, an der das Tonometer vom Arzt mit der Hand in senkrechter Stellung auf dem Auge gehalten wird. Diese frei gleitende Manschette darf weder an den oberen noch an den unteren Anschlag kommen, damit das Tonometer vom Auge nicht abgehoben oder auf das Auge gedrückt wird. *5* Oberes Ende des Senkstiftes, das bei der Druckmessung den Hammer berührt. *6* Hammer, bei der Druckmessung in Berührung mit dem Senkstift. *7* Zeiger, mit dem Hammer fest verbunden. *8* Skala, an der die Teilstriche abgelesen werden. Teilstrich 5 mit dem hier aufgeschraubten Gewicht 5,5 g bedeutet bei normaler Rigidität einen Druck von 17 mm Hg

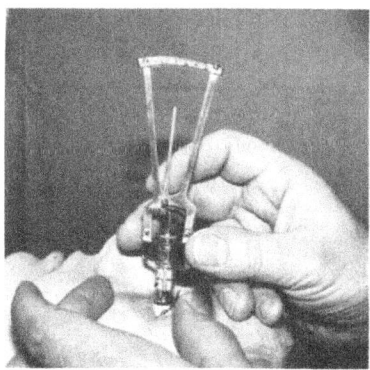

Abb. 225. Tonometrie des liegenden Patienten mit dem Schiötz-Tonometer. Beachte: Der Patient fixiert mit dem rechten Auge ein über ihm angebrachtes Fixierlämpchen oder den Finger seines ausgestreckten Armes. Der Arzt darf deshalb mit seiner Hand das fixierende Auge nicht verdecken. Die Lider werden ohne jeden Druck sanft gespreizt. Das Tonometer muß senkrecht und zentral auf der Hornhaut stehen. Es darf an den Haltegriffen weder gehoben noch auf die Hornhaut gedrückt werden

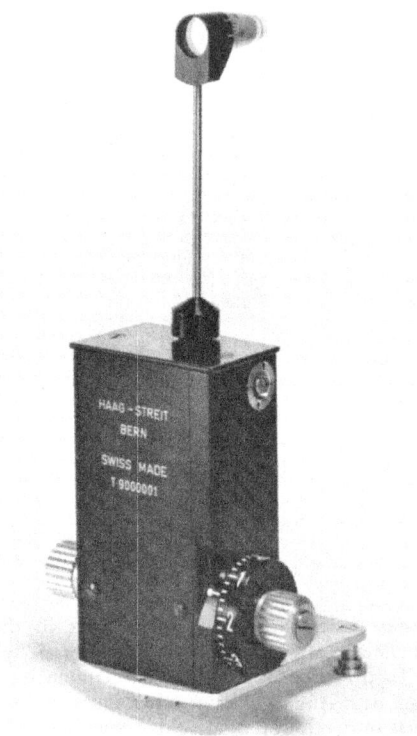

Abb. 226. Applanationstonometer nach GOLDMANN. Oben: Meßkörperchen, dessen Vorderfläche 3 mm Durchmesser hat und mit der Hornhaut in Kontakt gebracht wird. Unten:
an dem Drehring verstärkt der Arzt die Kraft einer Feder, die das Meßkörperchen gegen
die Hornhaut drückt. Bei der hier eingestellten Zahl der Trommel beträgt der Druck 15 mm
Hg. Der Arzt erkennt die Abplattung der Hornhaut durch das Okular der Spaltlampe nach
Anfärben der Hornhaut mit Fluoreszein

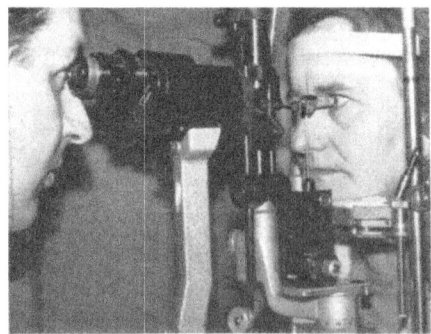

Abb. 227. Applanationstonometrie an der Spaltlampe. Beachte: Der Patient muß die Augen
weit öffnen, damit das Oberlid nicht das Meßkörperchen berührt. Erst wenn mehrere Mes-
sungen etwa denselben Wert ergeben, ist das Ergebnis zuverlässig. Der Arzt beobachtet
durch das Hornhautmikroskop und liest den Druck an der Meßtrommel des Tonometers ab,
wenn das Meßkörperchen von 3 mm Durchmesser gerade eben die Hornhaut ganz
berührt. Die Messung wird durch eine abnorme Rigidität des Auges nicht verfälscht

ob Verwachsungen zwischen der Iris und der gegenüberliegenden Kammerwinkelwand bestehen (periphere Synechien), ob neugebildete Gefäße vorhanden sind (Diabetes, Zentralvenenthrombose) oder abnorm starke Pigmentablagerung (Pigment-
glaukom).

Druckmessung (Tonometrie). Am gebräuchlichsten ist das Tonometer von SCHIÖTZ,
mit dem gemessen wird, wie tief ein genau definierter Senkstift, durch seine
Schwere die Hornhaut eindellt (*Impressions-Tonometer*). Er sinkt umso tiefer
je weicher das Auge ist. Das von dem Senkstift verdrängte Kammerwasser
kann nicht sofort abfließen; zunächst wird die Augenhülle (Cornea und Sklera)

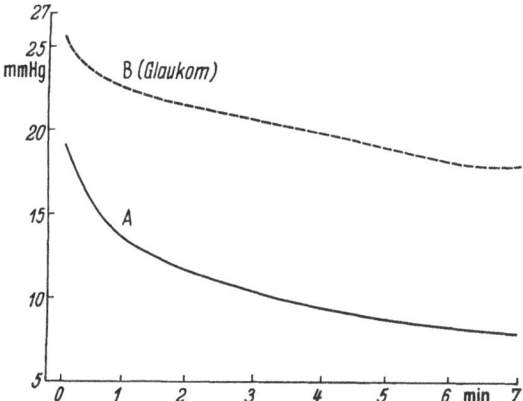

Abb. 228. Tonographiekurve. Die untere Kurve zeigt die Drucksenkung bei einem gesunden
Auge, die infolge des Auspressens von Kammerwasser durch das Tonometergewicht
(16,5 g) in 7 Minuten eintritt. Die obere Kurve zeigt den viel geringeren Druckabfall bei
Glaukom

gedehnt, um das verdrängte Kammerwasser unterzubringen. Die Dehnungsfähig-
keit nennt man Rigidität. Das Tonometer ist für Augen von durchschnittlicher
Rigidität geeicht. Wenn das untersuchte Auge eine abnorme Rigidität hat, erhält
man also falsche Druckwerte. Das kommt besonders oft bei Myopie vor (großes
Auge, dünne und abnorm dehnbare Sklera). Man vermeidet diesen Meßfehler mit
dem *Applanationstonometer* von GOLDMANN, bei dem die Kraft gemessen wird, die
nötig ist, um ein planes Meßkörperchen von 3 mm Durchmesser mit der Hornhaut
in Kontakt zu bringen. Es wird praktisch kein Kammerwasser verdrängt, eine abnorme Rigidität verfälscht die Messung also nicht. Das Gerät ist viel teurer als das
Schiötz-Tonometer. Zur Anaesthesie der Hornhaut nimmt man Medikamente, die
das Hornhautepithel möglichst wenig schädigen: Kerakain®, Novesin®, oder Cor-
necain®.

Tonographie. Wenn das Tonometer 4 min lang auf der Hornhaut stehen bleibt, so
wird durch sein Gewicht (16,5 g) Kammerwasser aus dem Auge gepreßt. Bei Gesunden fließt Kammerwasser leicht ab, der Druck sinkt also rasch. Bei Glaucoma
simplex ist der Abflußwiderstand erhöht, in der gleichen Zeit fließt also weniger
Kammerwasser ab als bei Gesunden und der Druck sinkt nicht so stark. Man verwendet für die Tonographie ein nach dem Schiötz-Prinzip gebautes Tonometer, bei dem
die Zapfenbewegung elektronisch registriert und auf einem Papierstreifen als Kurve
aufgezeichnet wird. Die Tonographie dient zur Frühdiagnose des Glaucoma simplex.

Viel zuverlässiger ist eine modifizierte Form, der *Tonographietest* nach LEYDHECKER. Dabei bleibt das Tonometer 7 min auf dem Auge stehen und man berechnet für die letzten 4 min der Kurve den Quotienten von Druck: Abflußleichtigkeit. Den Wert für die Abflußleichtigkeit findet man aus Tabellen, auf die hier nicht näher eingegangen werden soll.

Die Ursache der Drucksteigerung ist fast nie eine vermehrte Produktion von Kammerwasser, sondern fast stets eine Behinderung des Abflusses. Diese kann aber auf ganz verschiedene Weise entstehen. Bei *Glaucoma simplex* liegt das Abflußhindernis wahrscheinlich in den Trabekeln, der Abflußwiderstand nimmt im Laufe von vielen Jahren allmählich zu. Bei *Winkelblockglaukom* dagegen tritt die Verlegung. des Kammerwinkels durch die Iris sehr plötzlich innerhalb von wenigen Stunden ein Dieser akute Glaukomanfall kommt nur bei engem Kammerwinkel vor, was man nur gonioskopisch beurteilen kann. Meist ist aber auch die Vorderkammer abgeflacht, was mit bloßem Auge sichtbar ist.

Einteilung der Glaukome

Primäres Glaukom der Erwachsenen:

1. Glaucoma simplex. Kammerwinkel offen (meist weit, seltener eng). Schleichender Verlauf, Frühsymptome fehlen oft. Gefahr: Patient kommt erst im Spätstadium zum Arzt. Druck meist 25—40 mm Hg.

2. Akuter Glaukomanfall. Kammerwinkel im Anfall verlegt (akutes Winkelblock-Glaukom), im Intervall zwischen den Anfällen eng, aber offen.
   Heftige Anfallssymptome: Schmerzen, Sehverschlechterung. Im Anfall tastbare Härte des Auges, Druck über 60 mm Hg.

3. Chronisch-kongestives Glaukom (chronisches Winkelblock-Glaukom). Kammerwinkel im Anfall zu, zwischen den Anfällen teilweise durch Synechien verlegt. Druck auch zwischen den Anfällen mäßig erhöht.

Sekundäre Glaukome können nach Augenleiden entstehen, wie z.B.:

Verletzung (Prellung, Perforation, Verätzung)
Entzündung (Iridocyclitis)
Gefäßneubildung auf der Iris (Diabetes, Zentralvenenthrombose): Hämorrhagisches Glaukom
Mißbildungen (Aniridie)
Staroperation
Linsenschwellung
Malignes Glaukom
Phakolyse (Cataracta hypermatura)
i.o. Blutung
i.o. Tumor, Einpflanzen einer Kunststofflinse nach Staroperation.
Auch örtliche oder allgemeine Cortisonbehandlung kann ein Glaukom vom Typ des Glauc. simplex verursachen.

Hydrophthalmie:

Vergrößerung des Auges bei Säuglingen durch i.o. Drucksteigerung. Entsteht meist durch konnatale Gewebsveränderung des Kammerwinkels, seltener durch prä- oder postnatale Fehlentwicklung (retrolentale Fibroplasie, Aniridie) oder Entzündung.

Sekundäre Glaukome

Sekundär nennt man Glaukomformen, die durch andere Augenleiden verursacht wurden. Oft ist außerdem eine (primäre) Anlage zu Glaukom vorhanden, weshalb man stets auch das 2. Auge sorgfältig untersuchen muß! Einige Formen sind in der vorstehenden Übersicht aufgezählt. Die Entstehungsweise der Drucksteigerung ist verschieden: nach Verletzungen können Narben in den Trabekeln oder in den weiteren Abflußwegen zurückbleiben, Verätzungen bewirken eine Vernarbung des Schlemmschen Kanals und seiner Abflüsse. Nach Entzündungen oder bei Gefäß-neubildung auf der Iris wird der Kammerwinkel durch Synechien in verschieden großem Umfang verlegt. Dies geschieht auch nach kompliziertem Verlauf einer Staroperation, wenn die vordere Kammer längere Zeit fehlte und die Irisperipherie mit den Trabekeln Kontakt fand. Eine Linsenschwellung kommt bei wasserreicher Katarakt vor und kann einen vorher engen Kammerwinkel blockieren. Maligne nennt man ein Glaukom, wenn eine druckentlastende Operation ausgeführt wurde, danach jedoch die (bei diesem Verlauf stets sehr große) Linse sich vor die neue Abflußöffnung legt, die vordere Kammer verschwindet und der Druck auf sehr hohe Werte (über 70 mm Hg) ansteigt. Man muß dann die Linse operativ entfernen. Phakolytisches Glaukom entsteht bei überreifem Star durch Übertritt von Linsen-eiweiß in das Kammerwasser. Bei einer Blutung oder einem Tumor entsteht die Drucksteigerung durch die Raumverdrängung. Bei Naevus flammeus des Gesichtes kann ein Hämangiom der Uvea die Drucksteigerung verursachen (Sturge-Webersches Syndrom, Abb. 229). Corticosteroide können bei örtlicher oder allgemeiner Gabe nach einigen Wochen eine beträchtliche Drucksteigerung ohne sonstige subjektive Symptome bewirken, also eine Glaukomform wie Gl. simplex, mit allen entsprechen-den Folgen (Gesichtsfeldverfall, Opticusatrophie). Vergleiche ferner S. 50, 119.

Die Behandlung der Sekundärglaukome besteht in der Beseitigung der Ursache, wenn dies möglich ist. Im übrigen ist sie wie beim primären Glaukom.

Primäre Glaukome

Glaucoma simplex. Soziale Bedeutung. Eine eindeutige *Klassifizierung* der primären Glaukome ist nur dann möglich, wenn man während der Druckspitze gonio-skopiert: bei Glaucoma simplex ist der Kammerwinkel auch bei der höchsten Druck-steigerung, die vorkommt, *offen;* die Vorderkammer ist meist normal tief, kann aber auch flach sein. Bei Winkelblockglaukom dagegen ist der Kammerwinkel während der Druckspitze *verlegt*, zwischen den anfallsweise auftretenden Drucksteigerungen ist er stets eng, aber offen. Die Gonioskopie ist jedoch nicht immer zur Zeit der Druckspitze möglich, da die Symptome bereits abgeklungen und der Druck gesunken sein kann, wenn der Kranke den Arzt aufsucht. Dann können einige andere Kenn-zeichen zur richtigen Diagnose helfen. Bei Glaucoma simplex fehlen subjektive Symptome (wie Kopfschmerzen und Augenschmerzen) häufig oder sie sind unbe-stimmt. Manchmal bemerkt der Kranke einen peripheren Gesichtsfeldausfall, be-sonders wenn er im Straßenverkehr als Autofahrer teilnimmt. Sehr häufig bemerkt er lange Zeit überhaupt nichts von seiner Krankheit. Erst bei einem zufälligen Abdecken eines Auges fällt ihm auf, daß er mit dem anderen Auge schlecht sieht. Dann be-findet sich die Krankheit bereits im Spätstadium.

Deshalb ist Glaucoma simplex so gefährlich. Es ist bei 20—30jährigen selten und wird nach dem 40. Lebensjahr immer häufiger. Rund 2% der Bevölkerung in allen Ländern haben nach dem 40. Lebensjahr Glaucoma simplex, ohne von ihrer Krankheit etwas zu ahnen. Infolge dieses schleichenden und vom Patienten nicht bemerk-

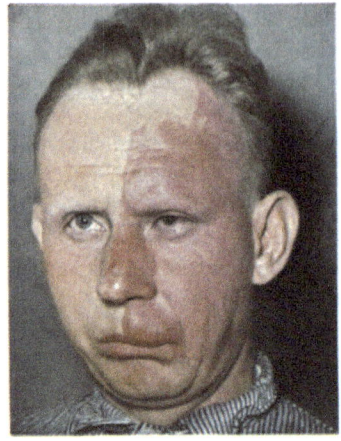

Abb. 229. Sturge-Weber-Syndrom

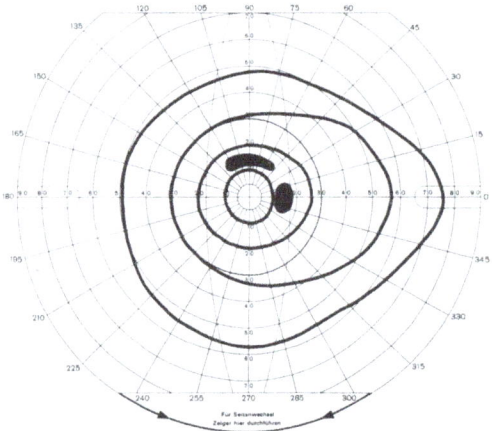

230. Gesichtsfeldausfälle bei Glaukom, 1. Stadium. Bjerrum-Skotome (Bogenskotom) oben. Rechts: normaler blinder Fleck (vgl. Abb. 43)

ten Verlaufes ist Glaucoma simplex die häufigste Ursache der Erblindung in den meisten Kulturländern, in denen schwere Augeninfektionen selten sind. 15—20% aller Blinden haben durch Glaukom ihr Augenlicht verloren. Die Krankheit hat also eine sehr große soziale Bedeutung.

Die Rolle des praktischen Arztes. Man kann ein Leiden, das jahrelang symptomlos verläuft, nur durch systematisches Suchen finden. Der praktische Arzt soll seine Patienten veranlassen, sich die Lesebrille nicht ohne augenärztliche Untersuchung zu besorgen. Der Augenarzt soll bei jeder Brillenverordnung den Augeninnendruck messen. Die erste Lesebrille wird bei Emmetropen mit 40—45 Jahren nötig, bei Hypermetropen noch früher. Ein Augenarzt, der eine Lesebrille verordnet, ohne den Augeninnendruck zu messen, handelt leichtfertig. *Auch der praktische Arzt soll den Augeninnendruck messen können. Es ist nicht seine Aufgabe, Glaukomkranke zu behandeln, aber er kann auf diese Weise Verdachtsfälle rechtzeitig finden und zur Bestätigung*

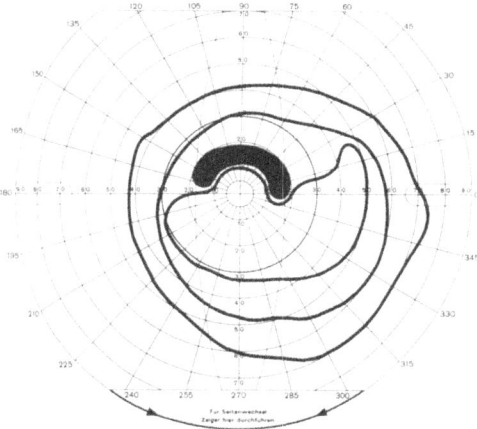

Abb. 231. Gesichtsfeldausfälle bei Glaukom, 2. Stadium: Großes Bjerrum-Skotom, links horizontale Grenzlinie der engsten Isoptere (Rönnescher Sprung)

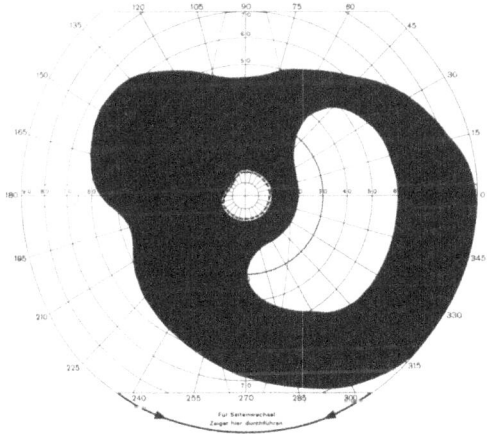

Abb. 232. Gesichtsfeldausfälle bei Glaukom, 3. (spätes) Stadium. Zentrale Insel, temporaler Halbmond

des Verdachts und zur Behandlung dem Augenarzt überweisen. Umgekehrt erwartet man ja auch vom Augenarzt, daß er den Blutdruck messen kann und Kranke mit verdächtigen oder pathologischen Befunden dem Hausarzt oder Internisten zur Behandlung überweist.

Untersuchungsmethoden bei Glaucoma simplex. Die Erhöhung des Augeninnendrucks bei Glaucoma simplex kann man nicht durch Palpieren, sondern nur durch die Tonometrie feststellen. Bei verdächtigen Druckwerten, die nicht eindeutig krankhaft sind (21—24 mm Hg), kann der Tonographietest weiterhelfen, ferner eine

Tagesdruckkurve (Messung alle 2—3 Std, besonders frühmorgens). Mit dem Perimeter prüft man, ob bereits Schäden am Gesichtsfeld nachweisbar sind. Bei Glaukom
findet man die ersten Gesichtsfeldausfälle zwischen 10 und 20°, die bogenförmig
um die Papille verlaufen und meist mit dem blinden Fleck zunächst noch nicht zusammenhängen, später mit ihm zusammenfließen. Diese Art der Gesichtsfeldausfälle

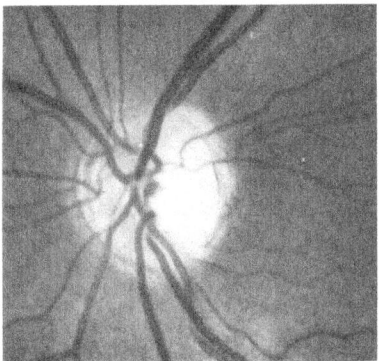

Abb. 233. Normale Papille

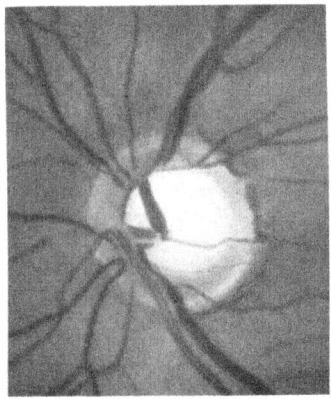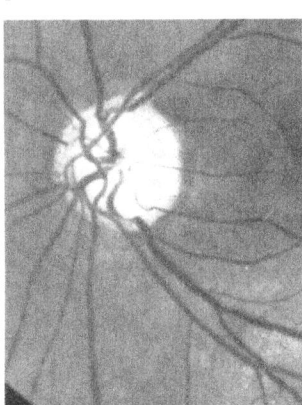

Abb. 234   Abb. 235

Abb. 234. Tiefe physiologische (nicht randständige) Exkavation oder beginnende glaukomatöse Exkavation. (Bei physiologischer Exkaration normaler Druck, normales Gesichtsfeld)

Abb. 235. Randständige glaukomatöse Exkavation

(Skotome) heißen nach dem Erstbeschreiber Bjerrum-Skotome. Besteht die Drucksteigerung weiter, so werden diese Ausfälle immer größer, bis schließlich eine zentrale
Gesichtsfeldinsel und ein peripherer halbmondförmiger Gesichtsfeldrest übrig bleiben.
Die zentrale Sehschärfe bleibt sehr lange normal. Meist treten erst im Spätstadium
sichtbare Papillenveränderungen auf: die zunächst große zentrale Exkavation wird
temporal randständig, die Gefäße knicken am Papillenrand ab, im Exkavationsbe-
reich wird die Papille blaß atrophisch (Abb. 234—236).

   Zur Frühdiagnose dienen also Tonometrie, Tonographie und Perimetrie, nicht
der Augenspiegel!

In Zweifelsfällen kann man zwei Belastungsproben anwenden, den Wassertrinktest oder die Priscolprobe. Der Wassertrinktest besteht im Trinken eines Liters Wasser in 5 min. Bei Gesunden steigt der Augeninnendruck danach um nicht mehr als 8—10 mm Hg an; stärkere Anstiege sprechen für Glaukom. Bei dem Priscoltest wird 1,0 ml Priscol unter die Bindehaut gespritzt. Der Druckanstieg bei Gesunden ist höchstens 13 mm Hg, stärkere Anstiege weisen auf Glaukom hin. Der normale Ausfall solcher Proben bedeutet nicht, daß der Untersuchte gesund ist. Solche Proben sind nur bei fraglichem Glaukom mit nicht eindeutig erhöhtem Druck nötig. Bei Druckwerten über 25 mm Hg sind Belastungsproben oder der Tonographietest überflüssig.

Therapie bei Glaucoma simplex. Medikamente sind solange angezeigt, wie sie in der Lage sind, den Augeninnendruck auf normale Werte (unter 20 mm Hg) zu senken.

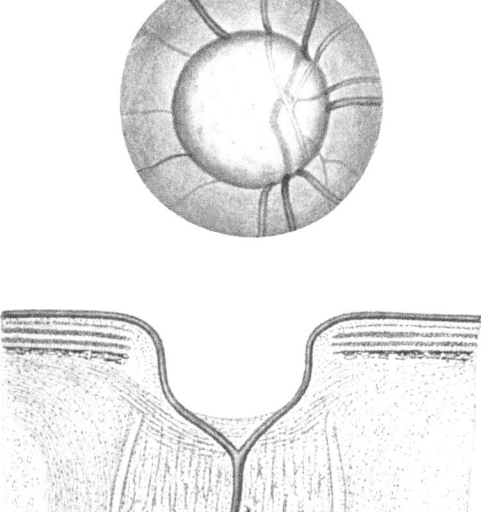

Abb. 236. Glaukomatöse randständige Aushöhlung des Sehnervens. Die Lamena cribrosa ist zurückgesunken

Man operiert erst, wenn Medikamente den Druck nicht mehr regulieren, oder wenn sie nicht vertragen werden. Ist der Druck trotz der Medikamente erheblich erhöht (über 30 mm Hg), so wird man sich zur Operation entschließen, auch wenn noch kein Gesichtsfeldverfall vorhanden ist, da dieser bei starker Drucksteigerung mit Sicherheit in absehbarer Zeit zu erwarten ist. Wenn der Druck dagegen nur wenig über 20 mm Hg liegt, so läßt sich nicht individuell voraussagen, wie rasch ein Schaden am Gesichtsfeld eintreten wird, wie groß also die Gefahr ist. Deshalb operiert man in diesen Fällen nicht allein wegen der Drucksteigerung, sondern man hält die Operation erst dann für angezeigt, wenn außerdem individuell bereits ein beginnender Schaden des Gesichtsfeldes vorhanden ist. Man wird selbst dann manchmal von einer Operation noch absehen dürfen, wenn nämlich die individuelle Lebenserwartung nur noch einige Jahre beträgt. Allgemein gesagt ist also die Operation um so dringender angezeigt, je höher der Druck liegt und je weiter fortgeschritten die Gesichtsfeldausfälle sind. Je niedriger der Druck ist und je besser das Gesichtsfeld intakt ist, desto geringer ist die Gefahr für den Patienten, desto eher darf man also abwarten.

Medikamente. Klinisch teilt man die Medikamente nach ihrer vermutlichen Art der Drucksenkung in zwei Gruppen ein, nämlich in Mittel, die den Abfluß des Kammerwassers aus dem Auge bessern und in Mittel, die die Bildung des Kammerwassers drosseln. Ob die Medikamente wirklich nur so wirken oder ob nicht beide Wirkungen kombiniert sein können, ist noch ungenügend erforscht. Die abflußbessernden Medikamente haben gemeinsam, daß sie die Pupille verengern. Sie werden deshalb klinisch unter der Bezeichnung *Miotika* zusammengefaßt. Die Pupillenverengerung ist jedoch bei Glaukom mit *weitem* Kammerwinkel für den klinischen Effekt unerheblich, oft (bei Linsentrübung) sogar störend. Es wird vermutet, daß die Wirkung vielmehr durch die Tonussteigerung im Ziliarmuskel und die hierdurch bedingte Änderung der Durchlässigkeit der Trabekel im Kammerwinkel zustande kommt.

Die Miosis kommt pharmakologisch auf verschiedene Weisen zustande: Pilokarpin und Aceclydine (Glaucostat®) stimulieren direkt die parasympathischen Rezeptoren an den Sphinkterfasern. Physostigmin (Eserin) und die synthetischen Analoga Prostigmin oder Demecariumbromid (Tosmilen®) hemmen die Cholinesterase reversibel, Mintacol®, DFP® (Diisopropylfluorophosphat) und Phospholinjodid® hemmen das Enzym irreversibel. In beiden Fällen wird der Abbau von Acetylcholin gehemmt, so daß dieser Überträgerstoff in hoher Konzentration sich anreichern kann und die Funktion des Parasympathikus verstärkt. Es handelt sich also um eine indirekt bewirkte Miosis.

Medikamente, die die Produktion von Kammerwasser einschränken sollen, sind Adrenalinverwandte zur örtlichen Gabe und Karboanhydrasehemmer enteral. Adrenalinverwandte werden als 1%ige l-Adrenalinlösung 1—2mal täglich zusätzlich zu den Miotika getropft. Präparate sind Lyophrin® (Epinephrin-Bitartrat), Eppy® (l-Epinephrinborat), Glaucon® (l-Epinephrinhydrochlorid). *Alle Adrenalinverwandte erweitern die Pupille, sie sind deshalb nur bei weitem Kammerwinkel erlaubt! Bei engem Kammerwinkel können sie einen Glaukomanfall auslösen.* Man nimmt an, daß sie die Kammerwasserbildung drosseln, indem sie die Blutzufuhr zum Ziliarkörper verringern.

Karboanhydrasehemmer sind Acetazolamid (Diamox®), Ethoxolamid (Cardrase®,) Dichlorphenamid (Daranide®, Oratol®) oder Acetyl-Aminomethyl-Diazolin-Sulfonamid (Neptazane®). Am gebräuchlichsten ist bei uns Diamox®. Diese Mittel haben bei örtlicher Gabe am Auge keine Wirkung. Enteral hemmen sie die Karboanhydrase, ein Ferment, das bei der Kammerwasserbildung eine Rolle spielt. Sie haben den Nachteil, bei längerer Anwendung zu Gefühlsstörungen in den Fingerspitzen und Zehen zu führen, zu Appetitlosigkeit und Müdigkeit, außerdem zu einer Kaliumverarmung. Man soll deshalb Kalium in Form von Kalinortabletten oder Bananen zuführen.

Klinisches Behandlungsschema. Die Behandlung des Glaukompatienten muß man *individualisieren,* da man in jedem einzelnen Fall die Wirkung der Behandlung mit dem Tonometer kontrollieren und die Behandlung so abstimmen muß, daß der Augeninnendruck durch die 24 Std hindurch stets normal ist und andererseits der Patient durch die Medikamente nicht in seiner Arbeitsfähigkeit behindert wird. Bei den Miotika könnte dies durch die enge Pupille geschehen, die ältere Menschen mit beginnender Linsentrübung stört, ferner Kranke, die bei Dämmerlicht arbeiten oder Auto fahren wollen. Bei jüngeren Patienten kann die akkommodative Myopie durch den Ziliarspasmus sehr stören.

Trotz dieses Individualisierens der Therapie gibt es bestimmte *Grundregeln,* von denen man ausgehen wird. Diese sind: Schwache Miotika häufiger gegeben, werden im allgemeinen besser vertragen als starke Miotika, deren Anwendung nur einmal täglich nötig ist. Man sucht nach dem schwächsten Mittel, das eine ausreichende Wirkung erzielt: „Soviel wie nötig, so wenig wie möglich". Von einem Tropfen 1%ige Pilokarpinlösung kann man im allgemeinen eine Wirkung für 5—6 Std erwarten.

Man beginnt die Therapie meist mit der Verordnung von Pilokarpin 1%ig 3mal täglich, gleichmäßig über den Tag verteilt (nach dem Aufstehen, um 12 und um 17 Uhr), für die Nacht gibt man es außerdem in einer Form, die länger im Bindehautsack bleibt (ölige Lösung oder Salbe). Man kontrolliert dann, ob diese Therapie ausreicht, indem man den Druck immer an den „Nahtstellen" mißt, nämlich jeweils vor dem nächsten Eintropfen. Da der Druck im Laufe des Tages schwankt, muß dies zu wechselnden Tageszeiten geschehen, also nicht immer zur gleichen Stunde, sondern jeweils wechselnd um 8, 12 oder 17 Uhr *vor* dem Eintropfen.

Genügt diese Therapie nicht zur Druckregulierung, so wäre die nächste Verordnung 2%iges Pilokarpin, 3mal täglich, abends wiederum 2%iges Pilokarpinöl oder Salbe oder Glaucostat 2% 2mal täglich. Reicht auch dies nicht aus, so könnte man zu Prostigmin 1—3% übergehen, 3mal täglich als Tropfen, abends als 1%ige Salbe (diese Tropfen sind sehr viel stärker als die zur Injektion erlaubten Lösungen und wären unter Umständen auch bei kleinen Mengen bei einer Injektion toxisch!). Hiernach käme eine Mischung von Pilokarpin und Prostigmin in Frage (Syncarpin®), danach notfalls Mintacol® solubile 1%. Die stärker wirkenden Medikamente Demecariumbromid (Tosmilen®) 0,25%, Phospholinjodid® 0,06% oder DFP® 0,1% werden wegen der Ziliarspasmen, der extrem engen Pupille und der akkommodativen Myopie meist schlecht vertragen und sollten nur in Ausnahmefällen angewendet werden. Bei weitem Kammerwinkel (Gonioskopie vor Verschreibung unbedingt nötig!) kann man eines der obengenannten Adrenalinverwandten zusätzlich verordnen, insbesondere dann, wenn der Patient durch die enge Pupille stark behindert ist. Eserin 0,25—0,5% erzeugt bei Dauerbehandlung oft Bindehautentzündung.

Winkelblockglaukom. Während das Glaucoma simplex jahrelang symptomlos verläuft und nur zufällig durch eine augenärztliche Untersuchung oder im Spätstadium durch Gesichtsfeldausfälle des Kranken entdeckt wird, ist das Winkelblockglaukom meistens ein dramatisches Ereignis, das den Kranken frühzeitig zum Arzt führt. Die erhebliche Drucksteigerung auf Werte von 60—80 mm Hg ist zwar für das Auge schädlicher als die vergleichsweise geringere Drucksteigerung bei Glaucoma simplex, die anfangs jahrelang unter 30 mm Hg bleibt und selbst im Spätstadium kaum über 50 mm Hg beträgt, jedoch ist das akute Glaukom insofern weniger gefährlich, als der Patient durch die heftigen Schmerzen auf seine Krankheit aufmerksam gemacht wird. Die Schmerzen sind im Auge, in der Stirn oder im ganzen Kopf. Sie können in den 2. Trigeminusast (Zähne) oder in den Leib ausstrahlen. Bei schwerem Glaukomanfall können sie unerträglich werden, der Patient erbricht. Infolgedessen sind die Fehldiagnosen Appendizitis (Erbrechen mit Schmerzen in den Leib ausstrahlend) oder Hirntumor (Kopfschmerzen mit Erbrechen) möglich. Der

Tabelle 3. *Therapieschema Glaucoma simplex*

Anwendungs-form	Zeit	Medikament	Klinische Wirkungsweise
Augentropfen	3mal täglich (7, 12, 17 Uhr)	Pilokarpin 1—2% oder Glaucostat® 2% oder Prostigmin 1—3% oder Mischung Pilokarpin-Prostigmin (Synkarpin®) oder Mintacol solubile 1%	
ölige Lösung oder Salbe	vor dem Einschlafen	Pilokarpol® oder Prostigmin-salbe®	Abfluß des Kammerwassers gebessert
Augentropfen	1mal täglich	DFP® 0,1%, Tosmilen® 0,25%, Phospholinjodid® 0,06%, Eserin 0,5—0,25%: nur bei besonderer Indikation	
Augentropfen	meist morgens 1mal	Adrenalinverwandte (nur bei *weitem* Kammerwinkel!)	
Tabletten	1mal (meist morgens)	Karboanhydrase-Hemmer: Diamox® (im allgemeinen nicht als Dauertherapie geeignet)	Kammerwasser-sekretion gedrosselt

schlechte Allgemeinzustand des Patienten macht eine eingehende Untersuchung oft schwierig. Eine sichere Diagnose ist jedoch bei Glaukomanfall auch dem Ungeübten ohne weiteres möglich, wenn er daran denkt, daß das Hauptsymptom des akuten

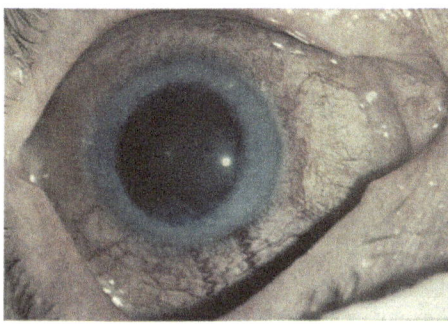

Abb. 237. Akuter Glaukomanfall (akutes Winkelblockglaukom). Hornhautödem, Epithel deshalb nicht glatt. Kammer sehr flach. Unregelmäßig verzogene und erweiterte Pupille Starke Gefäßerweiterung. Heftige Schmerzen. Hauptkennzeichen: Bulbus bei Palpieren steinhart

Anfalles die starke Augeninnendrucksteigerung ist. Man palpiert mit dem rechten und linken Zeigefinger durch das Oberlid hindurch das Auge und findet bei akutem Glaukom, daß das Auge sich steinhart anfühlt. Zum Vergleich kann man das andere Auge des Patienten oder das eigene Auge beim Blick nach unten durch das Oberlid hindurch palpieren. Auch für den Ungeübten ist die Drucksteigerung ohne weiteres zu tasten, wenn sie so stark ist wie bei akutem Glaukom. Bei allen anderen Glaukomformen jedoch kann man durch Palpation die mäßigere Drucksteigerung nicht feststellen. Dabei muß unbedingt tonometriert werden.

Differentialdiagnose. Iritis (s. S. 122). Bei Iritis ist der Bulbus niemals palpatorisch steinhart. Der akute Glaukomanfall ist ein dringender *Notfall.* Der Patient muß sofort in eine Augenklinik gebracht werden, weil höchste Gefahr für das Augenlicht besteht.

Die **Behandlung** des akuten Glaukomanfalles schlägt 4 verschiedene Wege gleichzeitig ein.

1. Durch Miotika versucht man die Pupille zu verengern. Hierzu tropft man im Abstand von 10 min 2%ige Pilokarpinlösung in den Bindehautsack ein für die Dauer von $1^1/_2$ Std.

2. Man hemmt die Kammerwasserbildung durch Karboanhydrasehemmer, wie z.B. Acetazolamid (Diamox®). Dosierung: 750 mg i.v. oder per os. Karboanhydrase ist ein Ferment, das bei der Kammerwasserbildung eine Rolle spielt. Diamox® wird internistisch zur Entwässerung gegeben. Bei akutem Glaukom wirkt es nicht durch die Ausschwemmung von Wasser, sondern durch die Hemmung der Kammerwasserbildung.

3. Man stellt ein vorübergehendes osmotisches Gefälle vom Auge zum Blut her, um dem Auge Wasser zu entziehen. Falls der Patient nicht erbricht, soll man ihn Glyzerin mit etwas Zitronensaft als Geschmackskorrigens trinken lassen (Dosis 1,5 g/kg Körpergewicht = 1,2 ml/kg Körpergewicht). Bei Erbrechen oder Unverträglichkeit von Glyzerin gibt man eine 20%ige Mannitinfusionslösung (Dosis 250 ml als i.v. Tropfinfusion). Ebenso wirkt Urea (Harnstoff; Dosis: 75 g in 250 ml 10%iger Invertzuckerlösung), Infusion i.v. 1 Tropfen/sec, das bei paravenöser Infusion Nekrosen verursacht. Neuerdings wurde auch Vitamin-C in sehr hoher Dosierung empfohlen (0,7—1 g/kg als Infusion), dessen Wirkungsweise noch nicht genügend geklärt ist und das in dieser Menge nicht unbedenklich erscheint.

4. Beruhigungsmittel wie Meprobamat, 2 Glas Weinbrand oder Alkohol in anderer Form wirken ebenfalls drucksenkend.

Tabelle 4. *Therapieschema des akuten Glaukoms*

Pilokarpinaugentropfen alle 10 min $1^1/_2$ Std lang.
Diamox® 750 mg enteral oder i.v.
Alkohol (2 Glas Weinbrand) enteral.
Bei Schmerzen Dolantin®.
Falls in 3 Std keine Drucksenkung: Glyzerin enteral (1,2 ml/kg)
oder Mannitinfusion (250 ml) i.v.
oder Harnstoff (75 g in 250 ml 10% Invertzuckerlösung) i.v.
Falls in 6 Std keine Drucksenkung: Operation (periphere Iridenkleisis mit Iridektomie).
Falls Drucksenkung: Operation (Iridektomie oder Iridenkleisis) in den folgenden Tagen.
Prophylaktische Iridektomie (oder periphere Iridenkleisis) am 2. Auge.

Der praktische Arzt sollte bei einem akuten Glaukomanfall die Behandlung mit Diamox® und Pilokarpin bereits beginnen, ehe der Patient in die Klinik kommt.

Bei Winkelblockglaukom ist auch nach Beseitigung des Anfalles eine weitere medikamentöse Therapie unsicher. Sehr häufig kommt es dennoch zu einem erneuten

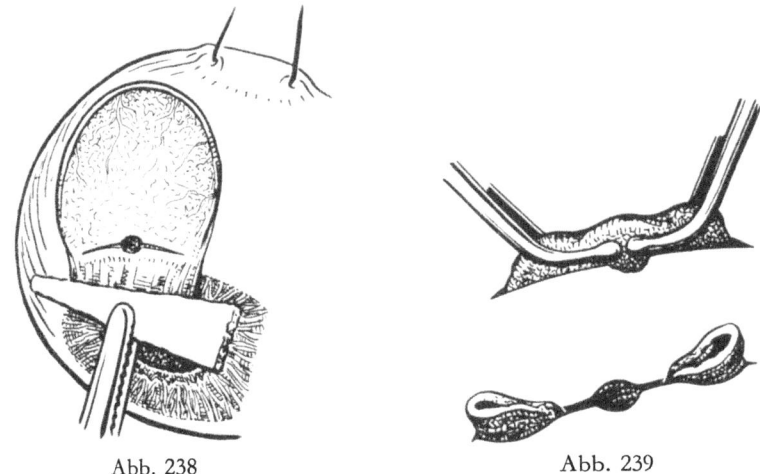

Abb. 238   Abb. 239

Abb. 238. 2-Schenkel-Iridenkleisis. Haltenaht durch den M. rectus superior. Die Bindehaut ist in einem oberen Quadranten eröffnet und wird mit einem Tupfer zurückgeschlagen auf der Hornhaut festgehalten. Ein etwa 5 mm langer Schnitt ist am Limbus mit der Rasierklinge ausgeführt worden und in der Mitte gekautert

Abb. 239. 2-Schenkel-Iridenkleisis. Die vorgefallene Irisbasis wird mit 2 Pinzetten gefaßt (oberes Bild) und bis zum Sphinkter durchgerissen. Die beiden eingeklemmten Schenkel bilden jeweils eine U-förmige, innen von Pigmentepithel ausgekleidete Rinde (unteres Bild, zur Verdeutlichung übertrieben gezeichnet)

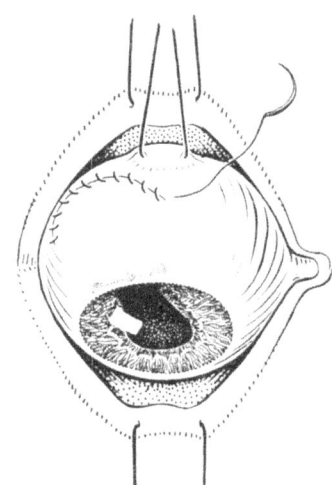

Abb. 240. 2-Schenkel-Iridenkleisis. Am Ende der Operation schimmern die beiden eingeklemmten Schenkel rechts und links an der Wunde, sowie die Kauterstelle in der Mitte durch die Bindehaut durch. An diesen Stellen entwickelt sich ein Sickerkissen. Die Bindehaut ist mit 6/0-Seide verschlossen, der Faden noch nicht abgeschnitten

Anfall. Man sollte deshalb bei Winkelblockglaukom *operieren*, wenn der Anfall beseitigt ist, und auch am 2. Auge vorbeugend eine periphere Iridektomie vornehmen, weil der Kammerwinkel an beiden Augen eng zu sein pflegt und der Anfall deshalb auch am 2. Auge droht.

Untersuchung bei Verdacht auf Winkelblockglaukom im Intervall. Verdacht auf Winkelblockglaukom besteht, wenn der Patient die Symptome von leichten Anfällen schildert, jedoch im Intervall zwischen den Anfällen (die sich spontan lösten) kommt. Es gilt dann zu entscheiden, ob die Symptome harmlos oder Folge einer Drucksteigerung waren. Tränen und Rötung der Augen, Schmerzen und Sehverschlechterung können z.B. bei einer Erosio corneae vorkommen. Für Glaukom sprechen: Eine flache Vorderkammer, ein enger Kammerwinkel, Glaukomflecken der Linse (subkapsular achsial gelegene Trübungen, die wie verschüttete Milch geformt sind), glaukomatöse Gesichtsfeldausfälle oder eine Exkavation der Papille (nur nach lange bestehenden oder oft wiederholten Anfällen).

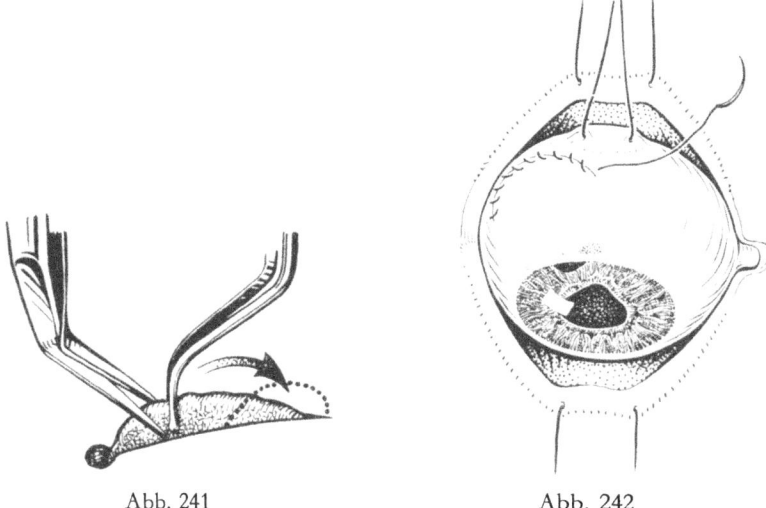

Abb. 241   Abb. 242

Abb. 241. Periphere Iridenkleisis nach LEYDHECKER. Eröffnung der Bindehaut wie bei der 2-Schenkel-Iridenkleisis, kautern jedoch nur an einem Ende des Schnittes. Die vorgefallene Irisbasis (nur diese ist hier abgebildet) wird an einem Ende gefaßt und mit einer Wecker-Schere im Winkel von etwa 45° zum Limbus eingeschnitten. Einklemmen dieser peripheren Irisfalte an der nicht gekauterten Seite

Abb. 242. Periphere Iridenkleisis nach LEYDHECKER. Am Ende der Operation schimmert die Schnittlinie durch die wieder zurückgelegte Bindehaut durch. Links die Kauterstelle, rechts die Einklemmung der Iris. Pupille nur geringfügig entrundet. Periphere Irislücke entsprechend der bei 12 h eingeklemmten Irisfalte. Vorteil der Operation: Die Vorderkammer fließt nicht ab. Bei primärem Glaukom dauernde Druckregulation bei 92% der operierten Augen

Als Belastungsproben kann man die Pupille erweitern, doch ist dies wegen der Gefahr, einen Glaukomanfall zu provozieren, nur dem Augenarzt erlaubt. Dies geschieht a) im Dunkelzimmer. Eine Stunde Aufenthalt im völlig verdunkelten Raum, Druckanstiege von 9 mm Hg oder mehr sprechen für Glaukom, b) durch Eintropfen von 1% Homatropin, wobei Druckanstiege von 12 mm Hg oder mehr für Glaukom sprechen.

Operationsverfahren. Falls der erste Anfall nur kurz bestand und die Trabekel noch normal durchgängig sind, genügt die Iridektomie. Dies war die erste Glaukomoperation, die ALBRECHT VON GRAEFE 1857 angab. Vor dieser Zeit erblindeten fast alle Patienten, die ein Glaukom hatten. Die Iridektomie wirkt, indem sie eine Verbindung zwischen der hinteren und der vorderen Kammer herstellt. Dadurch ist ein Winkelblock nicht mehr möglich. Die Iridektomie ist deshalb die sicherste Prophylaxe gegen einen Glaukomanfall des 2. Auges, wenn das 1. Auge an akutem Glaukom

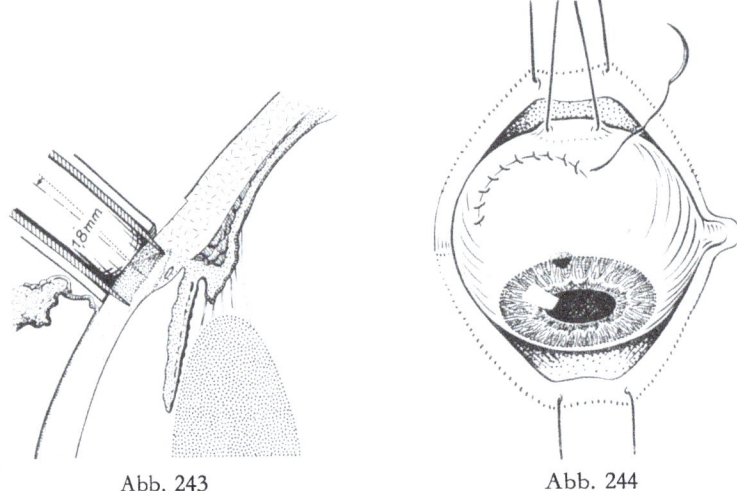

Abb. 243   Abb. 244

Abb. 243. Trepanation nach ELLIOT. Die Bindehaut (links im Bild) ist zurückgeklappt, die Hornhaut oberflächlich aufgesplittert. Ein Trepan von 1,8 mm Durchmesser wird am Limbus aufgesetzt. Damit schneidet man ein rundes Skleracorneascheibchen aus, nimmt eine periphere Iridektomie vor und näht die Bindehaut wieder zurück

Abb. 244. Zustand am Ende der Trepanation nach ELLIOT

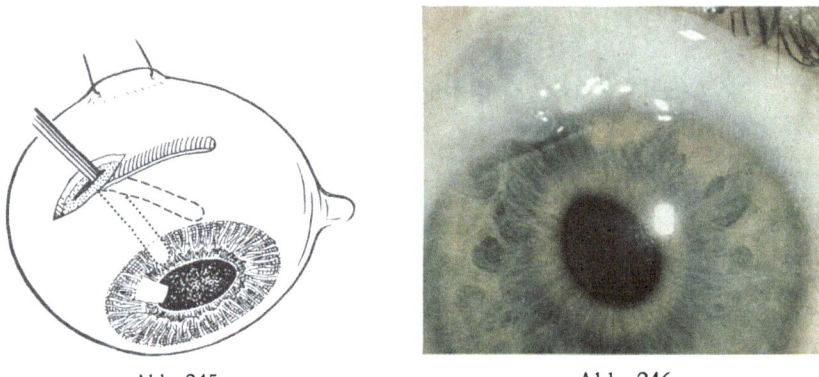

Abb. 245   Abb. 246

Abb. 245. Cyclodialyse. Ein Cyclodialysespatel ist durch eine Öffnung von Bindehaut und Sklera zwischen Sklera und Aderhaut eingeführt worden (rechts oben im Bild) und wird nun langsam bis in die Vorderkammer geschwenkt. Das Kammerwasser wird dadurch in den Raum zwischen Sklera und Aderhaut abgeleitet. Keine äußere Filtration im Gegensatz zu Iridenkleisis oder Elliot-Trepanation

Abb. 246. Sickerkissen nach peripherer Iridenkleisis nach LEYDHECKER

erkrankt ist; der Kammerwinkel pflegt dann ja beiderseits sehr eng zu sein, die Anlage zum akuten Glaukom ist also auch am 2. Auge vorhanden. Die Operation kann aber nur dann einen Dauererfolg haben, wenn in dem freigelegten Bezirk die Trabekel normal durchgängig für Kammerwasser sind. Ist dies nicht der Fall (Kombination von akutem Winkelblockglaukom mit Behinderung des Abflusses durch die Trabekel: *chronisch kongestives Glaukom*), so sollte man besser eine Fisteloperation vornehmen

und das Kammerwasser nach außen unter die Bindehaut leiten. An Operationsmethoden kommen hierfür in Frage: Iridenkleisis (Einklemmung eines Stückes Iris
als Docht, an dem entlang das Kammerwasser unter die Bindehaut sickert) oder
Trepanation nach ELLIOT (Ausschneiden eines Stückes der Bulbuswand mit einem
runden Trepan von 1,8 mm Durchmesser und Ableiten des Kammerwassers unter
die Bindehaut). Ebenso wirkt die limbale Sklerektomie nach LAGRANGE. Diese
Operationsmethoden eignen sich auch für Glaucoma simplex. Eine weitere Methode,
die Cyclodialyse, leitet das Kammerwasser nicht nach außen unter die Bindehaut
ab, sondern zur Aderhaut. Hierzu geht man durch eine operative Lücke der Sklera
(Einschnitt 6—9 mm vom Limbus entfernt) mit einem Spatel zwischen Sklera und
Aderhaut bis in die Vorderkammer und löst in dem Bereich den Ziliarkörper ab.

Die Cyclodialyse eignet sich nicht für die Behandlung des Glaukoms mit sehr engem
Kammerwinkel. Sie beschleunigt die Zunahme von Linsentrübungen bei Menschen über
50 Jahren. Es ist die Methode der Wahl für linsenlose Augen sowie für jüngere Menschen
mit weitem Kammerwinkel. Schließlich sei noch ein Operationsverfahren erwähnt, das in
der Zerstörung des Ziliarkörpers besteht. Hierfür gibt es viele Varianten. Man kann den
Ziliarkörper durch die freigelegte Sklera hindurch mit der Diathermiekugel und der Dia-
thermienadel koagulieren (Cyclodiathermiepunktur nach VOGT), oder man kann auch versuchen, eine Arteria ciliaris posterior longa mit zu veröden. Neuerdings versucht man den
Ziliarkörper durch Kälte zu zerstören. All diese Operationen sollen eine Drosselung der
Kammerwasserproduktion bewirken. Sie haben den Nachteil, weniger dauerhaft zu wirken
als die Fisteloperationen und stellen deshalb eine Notlösung dar, zu der man sich entschließt,
wenn Fisteloperationen nicht ausgeführt werden können, so z. B. nach Vernarben mehrerer
Fisteloperationen, bei sehr alten Menschen, bei äußeren Infekten des Auges, usw.

Von den Glaukomoperationen, die hier genannt wurden, haben somit die Iridektomie, die Cyclodialyse und die Cyclodiathermiepunktur eine begrenzte Indikation,
während die Iridenkleisis, die Trepanation nach ELLIOT oder die limbale Sklerektomie nach LAGRANGE eine weite Indikation haben. Bei Winkelblockglaukom soll
man den Druck medikamentös senken und dann unverzüglich operieren, weil die
medikamentöse Druckregulierung auf die Dauer unsicher ist. Bei Glaucoma simplex
dagegen wird man versuchen, möglichst mit Medikamenten auszukommen, und nur
dann operieren, wenn diese nicht vertragen werden, oder wenn sie den Druck nicht
normalisieren und das Gesichtsfeld sich verschlechtert hat. Bei günstig gelagerten
Fällen kann man damit rechnen, mit einer Operation bei 80—90% der erkrankten
Augen den Augeninnendruck bis zur Norm zu senken (Fisteloperation), bei ungünstigen Fällen nur etwa bei 50% (Cyclodiathermieoperation).

Die weitere Zukunft des Auges hängt entscheidend vom Stadium des Glaukoms
ab: Operiert man im Frühstadium, so bewirkt die Druckregulierung noch völligen
Stillstand der Krankheit. Im Spätstadium kann der bereits vor der Operation weit
fortgeschrittene Gesichtsfeldverfall weiter zunehmen, auch wenn der Augeninnendruck reguliert ist, weil nun wahrscheinlich außer der Drucksteigerung auch noch
eine ungenügende Blutversorgung des Sehnerven durch eine Gefäßerkrankung im
Bereich des Zinnschen Gefäßkranzes zur Opticusatrophie beiträgt. Man kann dann
versuchen, durch eine medikamentöse Behandlung mit gefäßerweiternd wirkenden
Tabletten und zusätzliche Digitalisgabe den weiteren Verlauf aufzuhalten. Keinesfalls soll man den Blutdruck erheblich senken, wenn er erhöht ist, weil man so die
Sauerstoffzufuhr zum Sehnerv verschlechtern würde. Das Gesichtsfeld kann bei
Glaukom im Spätstadium durch rasche medikamentöse Blutdrucksenkung in kurzer
Zeit verfallen!

Von **Glaucoma absolutum** spricht man, wenn das Auge an Glaukom erblindet ist. Es handelt sich somit nicht um eine besondere Glaukomform, sondern um den Zustand, mit dem alle Glaukome (auch sekundäre) enden können. Oft besteht eine blasige Epithelabhebung an der Hornhaut (Keratopathia bullosa), die sehr schmerzhaft ist. Die episkleralen Gefäße sind stark erweitert, die Hornhaut ist getrübt. Eine Operation führt man ungern aus, weil sich ein Spätinfekt durch das Sickerkissen hindurch am blinden Auge unbemerkt entwickeln könnte und dann die Gefahr der sympathischen Ophthalmie besteht. Gegen die Schmerzen kann man nach guter Infiltrationsanästhesie 3 ml 70%igen sterilen Alkohol retrobulbär spritzen. Hilft dies nicht, so entfernt man das Auge. Dies ist insofern am sichersten, als manchmal die Ursache des einseitigen absoluten Glaukoms ein Melanosarkom der Aderhaut ist, das man infolge der glaukomatösen Hornhauttrübung nicht mehr sehen kann. Deshalb soll man vor einer Alkoholinjektion nach einem Melanosarkom suchen (bei unklarem Einblick: diasklerale Durchleuchtung, Ultraschalluntersuchung).

Hydrophthalmie, kindliches Glaukom

Eine Glaukomform, deren Verkennung besonders schwerwiegend ist, stellt das Glaukom des Kleinkindes dar, die Hydrophthalmie. Dieses Glaukom kann sekundär entstehen infolge einer pränatalen intraokularen Entzündung. Sehr häufig handelt es sich jedoch um eine fehlgesteuerte Entwicklung der Kammerbucht, die im Fetalleben von einem mesodermalen Gewebe ausgefüllt ist. Dieses Gewebe differenziert sich vor der Geburt in Iris und Trabeculum corneosclerale. Wenn die Entwicklung

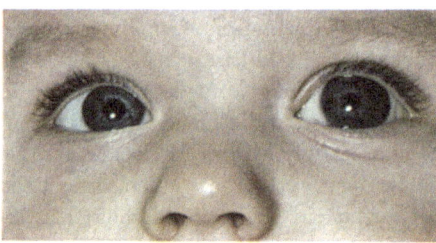

Abb. 247. Beginnende Hydrophthalmie. Der Hornhautdurchmesser des linken Auges ist etwas größer als der des rechten

abnorm verläuft, so inseriert die Iris in einer nach vorn konkaven Form in der Gegend der Schwalbeschen Linie. Das persistierende embryonale Gewebe im Kammerwinkel blockiert den Abfluß.

Symptome. Die Kinder sind lichtscheu, die Augen tränen, ohne daß ein Infekt erkennbar ist. Bei diesem Symptom sollte man immer eine Druckmessung in Narkose ausführen! Im weiteren Verlauf der Krankheit kommt es durch den Druckanstieg zu einer zeitweiligen Trübung der Hornhaut (Hornhautödem) und schließlich zu einer Vergrößerung des Vorderabschnittes des Auges. Diese Symptome kennzeichnen schon ein spätes Stadium. Wenn die Eltern die „schönen großen Augen" ihres Kindes rühmen, sollte man mißtrauisch sein und den Augeninnendruck messen. Die als schön empfundene Vergrößerung der Hornhaut kann die drohende Erblindung durch Hydrophthalmie anzeigen!

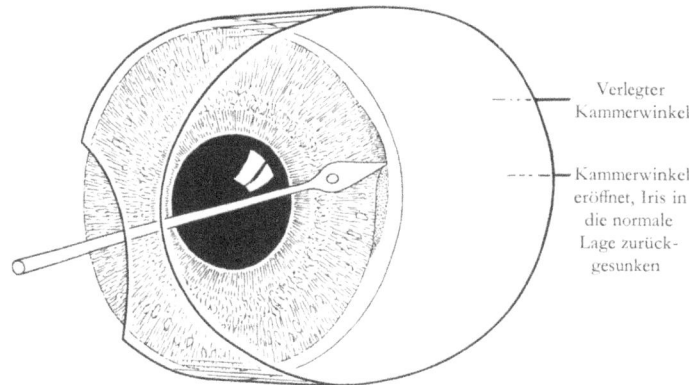

Abb. 248. Goniotomie nach BARKAN mit durchbohrter Nadel nach LEYDHECKER

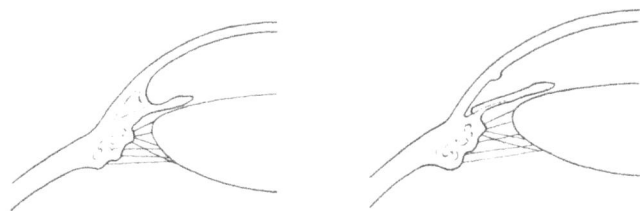

Abb. 249. Goniotomiewirkung, schematisch. Links: Kammerwinkel durch persistierendes embryonales Gewebe ausgefüllt. Die Iris scheint an der Schwalbeschen Linie zu inserieren. Rechts: nach Durchtrennen des Gewebes ist die Iris in ihre normale Lage zurückgesunken, der Kammerwinkel ist frei

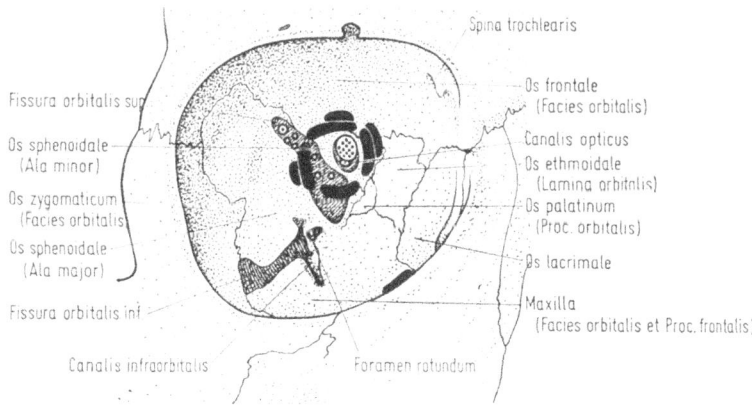

Abb. 250. Knochen und Fissuren der Orbita

Die medikamentöse Behandlung ist bei dem kindlichen Glaukom nicht aussichts-reich und sollte gar nicht in Erwägung gezogen werden. Die für das Glaukom der Erwachsenen geeigneten Operationen führen sehr oft nicht zu einem Dauererfolg. Von diesen Operationen ist die Iridenkleisis noch am geeignetsten, jedoch sind die

Erfolge auch dieser Operation wesentlich schlechter als beim Erwachsenen wegen
der Neigung der kindlichen Bindehaut zur Vernarbung.

Es ist das große Verdienst OTTO BARKANS, die *Goniotomie* eingeführt zu haben,
durch die sehr vielen Kindern mit Hydrophthalmie das Augenlicht gerettet wurde.
Bei dieser Operation schneidet man mit einem feinsten Messerchen, das man durch
die Vorderkammer in den Kammerwinkel einführt und dessen Lage man durch eine
Gonioskopielinse beobachtet, das persistierende embryonale Gewebe im Kammerwinkel ein. Nun kann das Kammerwasser auf dem normalen Wege wieder abfließen.
Die Operation hat nur Aussicht auf Erfolg, solange der Schlemmsche Kanal noch
nicht durch die Dehnung des Vorderabschnittes des Auges verschwunden ist. Man

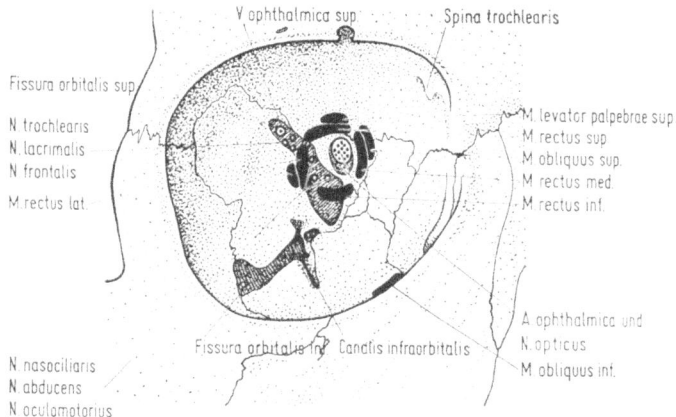

Abb. 251. Muskelansätze und am hinteren Pol der Orbita eintretende Gebilde

kann sie bereits in den ersten Lebenstagen des Kindes ausführen. Sobald der Verdacht auf Hydrophthalmie besteht, sollte man sofort den Augeninnendruck in
Narkose messen und das Kind operieren, wenn der Verdacht bestätigt wird. Jedes
Abwarten schädigt das Sehvermögen des Kindes irreversibel. Diese sehr delikate
Operation kann im allgemeinen nicht in der freien augenärztlichen Praxis ausgeführt
werden (Hilfspersonal und Narkose des Kleinkindes sind nötig), sondern nur in hierfür eingerichteten Augenkliniken. Die Goniotomie ist die einzige wirklich physiologische Glaukomoperation, da sie den normalen Abfluß wieder herstellt. Leider hat
sie beim Glaukom Erwachsener keinen Erfolg. Bei kindlichem Glaukom normalisiert
sie den Druck bei 80% der günstigen Fälle (günstig: klare Hornhaut, nicht zu starke
Dehnung des Vorderabschnittes).

Die Orbita

Normale Anatomie. Die Achse des Orbitatrichters ist leicht divergent nach
außen und oben gerichtet. Die aus 7 Knochen gebildete Wand ist mit Periost überzogen und medial und unten sehr *dünn:* Nur 0,5 mm Knochendicke trennen die
Augenhöhle nach unten von der Kieferhöhle, 0,3 mm oder nur das Periost trennen
sie medial hinten von den Siebbeinzellen. Ferner grenzen hinten die Keilbeinhöhle an,

die mittlere Schädelgrube, die Gegend von Chiasma, Hypophyse und Sinus cavernosus, oben die vordere Schädelgrube und die Stirnhöhle. Alle diese Hohlräume und benachbarten Gebilde sind von großer Bedeutung, da die Augenhöhle an der Erkrankung von Nachbarorganen teilnimmt und umgekehrt. Nasal im Tränenbein (Os lacrimale) befindet sich die Fossa lacrimalis für den Tränensack, während die Tränendrüse in einer flachen Nische des seitlich oberen Orbitadaches (Os frontale) liegt. An der Spitze der Orbita ist der knöcherne Kanal für Sehnerv und A. ophthalmica, lateral davon die Fissura orbitalis sup. für die V. ophthalmica, die durch die Fissur das Blut aus Orbita und Auge in den Sinus cavernosus entleert (klinisch wichtig wegen der Gefahr einer Cavernosusthrombose bei Lid- oder Orbita-Phlegmone!) sowie die Hirnnerven N. III, IV, $V_{1 \text{ und } 2}$ und VI. Die Augenmuskeln entspringen von einem Sehnen-Ring, der den unteren Teil der Fissura orbitalis sup.

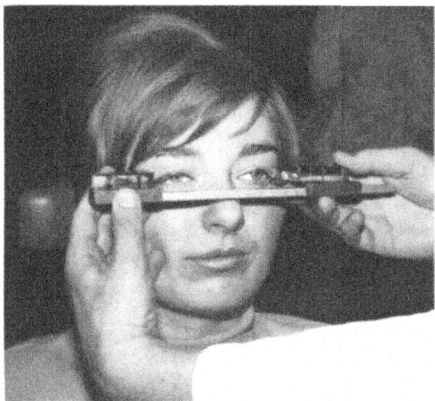

Abb. 252. Exophthalmometer. Im rechts sichtbaren Spiegel des Instrumentes erscheint das Hornhautprofil. Entscheidend ist nicht der Absolutwert, sondern der Vergleich zwischen rechtem und linkem Auge

und das Sehnervenloch umgibt. Nach vorn verschließen das Septum orbitale und die Lider die Orbita. Den wichtigsten Inhalt der Orbita bildet der Bulbus mit Sehnerv, Augenmuskeln, Nerven und Blutgefäßen, sowie die Tränendrüse. Das Ganglion ciliare liegt 15 mm hinter dem Auge. Fettgewebe füllt mit wenig Bindegewebszügen als Polster den größten Teil der Orbita aus.

Untersuchungsmethoden. Krankhafte Prozesse in der Orbita können sich äußern als Vortreibung des Auges (Exophthalmus = Protrusio bulbi) oder als Verdrängung des Augapfels in vertikaler oder horizontaler Richtung, viel seltener als Enophthalmus (Zurücksinken des Auges), ferner als Einschränkung der Beweglichkeit, Stauungspapille, Eindellung des Auges von hinten (Retinafalten), Erweiterung des Sehnervenkanals und Schmerzen. Die Vortreibung des Auges mißt man mit dem Exophthalmometer (nach HERTEL), das beiderseits am knöchernen Orbitarand aufgesetzt wird und mittels eines Spiegels zu messen gestattet, wie weit der Scheitel der Hornhaut hervorsteht. Wenn das Instrument nicht verfügbar ist, kann auch ein darin wenig geübter praktischer Arzt einen einseitigen Exophthalmus leicht erkennen, wenn er hinter dem sitzenden Kranken steht, dessen Oberlider mit dem Zeigefinger anhebt und über dessen Stirn abwärts zu den Wangen blickt. Von vorn beurteilt man den Exophthalmus nur unsicher, achtet aber auf Stauungen der Bindehautgefäße, Unterschiede der Pupillen und Lidspalten. Vorn sitzende Tumoren kann man palpieren. Ein Emphysem knistert bei Betasten (Fraktur der Lamina papyracea), ein (seltenes) arteriovenöses Aneurysma gibt oft ein mit dem Stethoskop hörbares Geräusch. Hierbei und bei Hämangiom kann der Exophthalmus bei Kopftieflagerung oder leichter Halsvenenstauung (Blutdruckmanschette mit 30 mm Hg aufblasen) zunehmen. Die Elektromyographie erlaubt die sonst manchmal unmögliche Unterscheidung von neurogenen Ausfällen und oculärer Myositis. Die Zurückdrängbarkeit des Augapfels läßt sich messen (Piezometrie), ist aber differentialdiagnostisch wenig aufschlußreich. Die übrigen Untersuchungen verstehen sich von selbst: Genaue Motilitätsprüfung, Fundus-, Visus-, Gesichtsfelduntersuchung, Röntgenaufnahmen der beiden Foramina optica zum Seitenvergleich nach RHESE, sowie Schichtaufnahmen der Orbita sind nötig. Von Anfang an wird man den Neurologen und Rhinologen zuziehen, oft auch den Internisten.

Entzündungen

Orbitalphlegmone. *Klinisches Bild.* Beginn meist als subperiostaler Abszeß, dann zunehmend pralle Lidschwellung und Chemosis, Bulbus vorgedrängt und kaum beweglich, Schmerzen, starkes Krankheitsgefühl mit Fieber, Leukozytose und beschleunigte Blutsenkungsgeschwindigkeit. Lebensgefahr durch Cavernosusthrombose! *Ursachen:* Meist Sinusitis frontalis oder ethmoidalis, seltener Thrombophlebitis bei Furunkel der Oberlippe, der Nase oder nach unsachgemäßer Behandlung (Aus-

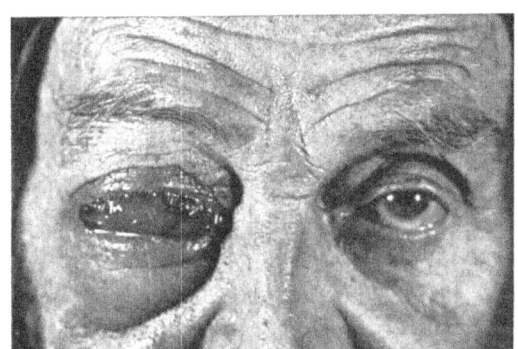

Abb. 253. Orbitalabszeß rechts nach Heugabelverletzung

drücken) eines Hordeolums. Beim Säugling: Infizierte Zahnkeimanlage. Selten Lues, Tuberkulose, Pyämie oder vom verletzten Auge ausgehender Infekt. *Therapie.* Nebenhöhlen ausräumen, Antibiotika.

Tenonitis. *Klinisches Bild.* Oft doppelseitig, Schmerzen bei Augenbewegungen oder Druck auf den Bulbus, mäßige Oberlidschwellung, keine schwere Störung des Allgemeinzustandes, keine Verschlimmerungstendenz. *Ursachen.* Tenonitis posterior bei Grippe, akuten Infektionskrankheiten oder Rheumatismus. *Therapie.* Wärme, Antirheumatika.

Myositis. *Klinisches Bild.* 1. *Pseudotumoröse Form.* Mäßiger Exophthalmus, Paresen mehrerer Augenmuskeln mit Doppelbildern, keine schwere Störung des Allgemeinbefindens, doppelseitig oder einseitig, meist jüngere Menschen bis 40 Jahre. Histologisch Infiltrate des Orbitagewebes und der Muskeln mit Plasmozyten und Lymphozyten. *Ursache* unbekannt. Allergie? 2. *Reine Myositis.* Ohne Exophthalmus, sonst wie eben beschrieben.

Differentialdiagnose. Orbitasarkom. Eine sichere Diagnose ist klinisch oft nur mit Elektromyographie möglich, wobei eine Parese mit normaler elektrischer Aktivität für Myositis spricht. *Therapie.* Röntgenbestrahlung; Corticosteroide. Antibiotika sind unwirksam.

Endokriner Exophthalmus

Thyreotoxikose, Basedowsche Krankheit. *Klinisches Bild.* Exophthalmus (bei 10% der Patienten nur einseitig!), gesteigerter Grundumsatz, Tachykardie, Tremor, oft Struma. Kommt auch bei medikamentös oder operativ regulierter Schilddrüsenfunktion vor. Weitere Augensymptome sind: Zurückbleiben des Oberlides bei Blicksenkung (v. Graefesches Zeichen), seltener Lidschlag (Stellwagsches Zeichen), Insuffizienz der Konvergenz (Möbiussches Zeichen), Sklera am oberen Limbus sichtbar (Dalrymplesches Zeichen). Anstieg des Augeninnendruckes bei Blickhebung täuscht bei der Tonometrie Glaukom vor!

Maligner Exophthalmus tritt auf, wenn das Thyroxin ungenügend vorhanden ist und auf das thyreotrope Hypophysenvorderlappenhormon nicht hemmend wirkt. Grundumsatz normal oder erniedrigt! *Klinisches Bild.* Sehr starker, progredienter Exophthalmus mit Chemosis und Gefahr der Keratitis oder des Hornhautgeschwürs,

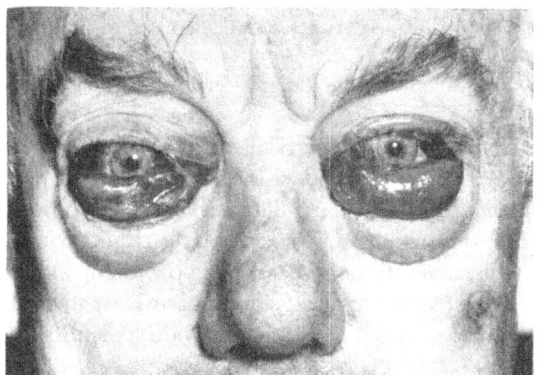

Abb. 254. Maligner Exophthalmus mit hochgradiger Stauung der Bindehautgefäße (Chemosis)

wenn der Lidschluß nicht mehr gelingt. Oft supranukleare Blicklähmung ohne Doppelbilder. *Therapie.* Röntgenbestrahlung der Hypophyse (Gesamtdosis 2000—4000 r fraktioniert) und der Orbitaspitze (Gesamtdosis 800 r). Uhrglasverband zum Schutz der Hornhaut vor dem Austrocknen, notfalls Lider miteinander vernähen.

Tumoren. *Ätiologie.* Bei 80—90% handelt es sich um primäre Tumoren wie Meningeom, Hämangiom, Sarkom, Mischtumor der Tränendrüsen, Neurofibrom, Dermoidcyste, seltener um Tumoren, die aus der Nachbarschaft einwuchern (Carcinom, Retinoblastom, Melanom der Uvea) oder um Metastasen. *Klinisches Bild.* Exophthalmus, oft mit Chemosis, Beweglichkeitseinschränkung, Netzhautfalten am hinteren Pol, seltener Opticusatrophie oder Stauungspapille.

13*

Differentialdiagnose. Mukocele der Nebenhöhlen. Hand-Schüller-Christiansche Erkrankung. Lymphatische Leukämie. *Therapie.* Meist gemeinsame Operation mit dem Rhinologen und Neurochirurgen. Bei malignem Tumor Ausräumen der ganzen Orbita (Exenteratio orbitae). Danach trägt der Patient eine Epithese, die an der Brille befestigt wird und den kosmetisch sehr störenden Effekt völlig verdeckt.

Zirkulationsstörungen. Ein *intermittierender Exophthalmus* tritt beim Bücken oder Pressen auf. Er ist einseitig und geringfügig. Die Ursachen sind orbitale Varizen. Der *pulsierende Exophthalmus* kommt bei arteriovenösem Aneurysma vor, verursacht pulssynchrone Geräusche und durch Anstieg des episkleralen Venendruckes Glau-

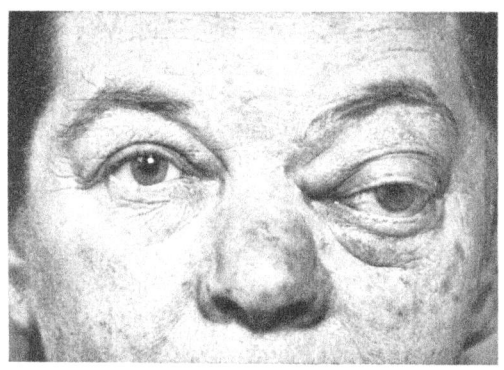
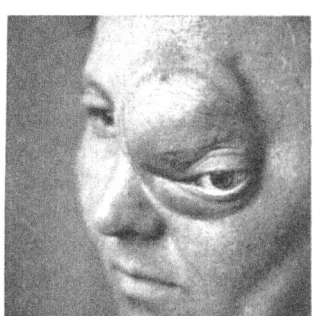

Abb. 255   Abb. 256

Abb. 255. Verdrängung des linken Auges nach außen unten bei Osteosarkom der linken Orbita

Abb. 256. Mucocele der linken Stirnhöhle mit Verdrängung des Auges nach außen unten

kom. Bindehautvenen und Retinavenen sind stark gestaut und geschlängelt. *Ursachen.* Verletzung, seltener Arteriosklerose oder Lues.

Bei einer *Orbitablutung* tritt bald das Blut auch unter der Bindehaut und den Lidern in Erscheinung, Schmerzen fehlen. *Ursachen.* Verletzung (kommt auch nach retrobulbärer Injektion zur Operationsvorbereitung vor; dann muß man die Operation einige Tage verschieben, da durch das retrobulbäre Hämatom der Druck im Auge steigt und Komplikationen bei der Operation wahrscheinlich auftreten!), Arteriosklerose, Hypertonie.

Mißbildungen der knöchernen Orbita können Exophthalmus verursachen: Dysostosis cranio-facialis (CROUZON), Dysostosis mandibulofacialis (FRANCESCHETTI), Turmschädel oder eine ungenügende Verknöcherung, als deren Folge eine Encephalomeningocele sich in die Orbita wölbt.

Augenmuskellähmung (Strabismus paralyticus)

Allgemeines. Mit dem Wort „Schielen" bezeichnet man die Abweichung der Augenachsen voneinander. Schielen im engeren Sinn bedeutet, daß die Augenachsen in allen Blickrichtungen um den gleichen Winkel voneinander abweichen (Begleitschielen, Strabismus concomitans). Fast stets beginnt diese Krankheit im Kindesalter. Wenn die Augenachsen infolge der Lähmung eines Augenmuskels nicht parallel stehen, so spricht man von Augenmuskellähmung (Strabismus paralyticus), die nicht

an ein bestimmtes Alter gebunden ist, aber im Erwachsenenalter häufiger als bei
Kindern vorkommt.

Klinisches Bild. 1. Vollständige Lähmungen (Paralysen) sind seltener als
Schwächen (Paresen). Beide treten plötzlich auf. Wenn die Sehachsen voneinander
abweichen, entstehen *Doppelbilder*. Das Doppeltsehen ist sehr störend, weil der

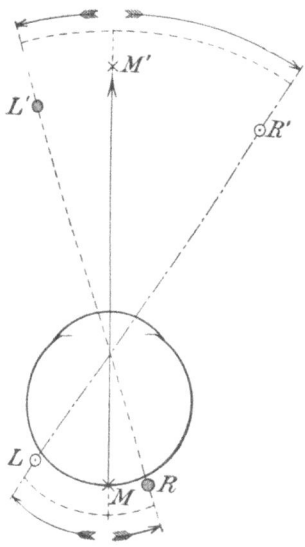

Abb. 257. Die Makula (M) hat den Raumwert „geradeaus" (M'). Ein Punkt rechts der Makula (R) hat einen Raumwert nach links (L'). Ein Punkt links der Makula (L) hat einen
Raumwert nach rechts (R')

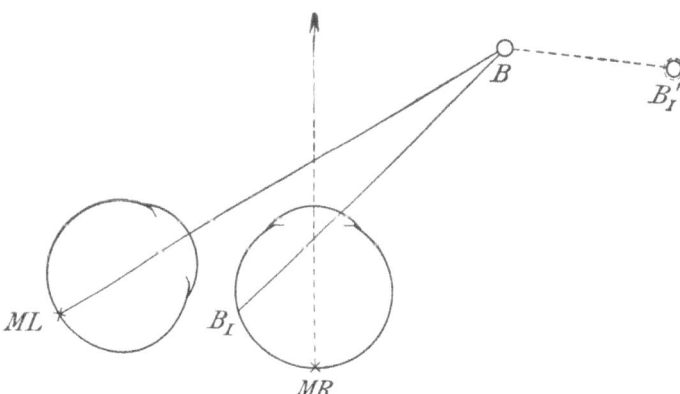

Abb. 258. Doppeltsehen beim Blick nach rechts bei rechtsseitiger Abducenslähmung. Die
Absicht, den Punkt B zu fixieren, wird vom rechten Auge wegen der Abducenslähmung
nicht verwirklicht. Das Auge gelangt bestenfalls in die hier eingezeichnete Stellung geradae-
aus. Infolgedessen bildet sich der Punkt B auf der Netzhaut des rechten Auges nicht in der
Makula, sondern an dem Ort B_I ab. Diesem Netzhautort entspricht ein Raumwert B_I',
der Patient sieht deshalb ein Trugbild, das rechts neben B erscheint. Das Trugbild des
rechten Auges liegt nach rechts verschoben: es bestehen ungekreuzte Doppelbilder. Bei
Auswärtsschielstellung würden gekreuzte Doppelbilder entstehen, d. h. das zum rechten
Auge gehörige Bild würde nach links verlagert sein

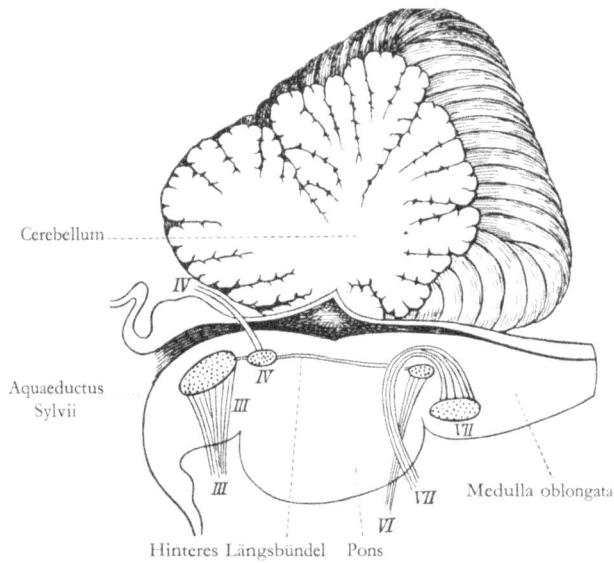

Cerebellum

Aquaeductus
Sylvii

IV

III

III

IV

VII

VII

Medulla oblongata

VI

Hinteres Längsbündel   Pons

III Oculomotorius, *IV* Trochlearis, *VI* Abducens, *VII* Facialis

Abb. 259. Lage der Augenmuskelkerne am Boden des 4. Ventrikel in der Rautengrube

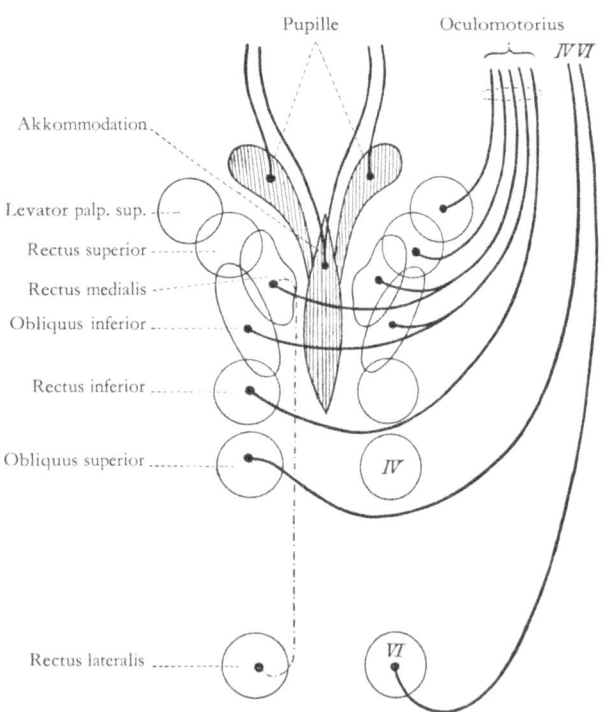

Pupille   Oculomotorius
                                    IV VI

Akkommodation

Levator palp. sup.

Rectus superior

Rectus medialis

Obliquus inferior

Rectus inferior

Obliquus superior   *IV*

Rectus lateralis   *VI*

Abb. 260. Schema der Verbindung der Augenmuskelkerne. *IV* Trochlearis, *VI* Abduzens

Patient nicht weiß, welches von den beiden Bildern das richtige ist. Wenn er den Kopf oder sich selbst bewegt, entsteht *Schwindel,* der bis zur Übelkeit gehen kann.

2. Die Doppelbilder treten nur im Aktionsbereich des gelähmten Muskels auf. Bei Abduzenslähmung ist der Doppelbildabstand beim Versuch, nach rechts zu sehen, am größten: Das rechte Auge gelangt nur bis zur Mittellinie, das linke Auge wird adduziert. Beim Blick nach links dagegen fehlen Schielen oder Doppelbilder, die Augen stehen parallel. Der *Schielwinkel* ist also *inkonstant* (nicht konkomittierend, d.h. das eine Auge begleitet das andere nicht in stets gleichem Abstand). Der Schielwinkel ist *am größten* bei Blick in der Richtung, in der die *Hauptwirkung des gelähmten Muskels* liegt.

3. Die Innervationsimpulse der gleichsinnig wirkenden Muskeln beider Augen sind bei Gesunden wie bei Lähmungen für beide Muskeln gleich stark: Wenn der M. rect. lat. rechts innerviert wird, geht eine gleichstarke Innervation an den M. rect. med. des linken Auges. Besteht am rechten Auge eine Abduzensschwäche, so steht das Auge nach innen gewendet, weil der Zug des Einwärtswenders nicht mehr von dem Auswärtswender rechts kompensiert wird. Soll das Auge geradeaus blicken, so ist wegen der Lähmung des Auswärtswenders eine verstärkte Innervation für ihn nötig. Diese verstärkten Impulse fließen auch dem M. rect. med. des anderen Auges zu. Fixiert der Patient mit dem rechten gelähmten Auge, das die verstärkten Impulse empfängt, so weicht infolge dieser übermäßigen Innervation das linke Auge stark nach innen ab, während das rechte Auge nur gerade bis zur Mittelstellung gelangt (sekundärer Schielwinkel = Fixation mit dem gelähmten Auge). Fixiert der Patient dagegen mit dem linken nicht gelähmten Auge, so ist die Innervation normal und das rechte Auge weicht nur wenig nach innen ab (primärer Schielwinkel = Fixation mit dem nicht gelähmten Auge). Bei Lähmungsschielen ist also *der sekundäre Schielwinkel größer als der primäre.*

4. Bei Abduzenslähmung rechts kann das rechte Auge nicht abduziert werden, während die Beweglichkeit im übrigen Blickfeld normal ist. Wir finden also eine *Einschränkung des Blickfeldes.*

5. Die mangelhafte oder fehlende Beweglichkeit des Auges kann nicht sensorisch korrigiert werden, das Gehirn erfährt gewissermaßen nicht, bis zu welchem unvollständigen Maß die Impulse Erfolg haben. An Gegenständen, die in der rechten Blickfeldhälfte liegen, *greift* ein Kranker mit Abdenzenslähmung rechts deshalb *vorbei.* Er weiß nicht, welches von den beiden Bildern das Trugbild ist.

6. Der Patient versucht den Ausfall eines Muskels durch die *Kopfhaltung* zu kompensieren. Bei einer Abduzenslähmung rechts dreht er den Kopf in die Richtung, in die der Muskel das Auge ziehen würde, d.h. nach rechts. Wenn er bei dieser Kopfhaltung geradeaus sieht, wendet er beide Augen nach links, er benutzt also die linke Blickfeldhälfte, in der keine Doppelbilder und keine Einschränkung des Blickfeldes bestehen.

7. Im Gegensatz zum (Begleit-)Schielen der Kinder, kommen bei Erwachsenen keine sensorischen Anpassungen an die fehlerhafte Augenstellung vor, die nur bis zum 7. Lebensjahr möglich sind: keine Amblyopie, exzentrische Fixation oder anomale Korrespondenz.

Ätiologie. Zentrale oder periphere Läsionen der Nerven können die Ursachen des Schielens sein. Die Kerne der Augenmuskeln liegen am Boden des 4. Ventrikels in der Rautengrube. Am weitesten vorn liegen die Oculomotoriuskerne rechts und

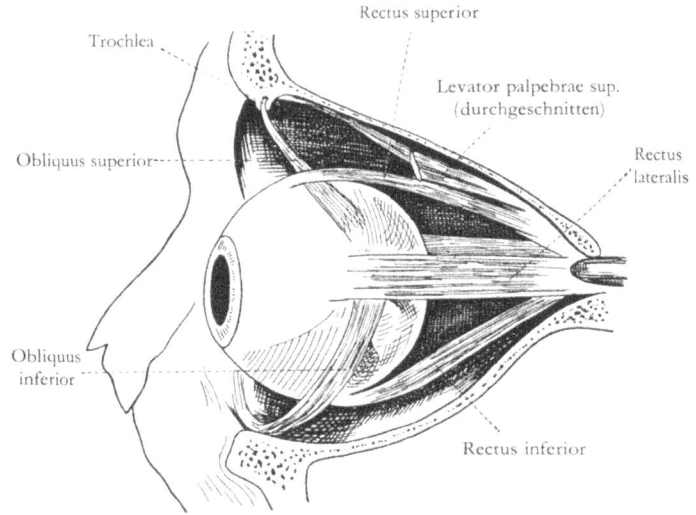

Abb. 261. Seitliche Ansicht der Orbita mit Augenmuskeln (nach CORNING)

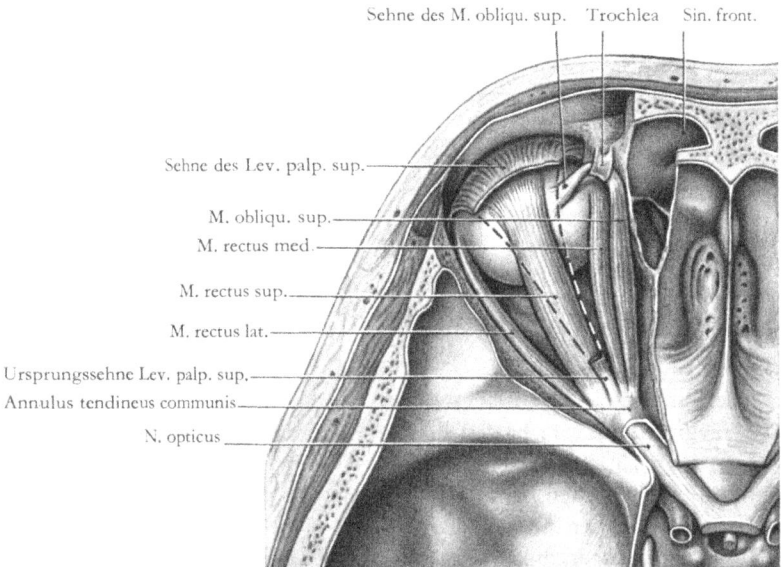

Abb. 262. Muskeln des linken Bulbus von oben nach Wegnahme des Orbitaldaches (modifiziert nach RAUBER-KOPSCH)

links der Mittellinie des Aquaeductus, am weitesten hinten die Kerne des Abduzens (Abb. 259, 260). Die Augenmuskelkerne sind durch das hintere Längsbündel miteinander verbunden. Alle Gehirnerkrankungen können die Augenmuskelnerven in Mitleidenschaft ziehen: multiple Sklerose, Entzündungen (Enzephalitis, Meningitis), Blutungen (nach Trauma, bei Diabetes oder Hypertonie), Erweichungsherde, Aneurysmen, Tumoren, Verletzungen. Lues (Tabes, Paralyse) oder Poliomyelitis sind neuerdings seltener geworden als früher. Konnatale Paresen kommen bei Aplasie der Augenmuskelkerne oder nach Geburtstrauma vor.

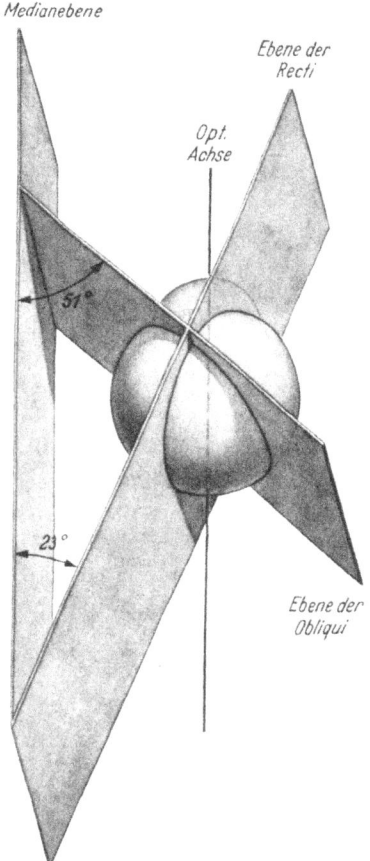

Abb. 263. Zugrichtung der Recti und Obliqui und ihre Beziehung zur medialen Ebene des Körpers und zur optischen Achse (nach COGAN). Die Achse der Orbita bildet mit der Media-ebene und mit der optischen Achse einen Winkel von etwa 23°. Die Ebene der Obliqui bildet mit der optischen Achse einen Winkel von etwa 51°. Bei Primärstellung des Auges (Blick geradeaus) hebt deshalb der Rectus superior das Auge, adduziert es und rollt es nach innen, der Rectus inferior senkt das Auge, adduziert es und rollt es nach außen

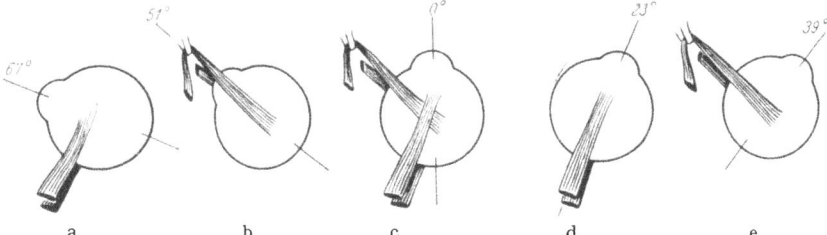

a   b   c   d   e

Abb. 264a—e. Wirkung der geraden und der schrägen Augenmuskeln bei verschiedenen Stellungen des rechten Auges (von oben gesehen). a Bei Adduktion um 67° wären die Recti reine Roller. b Bei Adduktion um 51° wären die Obliqui reine Heber und Senker. c In Pri-märstellung des Auges ist der Rectus superior Heber, Einwärtsroller und Adduktor, der Obliquus superior Senker, Einwärtsroller und Abduktor. d Bei Abduktion um 23° sind die Recti reine Heber und Senker. e Bei Abduktion um 39° sind die Obliqui reine Roller

Wirkungen der Augenmuskeln. Die Symptomatik der Paresen versteht man nur, wenn man die Haupt- und Nebenwirkungen der Augenmuskeln kennt. Diese vergegenwärtigt man sich besser durch die optische Erinnerung an ihre Verlaufsrichtung als durch Auswendiglernen einer Tabelle. Bei den Seitwärtswendern gibt es keine Schwierigkeiten für das Verständnis, da jeder nur eine Wirkung hat: Der Rectus lateralis zieht das Auge nach lateral, der Rectus medialis nach medial. Auch die Wirkungen der geraden Heber und Senker sind aus ihrer Verlaufsrichtung leicht verständlich: Bei Abduktion um 23° ist der Rectus superior nur Heber, der Rectus inferior nur Senker. Könnte das Auge um 67° adduziert werden, was jedoch nicht möglich ist, so wäre der Rectus superior nur Einwärtsroller (für diese Bezeichnung stellt man sich die Hornhaut als Zifferblatt der Uhr vor: Drehung der 12 nach nasal = Einwärtsrollung), der Rectus inferior nur Auswärtsroller. Beide Geraden wirken zusätzlich als Adduktoren. Die hebende und senkende Wirkung in Abduktion von 23° ist also die *Hauptwirkungsrichtung*. Je mehr das Auge nach innen gewendet wird, desto stärker wird die rollende Wirkung dieser Muskeln. In Primärstellung (Blick geradeaus) ist der Rectus superior Heber, Einwärtsroller und Adduktor.

Die Wirkung der Obliqui ist aus deren Verlaufsrichtung gleichfalls leicht verständlich, wenn man sich vergegenwärtigt, daß der funktionelle Verlauf von vorn - nasal nach hinten - temporal ist: Der Obliquus superior kommt funktionell von der Trochlea und setzt hinter dem Äquator an, der Obliquus inferior kommt von dem nasalen unteren Orbitalrand und setzt gleichfalls hinter dem Äquator an. Beide bilden einen Winkel von 50° mit der optischen Achse. Daraus ergibt sich: Könnte das Auge um 50° adduziert werden, so wäre der Obliquus superior nur Senker, der Obliquus inferior nur Heber. Wird das Auge um 40° abduziert, so ist der Obliquus superior nur Einwärtsroller, der Obliquus inferior nur Auswärtsroller. Die Nebenwirkung beider Muskeln ist die Abduktion. Ihre *Hauptwirkungsrichtung* liegt beim Blick nach innen-unten (Obliquus superior, der also beim Lesen besonders wichtig ist) und innen-oben (Obliquus inferior). Die beiden oberen Muskeln (Obliquus superior und Rectus superior) sind also Einwärtsroller, die beiden unteren (Obliquus inferior und Rectus inferior) Auswärtsroller.

Besondere Lähmungstypen. (Die Beispiele beziehen sich auf das *rechte* Auge.)
1. *Abduzenslähmung.* Das rechte Auge steht in Konvergenz, der Schielwinkel nimmt bei Blick nach rechts zu, ist bei Rechtsfixation größer als bei Linksfixation. Blickfeld nach rechts eingeschränkt, Kopf deshalb nach rechts gewendet, so daß der Aktionsbereich des gelähmten Muskels nicht benutzt zu werden braucht. Trugbild gleichnamig (nach rechts) verschoben.

2. *Trochlearislähmung.* Der Obliquus superior ist vor allem Senker in Adduktion, außerdem Einwärtsroller und Abduktor. Der Doppelbildabstand erscheint also dem Kranken beim Blick nach nasal unten am größten (beim Lesen und Treppensteigen). Das Blickfeld ist in den Richtungen eingeschränkt, in die der gelähmte Muskel das Auge ziehen würde, besonders nach nasal-unten. Das Zurückbleiben des Auges wird in dieser Hauptwirkungsrichtung am deutlichsten sichtbar. Die kompensatorische Kopfhaltung soll die Innervation des gelähmten Muskels unnötig machen, denn dann treten keine Doppelbilder auf. Sie erfolgt also in den Wirkungsrichtungen des Muskels: Der Kopf ist gesenkt und auf die linke Schulter geneigt. Bei angeborener Trochlearisparese entsteht im 2. Lebensjahr ein *Torticollis ocularis*. Der Orthopäde muß vor der Operation des Torticollis stets durch den Augenarzt untersuchen lassen, ob die Ursache nicht eine Obliquus superior-Parese ist.

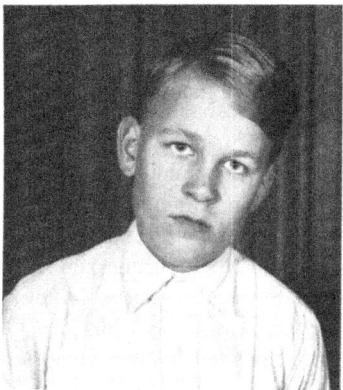

Abb. 265. Torticollis ocularis bei Trochlearislähmung rechts. Der Kopf ist gesenkt und auf
die linke Schulter geneigt

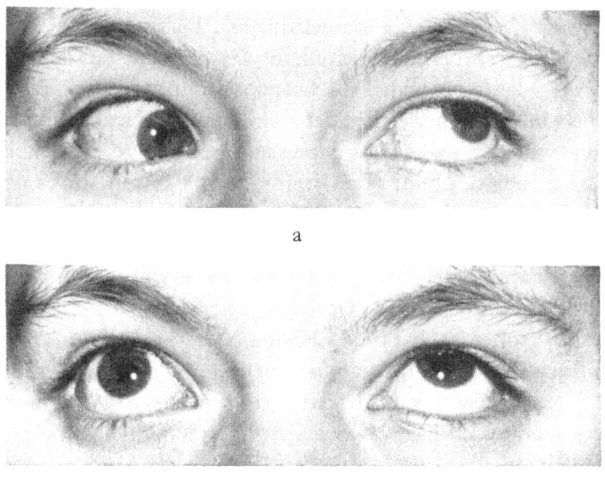

a

b

Abb. 266a u. b. Parese des rechten M. obliquus inferior. a Beim Blick nach links oben bleibt
das rechte Auge zurück, das Blickfeld ist in dieser Hauptwirkungsrichtung des Muskels am
stärksten eingeschränkt. b Beim Blick nach oben verdeckt die Wirkung des M. rect. sup. die
fehlende Hebewirkung des Obliquus inferior teilweise

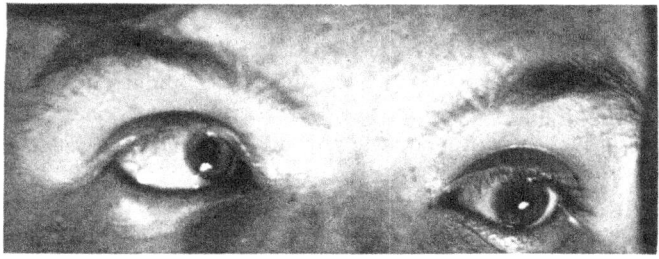

Abb. 267. Parese des rechten M. obliquus superior. Beim Blick nach links unten ist der
Doppelbildabstand am größten, weil dies die Hauptwirkungsrichtung des Muskels ist.
Das rechte Auge bleibt in dieser Richtung besonders stark zurück

3. *Okulomotoriuslähmung.* Nur Abduzens und Trochlearis funktionieren: Seitwärts-wendung und Blick nach unten (mit gleichzeitiger Einwärtsrollung und leichter Abduktion) sind möglich, Hebung des Blickes und Adduktion fehlen. Ptosis durch Lähmung des Levator palpebrae, deshalb Pupille verdeckt und spontan keine Dop-pelbilder. Eine komplette Okulomotoriuslähmung liegt vor, wenn auch die inneren Äste befallen sind: weite Pupille, Akkommodationslähmung.

4. *Gradenigo*-Syndrom: Abduzenslähmung mit Trigeminusneuralgie, manchmal auch mit peripherer Facialislähmung, bei Petrositis des Felsenbeins.

5. Lähmung des III., IV. und VI. Hirnnerven mit Sensibilitätsstörungen im Trigeminus bei Prozessen im Sinus cavernosus (Aneurysma, Tumor): *Ophthalmo-plegia externa* (bei kompletter Okulomotoriuslähmung: *Ophthalmoplegia totalis*).

6. *Kliwuskanten-Syndrom.* Bei Schädelbasistumoren oder erhöhtem Hirndruck wird der Okulomotorius an einer Seite gegen die Kliwuskante des Tentoriumschlitzes ge-preßt. Es entstehen auf dieser Seite Mydriasis und Pupillenstarre, oft auch Ptosis, im Spätstadium Okulomotoriuslähmung.

Die **Untersuchung** gilt der Frage, welcher Muskel paretisch ist und wie ausge-prägt die Parese ist (Messung des Schielwinkels). Das kann bei lange bestehender Parese schwierig sein, wenn eine Überfunktion des Synergisten der anderen Seite ein-tritt. Die *Kopfhaltung* läßt manchmal die Diagnose schon aus der Ferne stellen. *Blick-feld.* Dann beobachtet man, in welcher der sechs Hauptblickrichtungen (entsprechend den Hauptwirkungen der sechs Augenmuskeln) ein Auge zurückbleibt: Man läßt den Patienten nach rechts oben, nach rechts, rechts unten, links unten, links und links oben blicken. Man mißt in jeder dieser Blickrichtungen den *primären und sekun-dären Schielwinkel,* indem der Patient sich vor das Maddoxkreuz setzt und der Arzt ihm in jeder der sechs Hauptblickrichtungen ein Rotglas abwechselnd vor das rechte oder linke Auge hält. Das Auge mit Rotglas fixiert jeweils. Das Auge, bei dem der Schiel-winkel mit Rotglas größer ist, hat die Lähmung. *Messung des Schielwinkels.* Das Rotglas wird so dunkel gewählt, daß das damit versehene Auge nur das Fixierlicht in der Mitte der Tangentenskala rot sieht, im Raum sonst nichts erkennt, insbesondere nicht die Umrisse des Maddoxkreuzes. Das andere Auge sieht das weiße Fixierlicht und das Kreuz. Die Fusion ist also aufgehoben. Wenn der Abstand des Patienten von dem Maddoxkreuz bekannt ist (1 oder 2 m), so gibt die Zahl der Tangentenskala, bei der dem Patienten das rote Licht erscheint, den Schielwinkel an.

Therapie. Eine Operation kommt nicht vor Ablauf eines Jahres in Frage, weil sich in dieser Zeit die Parese spontan zurückbilden kann. Wenn die Doppelbilder stören, verdeckt man ein Auge mit einem Mattglas. Vor allem muß man versuchen, die Ätiologie zu klären (neurologische, internistische, ohrenärztliche Untersuchung) und das Grundleiden zu behandeln.

Supranucleare Störungen (Blicklähmungen). Supranucleare Störungen der Motilität zeichnen sich durch das Fehlen von Doppelbildern aus. Es ist nicht ein bestimmter Muskel oder eine Gruppe von Muskeln betroffen, sondern die zusammen-geordnete Tätigkeit beider Augen, wie z.B. die seitliche Blickwendung, die Blick-hebung, usw.

Nystagmus (Augenzittern). Vom Willen nicht abhängige rhythmische Augen-bewegungen, die ruckartig (Rucknystagmus) oder pendelnd (Pendelnystagmus) ab-laufen, nennt man Nystagmus. Beide Formen des Augenzitterns können eine rotatori-sche Komponente haben. Physiologisch ist der optokinetische Nystagmus, wie er bei

Blick aus dem Fenster der fahrenden Eisenbahnwagen auftritt. Man kann ihn experimentell auslösen, indem man vor dem Auge eine mit schwarzen und weißen senkrechten Streifen bemalte Trommel dreht. Vom Labyrinth auslösbar sind der kalorische Nystagmus und der Drehnystagmus. Der Pendelnystagmus ist fast immer ein okularer Nystagmus, d.h. er entsteht durch Schäden des Auges wie z.B. bei Albinismus, totaler Farbenblindheit, Aderhautkolobom, in früher Kindheit erworbenen Hornhautnarben. Manchmal ist eine besondere Ursache am Auge nicht zu erkennen. Als Berufskrankheit kommt der Bergarbeiternystagmus vor, der bei Kohlenhauern nach langjähriger Arbeit unter Tage auftritt. Außerdem kommt Nystagmus bei Erkrankungen des Zentralnervensystems vor, bei Tumoren des Kleinhirns oder bei Kleinhirnbrückenwinkeltumor, bei Encephalitis oder bei multipler Sklerose.

Unterschiede zwischen Begleitschielen und Augenmuskellähmung

Begleitschielen	Augenmuskellähmung
1. Beginn meist in den ersten Lebensjahren, anfangs oft nur zeitweilig.	1. Beginn plötzlich, jedes Lebensalter möglich.
2. Ursachen: Hypermetropie, Fusionsschwäche, Anisometropie, Muskelanomalien, abnorme zentralnervöse Impulse, erbliche Anlage.	2. Ursachen können alle Gehirnerkrankungen sein (Entzündung, Blutung, Erweichungsherd, Tumor, Trauma). Konnatal: Geburtstrauma, Kernaplasie.
3. Keine Doppelbilder. Stattdessen monokulare Anpassung (Exklusion, als deren Folge Amblyopie; exzentrische Fixation) oder binokulare Anpassung (anomale Korrespondenz).	3. Doppelbilder. Das Trugbild liegt in der Aktionsrichtung des gelähmten Muskels.
4. Schielwinkel in allen Blickrichtungen gleich (Strabismus *concomitans*).	4. Schielwinkel inkonstant, nimmt in Aktionsrichtung des gelähmten Muskels zu.
5. Primärer und sekundärer Schielwinkel sind gleich.	5. Der sekundäre Schielwinkel (=Fixation mit dem gelähmten Auge) ist größer als der primäre.
6. Blickfeld nicht eingeschränkt.	6. Blickfeld des gelähmten Auges eingeschränkt.
7. Kein Vorbeigreifen.	7. Vorbeigreifen (Patient weiß nicht, welches der beiden Bilder das Trugbild ist).
8. Keine abnorme Kopfhaltung.	8. Kompensatorische Kopfhaltung (in Aktionsrichtung des gelähmten Muskels).
9. Binokularer Sehakt minderwertig (Fusion und Raumsehen unterwertig oder fehlend, oft Amblyopie oder anomale Korrespondenz, s. 3.).	9. Binokulares Sehen (Fusion, Raumsehen, Korrespondenz) intakt.

Schielen (Strabismus concomitans)

Allgemeines. Mit dem Wort „Schielen" bezeichnet man die Abweichung der Augenachsen voneinander. Schielen im engeren Sinne bedeutet, daß die Augenachsen in allen Blickrichtungen um den gleichen Winkel voneinander abweichen (Begleitschielen, Strabismus concomitans). Fast stets beginnt diese Krankheit im Kindesalter. Wenn die Augenachsen infolge der Lähmung eines Augenmuskels nicht parallel stehen, so spricht man von Augenmuskellähmung (Strabismus paralyticus), die nicht an ein bestimmtes Alter gebunden ist, aber im Erwachsenenalter häufiger als bei Kindern vorkommt.

Soziale und psychologische Bedeutung. Das Schielen (Strabismus concomitans) beginnt in den ersten Lebensjahren. Es hat eine große soziale Bedeutung, weil etwa 4% der Bevölkerung schielen und viele dieser Augen schwachsichtig sind. Wenn ein Auge schwachsichtig ist, besteht kein normales räumliches Sehen. Der Patient ist dadurch für viele Berufe ungeeignet. Wenn im Laufe des Lebens das bessere Auge erkrankt oder durch einen Unfall seine Sehkraft einbüßt, ist der Patient, dessen anderes Auge schwachsichtig ist, besonders schwer betroffen. Ein weiterer Nachteil ist die kosmetische Entstellung. Sie bringt Unsicherheits- und Minderwertigkeitsgefühle, weil schielende Kinder von ihren Mitschülern verspottet werden. Auch im späteren Leben bewirkt das Schielen Unsicherheit: Man weiß nicht, ob der Schielende seinen Gesprächspartner anblickt oder an ihm vorbeisieht. Diese Unsicherheit wirkt auf den Schielenden zurück. Der einfache Mensch glaubt, daß jemand, der es nicht aufrichtig meint, an ihm vorbeiblickt und hält Schielen für ein Zeichen der Unaufrichtigkeit.

Schiel-Amblyopie. Das Schielen entsteht bei 80% der Erkrankten in den beiden ersten Lebensjahren. In diesem Alter ist das Sehvermögen noch nicht voll und das binokulare Sehen unvollständig. Die Fovea centralis ist anatomisch erst im 6. Lebensmonat entwickelt. Das zentrale Sehvermögen beträgt mit 1 Lebensjahr etwa erst 0,05 der Norm, mit 2 Jahren etwa 0,2, mit 3 Jahren etwa 0,5 und ist erst mit 5 Jahren voll. Beim Erwachsenen hat die Fovea den Raumwert „geradeaus": Was wir anblicken, ist es für uns geradeaus. Die Fovea wird auf den Ort gerichtet, auf den wir unsere Aufmerksamkeit lenken. Diese Orientierung der Fovea entwickelt sich in den ersten Lebensjahren und kann in dieser Zeit gestört werden. Auch die Beziehung zwischen den beiden Netzhäuten, die normale Korrespondenz, ist zwar anlagebedingt, ebenso auch die Fusion (die Verschmelzung der Eindrücke von beiden Netzhäuten zu einem gemeinsamen Bild im Gehirn), aber diese Reflexe sind in den ersten 5 Lebensjahren noch nicht fest eingefahren und anfällig gegen Störungen. Schielamblyopie, exzentrische Fixation und anomale Korrespondenz entstehen also als Anpassungen an die fehlerhafte Augenstellung, um Doppeltsehen zu vermeiden, und sind nur bei Schielbeginn vor dem 7. Lebensjahr möglich.

Wenn beim Erwachsenen ein Auge nicht mehr parallel mit dem anderen steht, sieht er doppelt. Das Kind kann dies vermeiden, indem es den Seheindruck des abweichenden Auges unterdrückt. Diese Suppression oder Exklusion ist auch manchen Erwachsenen zeitweise möglich, z.B. beim einäugigen Mikroskopieren ohne Schließen des nicht benutzten Auges.

Beim Kleinkind führt die dauernde Unterdrückung des Seheindruckes dazu, daß das Sehvermögen auf der Stufe stehen bleibt, die es bei Schielbeginn erreicht hatte:

Je früher das Schielen beginnt, desto stärker ist die Schielschwachsichtigkeit (Amblyopie). Wenn ein Auge nach dem 5. Lebensjahr vom Sehen ausgeschlossen wird, (z.B. durch einen Verband wegen einer Augenkrankheit, durch eine Ptosis usw.) tritt keine Schwachsichtigkeit mehr ein.

Die Schwachsichtigkeit entsteht also nur bei Strabismus concomitans *unilateralis*. Bei abwechselndem Schielen (Strabismus *alternans*) entsteht keine Schwachsichtigkeit, da die Augen im Abstand von wenigen Minuten abwechselnd fixieren und so im Sehen geübt werden. Die nur zeitweilige Exklusion des jeweils schielenden Auges verursacht keine Amblyopie. Die Schwachsichtigkeit ist somit ein Phänomen, das nur ein Auge betrifft und nur bei einseitigem Schielen auftritt.

Exzentrische Fixation. Als weitere monokuläre Schädigung kann die exzentrische Fixation vorkommen. Für solche Kinder hat nicht mehr die schwachsichtige Makula den Raumsinn geradeaus, sondern eine exzentrische Netzhautstelle oder ein exzentrisches Areal.

Anomale Korrespondenz. Während Amblyopie und exzentrische Fixation Schäden sind, die nur an einem Auge auftreten, können auch die Beziehungen zwi-

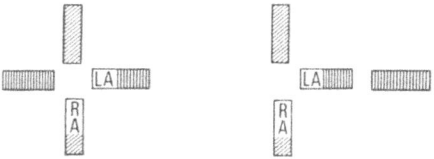

Abb. 268. Normale und anomale Korrespondenz bei dem Nachbildversuch nach HERING. Bei normaler Korrespondenz wird das senkrechte Nachbild des einen Auges mit dem waagrechten Nachbild des anderen Auges zu einem Kreuz vereinigt (linkes Bild). Bei anomaler Korrespondenz erscheinen die beiden Balken gegeneinander verschoben (rechtes Bild)

schen den beiden Augen durch das Schielen geschädigt sein, indem sich eine anomale Korrespondenz der Netzhäute entwickelt. Normalerweise korrespondieren die beiden Foveae miteinander, sie haben denselben Raumsinn „geradeaus", und ebenso korrespondieren die peripheren Netzhautstellen des linken und rechten Auges entsprechend ihrem Abstand von der Fovea miteinander. Ein Netzhautort 10° temporal am linken Auge hat denselben Raumwert wie ein Netzhautort 10° nasal der Fovea am rechten Auge. Bei stets gleichem Schielwinkel dagegen kann eine exzentrische Stelle des schielenden Auges mit der Fovea des fixierenden Auges in anomale Korrespondenz treten. Man prüft die Korrespondenz, indem man in jede Fovea ein Nachbild durch Blitzlicht setzt. Wenn man an einem Auge einen senkrechten Leuchtstab in die Makula projiziert, am anderen Auge einen waagrechten, so sieht das Kind bei normaler Korrespondenz als Nachbild ein Kreuz. Bei anomaler Korrespondenz sieht es den senkrechten und waagrechten Balken seitlich gegeneinander verschoben (Nachbildprobe von HERING).

Ursachen des Schielens. 1. Die *Hypermetropie* ist eine besonders häufige Ursache des Einwärtsschielens. Ein hypermetropes Kind muß für die Ferne bereits akkommodieren, um scharf zu sehen. Mit der Akkommodation ist jedoch die Konvergenz gekoppelt: Der Emmetrope akkommodiert 4 dpt und konvergiert gleichzeitig auf 25 cm, wenn er in diesem Abstand etwas fixiert. Ein Hypermetroper von +4 dpt muß bereits für die Ferne 4 dpt akkommodieren, um scharf zu sehen, und wird also zugleich einen entsprechenden Konvergenzimpuls geben, wenn er nicht gelernt hat, diesen von dem Akkommodationsimpuls zu trennen. Für 25 cm Abstand muß er nochmals 4 dpt akkommodieren und wird entsprechend stärker konvergieren. Deshalb steht im Anfang der Schielbehandlung die Untersuchung, ob eine Hypermetropie vorliegt, um dem Kind den Akkommodationsaufwand für die Ferne und den damit gekoppelten Konvergenzimpuls zu ersparen. Bei zeitweiligem Einwärtsschielen sollten die Kinder langdauernde Naharbeit (Akkommodation und Konvergenz) vermeiden.

2. Oft liegt eine *Fusionsschwäche* vor, die angeboren oder erworben sein kann (Krankheiten wie Masern, Scharlach; Zubinden eines Auges nach Verletzung; Gehirnerschütterung). Fusion ist die Verschmelzung des Seheindruckes beider Augen zu einem einzigen Eindruck. Man nimmt an, daß es ein besonderes Fusionszentrum im Gehirn gibt. Die Fusion kann durch Üben gebessert werden. Bei guter Fusionsfähigkeit wird ein Gegenstand auch dann einfach gesehen, wenn die Augen nicht genau parallel auf ihn gerichtet sind, wie bei Heterophorie oder bei Vorsetzen von seitenablenkenden Prismen: Die horizontale *Fusionsbreite* beträgt normal wenigstens 10° (20 pdpt).

3. *Anisometropie* stärkeren Grades kann eine Fusion wegen der ungleichen Bildgröße auf den Netzhäuten (Aniseikonie) unmöglich machen. Meist werden nur bis 4 dpt Differenz zwischen beiden Augen toleriert (in der Kindheit und Jugend eher mehr als im Erwachsenenalter), bei stärkeren Differenzen kommt keine Fusion mehr zustande. Dies gilt auch bei sonstiger Benachteiligung eines Auges (Astigmatismus, Hornhautnarben, Linsentrübung etc.).

4. *Muskelanomalien* können örtlich-mechanisch zum Schielen beitragen. Bei der Operation findet man dann abnorme Ligamente zwischen Muskeln und Orbita, abnorme Insertion des Muskels, abnorm dicke, dünne oder fibrös umgewandelte Muskeln.

5. Die *zentralnervösen Impulse* sind wahrscheinlich bei manchen Schielkindern gestört. Solche Kinder sind ungewöhnlich zapplig und konzentrationsunfähig.

6. Die Anlage zum Schielen kann *erblich* sein.

Meist wirken mehrere der genannten Faktoren zusammen.

Scheinbares Schielen (Pseudostrabismus). Vor weiteren Erklärungen über Untersuchung und Therapie wollen wir noch das scheinbare Schielen und die Heterophorie besprechen. Scheinbares Schielen liegt vor, wenn die Gesichtslinie von der auf der Mitte der Hornhaut errichteten Senkrechten abweicht. Diese Differenz nennt man den Winkel Gamma. Der Winkel Gamma ist positiv, wenn das Auge nach außen zu schielen scheint.

Untersuchung. Der Arzt visiert über seine Taschenlampe zum Kind und beobachtet in 1 m Abstand den Lichtreflex der Lampe auf der Hornhaut. Beim echten Schielen wie beim scheinbaren Schielen liegt der Reflex seitlich verschoben und nicht zentral in der Pupille. Hält man dem schielenden Kind ein Auge zu, so macht das andere eine Einstellbewegung, um die Fixation aufzunehmen (außer bei fester exzentrischer Fixation — man muß also außerdem prüfen, ob das Kind foveal fixiert!). Bei scheinbarem Schielen unterbleibt die Einstellung, da foveal fixiert wird, und die Sehschärfe ist altersentsprechend. *Therapie:* keine (was unvernünftigen Eltern oft schwer klar zu machen ist), da monokulares und binokulares Sehen normal sind.

Heterophorie ist latentes Schielen. Bei den meisten Menschen stehen die Augen in Ruhelage nicht genau parallel (= Orthophorie), sondern leicht divergent (= Exophorie) oder konvergent (= Esophorie). Die Fusion verhindert jedoch das Manifestwerden dieser Abweichung. Eine Schwächung der Fusion läßt die Heterophorie zum manifesten Schielen werden: Nach Alkoholgenuß kommt es zum Schielen und Doppeltsehen, auch bei allgemeiner Erschöpfung nach Krankheiten oder nach Gehirnerschütterung. Der leicht divergente Blick der Heiligen in der Kunst soll anzeigen, daß sie in der Meditation irdischen Dingen entrückt sind: Die Augen fixieren nicht, sondern sind in ihrer natürlichen Ruhelage der Exophorie. *Störungen* treten auf, wenn die Heterophorie durch die Fusion nicht mehr überwunden werden kann, also bei Fusionsschwäche (s. oben) oder Zunahme der Heterophorie.

Untersuchung. Wenn beide Augen des Untersuchten geöffnet sind, ist kein Schielen vorhanden, die Taschenlampe des Untersuchers spiegelt sich zentral in der Pupille. Deckt man aber ein Auge mit der Hand ab, hebt man also auf diese einfache Weise die Fusion auf, so weicht ein Auge unter der deckenden Hand nach außen oder innen ab. Gibt man es frei, so beobachtet man eine blitzschnelle Einstellbewegung dieses Auges. Man kann die Heterophorie in Graden oder Prismendioptrien (1° = 2 pdpt) messen, indem man die Fusion durch für beide Augen verschieden polarisiertes Licht aufhebt oder durch ein höhenablenkendes Prisma oder durch ein sehr dunkles Rotglas, das nur noch das Sehen der Lichtquelle des Maddoxkreuzes erlaubt. Vor dem Maddoxkreuz läßt man den Patienten dann angeben, wo das zweite Bild steht, welches das nun manifest abweichende Auge wahrnimmt. Latente Höhenabweichungen heißen Hyperphorie (das rechte Auge steht höher) oder Hypophorie (das rechte Auge steht tiefer als das linke), latentes Schielen im Sinne der Rotation eines Auges nennt man Cyclophorie.

Therapie. In einer Sehschule nimmt die Orthoptistin Übungen mit dem Patienten vor, die den Zweck haben, die Fusionsbreite zu vergrößern. Bei sehr starker Heterophorie ist zusätzlich eine Operation nötig. Bei Exo- oder Esophorie soll man im allgemeinen keine Prismen verordnen, da diese die Heterophorie nur vergrößern. Bei geringen Graden der Hyper- oder Hypophorie sind dagegen Prismenbrillen nützlich.

Untersuchungsgang bei Schielen. 1. Man mißt den Schielwinkel, indem man das Kind das Licht in der Mitte einer Tangentenskala (Maddoxkreuz) fixieren läßt und (selbst neben oder unterhalb der Tangentenskala dem Kind gegenüber sitzend) beobachtet, wie weit das nicht fixierende schielende Auge abweicht. Dann verschiebt man einen Fixierpunkt (ein Lämpchen, den eigenen Finger, oder einen Gegenstand, der von dem Kind gern beobachtet wird, wie z.B. ein Spielzeug) entlang der Tangentenskala und beobachtet das schielende Auge. Wenn das zentral in der Tangentenskala angebrachte Licht sich in der Mitte der Hornhaut des schielenden Auges spiegelt, so zeigt die Zahl der Skala, zu der das fixierende Auge dem Finger des Arztes gefolgt ist, den Schielwinkel an. Bei dieser Art der Messung ist der Winkel Gamma nicht berücksichtigt. Man nimmt dann dieselbe Untersuchung bei Fixation mit dem anderen Auge vor, falls dieses Auge nicht so stark schwachsichtig ist, daß es den Finger des Arztes gar nicht mehr sieht. Das konkommittierende Schielen zeichnet sich durch *gleichen Schielwinkel bei Fixation mit dem rechten oder linken Auge* aus.

2. Man prüft dann, mit welcher Stelle der Netzhaut das Kind ein Licht fixiert, indem man mit dem Augenspiegel im aufrechten Bild eine Stelle in der Nähe der Fovea aufsucht und das Kind auffordert, ein Sternchen, das sich in dem Augenspiegel befindet, zu fixieren. Bei zentraler Fixation geschieht dies mit der Fovea, bei exzentrischer (pathologischer) Fixation mit einem peripheren, oft zwischen Papille und Makula gelegenen Areal mit meist unsicher suchenden Bewegungen.

3. Sodann prüft man, ob eine Hypermetropie vorhanden und wie stark diese ist. Da bei Kindern ein erheblicher Anteil der Hypermetropie infolge der dauernden Anspannung der Akkommodation latent ist, muß man den Ziliarmuskel mit *Atropin*

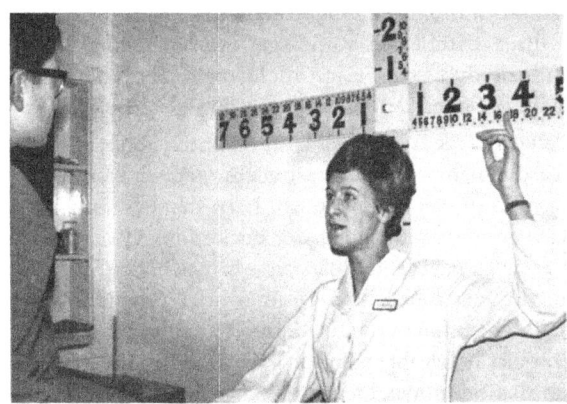

Abb. 269. Messung des Schielwinkels am Maddoxkreuz. Die großen Zahlen der Tangenten-skala gelten für den Abstand 2,5 m, die kleinen Zahlen für den Abstand 1 m. Die Orthopti-stin sitzt unterhalb des zentral angebrachten Fixierlichtchens und beobachtet dessen Reflex auf der Hornhaut des Patienten. Der Kopf des Patienten befindet sich gleicher Höhe mit dem Fixierlicht. Die Orthoptistin läßt den Patienten auf ihren Finger blicken, den sie entlang der Tangentenskala verschiebt. Wenn das rechte Auge dem Finger gefolgt ist und sich das Fixierlämpchen in der Pupille des linken Auges spiegelt, beträgt der Schielwinkel im hier abgebildeten Fall 17° Konvergenz

lähmen. Man verordnet 0,5% Atropinlösung, die 3 Tage lang täglich 2mal einge-tropft oder als Salbe eingestrichen wird und bestellt das Kind am 4. Tag zur Skia-skopie wieder. Die verordnete Brille ist meistens um 0,5—1 dpt schwächer als die totale, unter Atropin gefundene Hypermetropie.

4. Bei genügend vernünftigen Kindern (ab 3. oder 4. Jahr) untersucht man auch am Synoptophor den subjektiven und objektiven Schielwinkel, die Fusionsbreite, die Korrespondenz und das räumliche Sehen, letzteres eventuell auch im freien Raum.

5. Stets wird man die brechenden Medien und den Fundus untersuchen, um auszu-schließen, daß organische Veränderungen (Hornhauttrübungen, Katarakt oder Netz-hautveränderungen wie z.B. ein Retinoblastom!) Ursache des Schielens sind. Das Sehvermögen prüft man mit Snellenhaken oder Landoltringen für jedes Auge ge-trennt, bei älteren Kindern auch mit Zahlenreihen oder in der Nähe mit fortlaufendem Text. Die Exklusion prüft man mit dem Worth-Test.

6. Nach Beseitigung des Schielens prüft man später das räumliche Sehen mit einer lichtpolarisierenden Brille und entsprechenden Bildern. Der einfachste Test gelingt auch bei kleinen Kindern, die noch keine Antworten geben: das Kind versucht den

räumlich erscheinenden Flügel des Bildes einer Hausfliege in der Luft zu packen, falls es Raumsehen hat.

Behandlung. 1. Der erste Schritt bei der Behandlung ist die Prüfung, ob das Schielen durch Tragen einer Brille verschwindet (akkommodatives Schielen) oder um wieviel Grade sich der Schielwinkel vermindert (akkommodativer Anteil). Sehr oft behebt die Brille das Schielen nicht völlig.

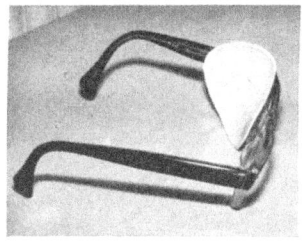

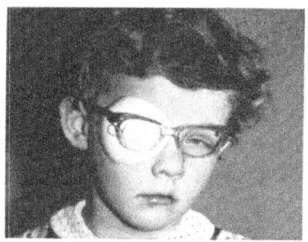

Abb. 270   Abb. 271

Abb. 270. Brille mit Gummiokkluder, der mit einer Saugkappe hinten am Brillenglas
befestigt wird

Abb. 271. Kind mit rechtsseitiger Okklusion

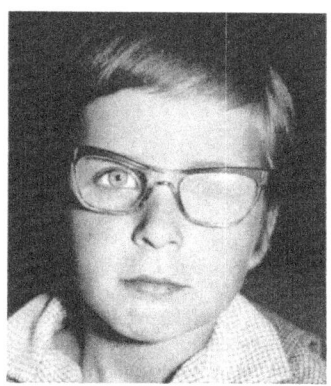

Abb. 272. Halbdurchsichtige Folie nach BANGERTER hinter dem linken Brillenglas. Bei Neigung zu Exklusion des rechten Auges wird das linke Auge durch eine solche Folie, die in verschiedenen Dichtegraden erhältlich ist, dosiert benachteiligt, damit das rechte Auge vermehrt zum Sehen herangezogen wird

2. Man wird nun versuchen, die Schwachsichtigkeit des Schielauges zu beseitigen. *Pleoptik* nennt man die im folgenden beschriebenen Übungen zur Beseitigung der Amblyopie und der exzentrischen Fixation. Man bindet das fixierende Auge zu, so daß das schielende Auge zum Sehen gezwungen wird. Damit kommt man im allgemeinen um so rascher zum Ziel, je jünger das Kind ist, weil bei jüngeren Kindern die falschen Reflexe noch nicht so fest eingefahren sind wie bei älteren. Bei Säuglingen kann man ein gestricktes Kläppchen vor das fixierende Auge hängen, bei etwas älteren Kindern das fixierende Auge durch Atropintropfen benachteiligen (bis

zum Alter von $1^1/_2$ Jahren) oder besser mit einem Klebeverband (Okklusiv-Verband) ganz abdecken. Kontrollen im Abstand von 1—3 Wochen sind anfangs nötig, damit nun nicht das vorher fixierende Auge seinerseits schwachsichtig wird. Man muß ferner bei jeder dieser Kontrollen prüfen, ob das bisher amblyope Auge mit der Fovea fixiert und wie rasch die Sehschärfe ansteigt. Würde das Kind mit einer exzentrischen Stelle fixieren, so hätte die Behandlung das unerwünschte Ergebnis, diese pathologische Fixation zu festigen. Diese Gefahr tritt praktisch erst bei Behandlungsbeginn nach dem 3. Lebensjahr ein. Wenn das Schielauge das zentrale Fixieren gelernt hat und das Sehvermögen auf 0,3 gestiegen ist, wird man abwechselnd rechts oder links je-

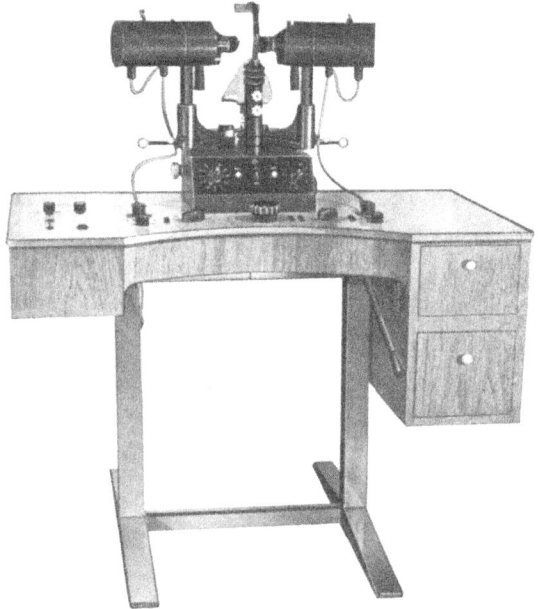

Abb. 273. Synoptophor. Die Schwenkarme des Gerätes lassen sich in verschiedenem Winkel zueinander einstellen. Am Ende jeden Schwenkarmes werden Bilder eingeschoben, die der Patient entsprechend seinem Schielwinkel gezeigt bekommt. Mit dem Gerät kann man den Schielwinkel messen, prüfen ob ein Auge exkludiert wird, ob Bilder verschmolzen werden können, ob räumliches Sehen besteht und wie groß die Fusionsbreite ist. Außer zur Untersuchung dient das Gerät auch zur Übungsbehandlung

weils 3 Tage okkludieren. *Das Ziel* dieser Behandlung im frühesten Kindesalter ist also, ein *alternierendes Schielen* zu erreichen. Auf diese Weise entsteht zwar kein normales Binokularsehen, aber jedes Auge wird einzeln geübt, die Schwachsichtigkeit und die anomale Korrespondenz tritt nicht ein.

3. Bei Kindern, die 2 Jahre oder älter sind, wird man eine Brille verordnen, falls eine höhere Hypermetropie oder ein Astigmatismus vorhanden sind. Bei dieser Brille wird das fixierende Auge durch eine Gummikappe, die mit einem Saughütchen an dem Brillenglas befestigt ist, abgedeckt (Okklusion). Auch hierbei ist darauf zu achten, ob das Kind foveal fixiert.

4. Falls das Kind nicht die Fovea zur Fixation benutzt, muß man das schielende Auge verdecken (inverse Okklusion). Dadurch soll das Kind die falsche Angewohn-

heit der extrafovealen Fixation verlernen. Nachdem diese inverse Okklusion einige Monate getragen war, kann nun die Okklusion des guten Auges dazu führen, daß das Kind die Fovea des bisher schielenden Auges zur Fixation verwendet. Ist das nicht der Fall, so muß durch mühsame Übungen mit Hilfe des Heringschen Nachbildes, das man in die Fovea projiziert, das Kind lernen, daß dieses Nachbild geradeaus ist (bei exzentrischer Fixation lokalisiert das Kind ein foveales Nachbild fälschlich

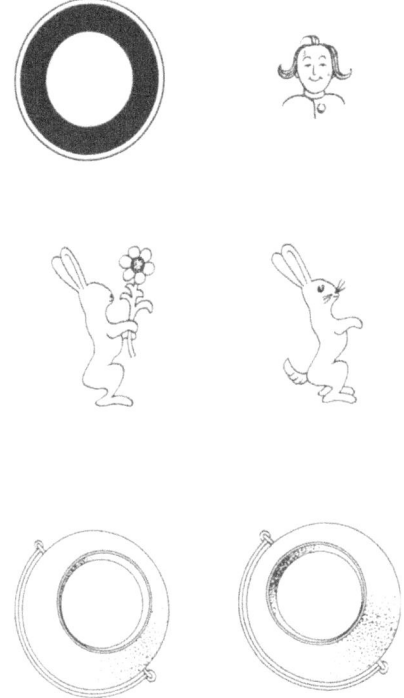

Abb. 274. Oben ein Bilderpaar zur Prüfung des Simultansehens: wenn nicht exkludiert wird, gelingt es durch Verschiebung der Arme des Synoptophors das Bild in die Röhre zu bringen. Mitte: Verschmelzungsbild. Wenn die Fähigkeit zur Bildverschmelzung besteht, sieht das Kind *einen* Hasen mit Schnurrbart, Auge, Schwanz und Blumenstrauß. Wenn keine Bildverschmelzung besteht, sieht es jede der beiden Figuren getrennt. Unten: Bilderpaar zur Prüfung des räumlichen Sehens. Wenn räumliches Sehen besteht, sieht das Kind einen Eimer dessen Boden zum Betrachter hin gekehrt ist

exzentrisch). Diese Übungen werden mit einem besonderen Augenspiegel, dem Euthyskop nach CÜPPERS, oder an einem Übungsgerät (Pleoptophor) ausgeführt. Erst wenn das Sehvermögen des schielenden Auges auf etwa 0,3 angestiegen ist, kann die Zusammenarbeit zwischen beiden Augen geübt werden. Häufige Besuche in der Augenklinik und der Sehschule sind also bei der Schielbehandlung unbedingt nötig.

5. Der nächste Schritt ist im allgemeinen die operative Korrektur des Schielwinkels. Dies geschieht durch Verkürzen des zu schwachen Muskels und/oder Rücklagerung des zu stark wirkenden Muskels. Bei Einwärtsschielen wird man z.B. den M. rect. int. zurücklagern und den M. rect. ext. desselben Auges verkürzen und somit stärken.

6. Falls vorher ein annähernd gleiches Sehvermögen erreicht wurde und nach der Operation die Augen annähernd parallel stehen, kann nun die *Orthoptik* beginnen. Ihr Ziel ist die Übung der *binokularen* Fuktionen, wie normale Korrespondenz, Fusion und Tiefensehen. Diese Übungen führt die Orthoptistin an einer Sehschule aus, wie sie den meisten Augenkliniken angeschlossen sind. Als Übungsgerät verwendet sie das Synoptophor. Alle diese Übungen haben nur Zweck, solange das Kind noch nicht fest eingefahrene pathologische Reflexe hat, und sie können frühestens beginnen, wenn das Kind zur Mitarbeit spielend fähig ist. Das Übungsalter beginnt mit 4 Jahren und endet etwa mit 7 Jahren. Auch bei Erwachsenen kann die Fusion durch Übungen gefestigt werden. Die Übungsbehandlung der Schwachsichtigkeit jedoch kann bei Erwachsenen nur das wiederbringen, was der Kranke früher einmal besaß: Wenn er in der Kindheit behandelt worden war, das Sehvermögen später aber wieder abgesunken ist, so kann die Behandlung das in der Kindheit einmal erreichte Sehvermögen wieder zurückbringen. War dagegen die Amblyopie wie behandelt, so ist sie im Erwachsenenalter nicht mehr zu beseitigen.

Die hier genannten Untersuchungen und Übungen werden nach Weisung des Arztes von *Orthoptistinnen* ausgeführt, die eine mehrjährige Ausbildung an besonderen Schulen absolviert haben. Als Übungsgerät dient meist das Synoptophor, in dem jedem Auge verschiedene Bilder unter wechselndem Winkel (entsprechend dem Schielwinkel) scheinbar in der Ferne dargeboten werden (Abb. 273).

Entwicklungsgeschichte des Auges

Die Augenanlage beginnt noch vor Schluß des Medullarrohres als Sulcus opticus im Bereich der Neuralwülste. Gegen Ende des ersten Fetalmonats findet man am Kopfende des Medullarrohres zwei seitliche blasenförmige Ausstülpungen aus der Vorderhirnanlage des Zentralnervensystems, die *primären Augenblasen*. Diese haben zunächst noch eine rohrartige offene Verbindung mit dem Zwischenhirn, den Augenblasenstiel. Aus diesem wird später der Augenbecherstiel. Die primären Augenblasen, zwischen denen sich die Chiasmaplatte befindet, sind die erste Entwicklungsstufe der Netzhaut und des Sehnerven, die somit Teilen des Gehirns entsprechen. An diesen *primären Augenblasen* bleibt noch im 1. Monat die Kuppe im Wachstum zurück; so bekommt die Augenanlage das Aussehen eines Bechers mit doppelter Wandung, dessen innere Lage später die Netzhaut, die äußere das Pigmentepithel der Netzhaut bildet.

Der *Augenbecher* bleibt mit der Gehirnanlage durch den *Augenbecherstiel* dauernd in Verbindung. Aus ihm geht der N. opticus hervor.

Noch aber ist die *sekundäre Augenblase* nicht ringsherum geschlossen (Abb. 277), denn die Einstülpung der fetalen Netzhaut in das spätere Pigmentepithel vollzieht sich nicht nur von vorn her, sondern auch in Gestalt einer Rinne, die unten ventral liegt, die sog. *Augenbecherspalte*. Diese bleibt unter dem Becherrande und am Becherstiel eine Weile offen, und durch sie wachsen die Fortsätze der bipolaren Ganglienzellen des inneren Becherblattes, der späteren Netzhaut, zapfenartig in den Becherstiel. Andererseits dringen durch die gleiche Lücke vom Mesoderm aus Gefäße in das Augeninnere ein. Am Anfang des 2. Monats schließt sich die Spalte. Dabei geraten die Blutgefäße in die Achse des Sehnerven, wo wir sie beim Erwachsenen als A. und V. centralis retinae finden.

Während der Ausbildung des Augenbechers, der sich durch Vorwachsen des Becherrandes beständig vergrößert, hat sich vom Ektoderm aus die *Linsenanlage* gebildet (Abb. 136 und 137). Zunächst entsteht dabei eine verdickte Epithelplatte. Diese senkt sich ein und wird bläschenförmig. Dann schnürt sie sich vom Ektoderm ab und gelangt von vorn her in die Becheröffnung. Später wird sie solide (Abb. 137) und liegt endlich hinter dem zum Hinterblatte der Iris gewordenen Rande des Augenbechers.

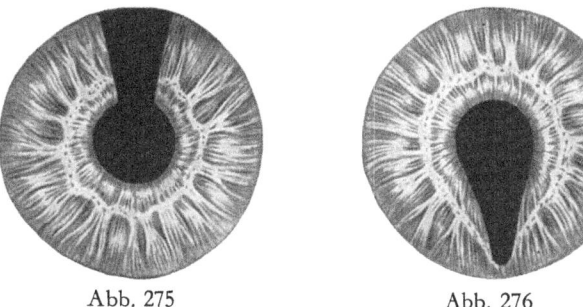

Abb. 275   Abb. 276

Abb. 275. Iriskolobom. Scharfe Schnittränder, Iriskrause durchtrennt, Lage: 12 Uhr

Abb. 276. Angeborenes Iriskolobom. Die Pupille geht in das Kolobom ohne scharfe Abgrenzung über, Circulus arteriosus iridis minor nicht unterbrochen, Lage nach nasal unten

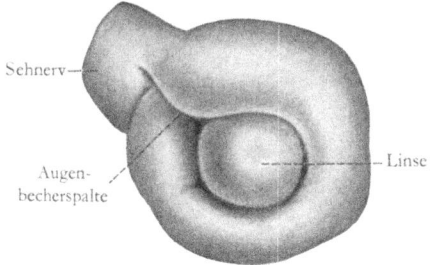

Abb. 277. Sekundäre Augenblase

Zwischen Ektoderm und Linse dringt mesodermales Gewebe vor. Es bildet die hinteren Teile der Cornea mit Ausnahme des Epithels und, nachdem in diesem Gewebe ein Spalt aufgetreten ist, der zur *vorderen Augenkammer* wird, die Pupillenmembran, die vordere Schicht der Iris und anschließend die äußere Schicht des Corpus ciliare. Die innere Schicht der Iris und des Ziliarkörpers stammen vom ektodermalen Augenbecher ab (später: *Pars iridica retinae* und *Pars ciliaris retinae*); ebenso sind Sphinkter und Dilatator iridis, die vom Stratum pigmenti abstammen, ektodermaler Herkunft.

Mesodermales Gewebe mit Blutgefäßen umgibt aber auch den ganzen Augenbecher und entwickelt hier *Aderhaut* und *Sklera*; vom Becherrande aus dringen andererseits Gefäße hinter die Linse, diese umspinnend und sich mit Gefäßen verbindend, die vom Sehnerveneintritt aus als *A. hyaloidea* den Glaskörper bis zum hinteren Pol der Linse durchziehen und hier die Tunica vasculosa lentis bilden. Als Residuen dieser Gefäße findet man noch im erwachsenen Auge bisweilen vor der Linse *Reste der Pupillarmembran* und im Glaskörper *Reste der A. hyaloidea*.

Der *Glaskörper* selbst entwickelt sich von Zellen des inneren Blattes des Augenbechers, ist also ektodermaler Abstammung.

Die *Lider* des Auges entstehen als Falten des Ektoderms, die einander entgegen-
wachsen, zunächst miteinander verschmelzen, sich dann aber noch vor der Geburt
wieder trennen.

Die Mißbildungen des Auges

Für das Verständnis der Mißbildungen des Auges ist die Kenntnis der normalen
Entwicklung, vor allem der Lage und Bedeutung der Augenbecherspalte von großer
Wichtigkeit.

Bleibt unter der Einwirkung hereditärer oder krankhafter (nicht entzündlicher)
Einflüsse eine Brücke zwischen dem in den Glaskörperraum verlagerten Teile des

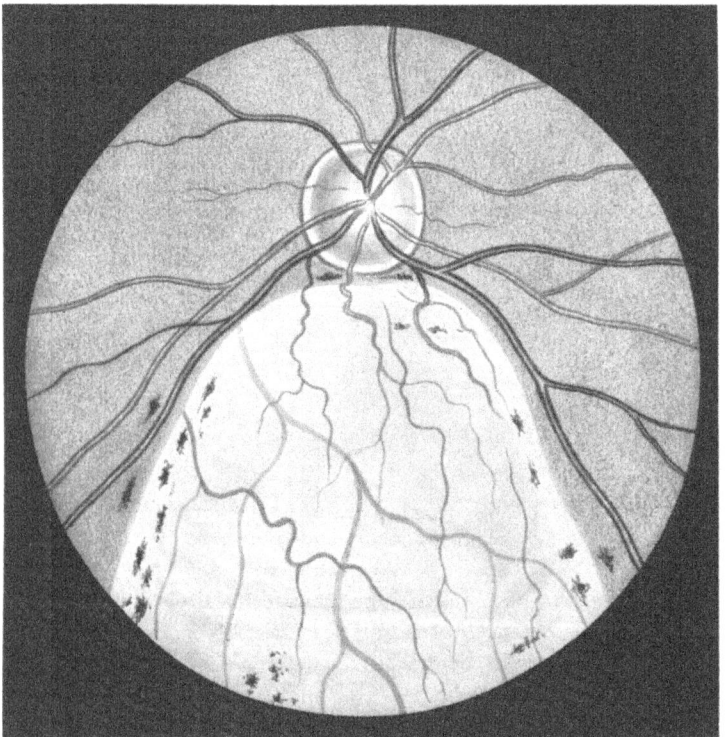

Abb. 278. Kolobom der Aderhaut

Mesoderms und dem die sekundäre Augenblase einhüllenden bestehen, so wird die
Schließung der Spalte verzögert oder verhindert. Hierunter leiden die weitere Entwicklung der Netzhaut wie die geordnete Bildung der Uvea (Iris, Corpus ciliare und
Chorioidea) und der Sklera im Bereiche der klaffenden Lücke. Die Folge sind die
konnatalen Kolobome.

An der Iris sehen wir eine spaltförmige Vergrößerung der Pupille nach unten zu
(Coloboma iridis). Sie unterscheidet sich von den künstlich durch Iridektomie ge-
schaffenen Kolobomen dadurch (Abb. 275 und 276), daß die Pupille in das Kolobom-

gebiet ohne scharfe Grenze übergeht und gemeinhin der bräunliche Pupillarrand auch das Kolobom umsäumt. Bei der Iridektomie erscheint ferner der Circulus arteriosus iridis minor unterbrochen, was beim konnatalen Kolobom selbstverständlich nicht der Fall ist. Typische Iriskolobome liegen außerdem am unteren Pupillenumfange, die artifiziellen oben, wenn nicht besondere optische Gründe maßgebend sind. In seltenen Fällen kann die Iris vollständig fehlen *(konnatale Aniridie)*. Wenn ein Irisstumpf ausgebildet ist, der nur mit Hilfe der Gonioskopie sichtbar wird, verlegt er oft den Kammerwinkel, so daß ein *Sekundärglaukom bei Aniridie* entsteht.

Über die *Chorioideremie* s. S. 130.

Die Spaltbildungen der Iris können isoliert vorkommen, aber auch mit gleichen Anomalien des rückwärtigen Abschnittes des Uvealtractus verbunden sein (Abb. 278). Wir erblicken dann als Kennzeichen des *Netzhaut-Aderhautkoloboms* auf dem unteren Fundusgebiete, also in der Richtung der fetalen Augenspalte, einen weißen Bezirk, der sich unter Umständen bis zur Sehnervenpapille erstrecken und sogar diese noch einbeziehen kann (Kolobom des Sehnerven). In der roten Aderhaut klafft eine Lücke, durch welche das weiße, oft Ausbuchtungen zeigende Gewebe der Sklera sichtbar wird. Eingefaßt werden die Ränder des Spaltes in vielen Fällen durch eine pigmentierte Zone. Im Kolobombereich pflegen auch die Gefäße der Netzhaut und Aderhaut mißgebildet zu sein oder teilweise zu fehlen.

Auch die Linsenbildung kann durch den Mesodermzapfen, der ins Glaskörperinnere hineinragt und die Schließung der Augenspalte verhindert, in Mitleidenschaft gezogen werden. Wir sehen dann eine Einkerbung ihres Äquators am unteren Umfange *(Linsenkolobom)*.

Andere Mißbildungen hängen mit einer unvollständigen Rückbildung der fetalen Gefäßnetze zusammen, welche die Linsenvorderfläche umspinnen und den Glaskörper ernähren. So erblicken wir *Reste der Pupillarmembran* in Gestalt von zarten pigmentierten Fasern, die von der Vorderfläche der Iris, nämlich vom Circulus arteriosus iridis minor aus über die Pupille hinwegziehen oder als abgerissene Fäden in das Pupillargebiet hineinragen. Man kann diese Gebilde von hinteren Synechien, die ja eine entzündliche Genese haben, dadurch unterscheiden, daß die Synechien stets vom Pupillarsaum oder der Hinterfläche der Iris ausgehen. Eine *A. hyaloidea persistens* erscheint teils als eine Strangbildung am hinteren Linsenpole, dann meist mit einer Cataracta polaris posterior verbunden, oder als ein Bindegewebsfortsatz, der aus dem Gefäßtrichter der Papilla nervi optici herausragt, manchmal als zusammengedrehter Strang.

Die markhaltigen Nervenfasern der Netzhaut wurden schon S. 158 beschrieben; die konnnatale Starformen S. 109.

In manchen Fällen findet eine unvollständige Entwicklung des Gesamtauges statt, dann kommt es zum *Mikrophthalmus*, der nicht selten mit anderen Einzelmißbildungen (Kolobom usw.) verknüpft ist, ja unter Umständen zu scheinbarem Fehlen des Auges führt (konnataler Anophthalmus).

Die Hydrophthalmie entsteht wahrscheinlich durch eine ungenügende Differenzierung des mesodermalen Gewebes im Kammerwinkel. Jedenfalls ist das Fehlen des Schlemmschen Kanals nicht die Ursache der Drucksteigerung, sondern die Folge der druckbedingten Dehnung des Vorderabschnittes.

Es gibt auch konnatale Defektbildungen der Augenlider sowie einen konnatalen Verschluß des *Ductus nasolacrimalis* (vgl. S. 64).

Erbliche Augenleiden

Von den zahlreichen erblichen Augenleiden wurden in diesem Buch nur die wichtigsten besprochen, von denen einige hier noch einmal genannt werden. Die übertriebenen und falsch angewandten Gesetze des 3. Reiches zur Verhütung erbkranken Nachwuchses brachten den vernünftigen Grundgedanken in Mißkredit, eine Lenkung durch ärztlichen Rat, nicht durch Zwang, zu erreichen. Der Augenarzt wie der Hausarzt müssen aber wissen, wann man Personen mit Erbleiden abrät, eigene Kinder zu haben. Hierbei wird man mit berücksichtigen, wie stark ausgeprägt die Funktionsstörung ist: Die eben geschilderten Spaltbildungen können sich als gerade eben sichtbare Kerbe der Iris bei voller Funktion manifestieren oder alle Übergänge bis zu schwerster Entstellung und Funktionseinbuße zeigen. Entscheidend für den Rat an Erkrankte sind der Erbgang und die Sehschwäche, die als Folge des Erbleidens entstehen kann. Man schätzt, daß etwa $1/3$ der Blindheitsfälle mit Erbleiden zusammenhängen (FRANCESCHETTI). Dominante Leiden werden auf 50% der Kinder vererbt. Bleibt ein Nachkomme über das Manifestationsalter der Krankheit hinaus phänotypisch gesund, so kann er unbedenklich Kinder haben. Bei rezessiven Leiden ist die Ehe unter Verwandten (selbst bei entfernter Verwandtschaft) gefährlich, da die Manifestationsgefahr etwa 20mal größer ist als bei Heirat Nicht-Verwandter. Bei geschlechtsgebundenen Leiden sollten die Befallenen und ihre Töchter keine Nachkommen haben.

Geschlechtsgebunden-rezessive Leiden werden nie vom Vater auf den Sohn vererbt, sondern durch heterocygote Konduktorinnen übertragen (klassische Beispiele: Hämophilie, Rot-grün-Blindheit). Es kann jedoch vorkommen, daß auch die Konduktorinnen manifest erkranken (so bei der Leberschen Opticusatrophie) oder rudimentäre Manifestierungen zeigen: Bei der Chorioideremie, einem erblichen Schwund der Aderhaut mit Erblindung beim Mann, kann bei der Frau unregelmäßige Pigmentierung in der Fundusperipherie bei normalem Sehvermögen auftreten, ähnlich bei Albinismus der Augen allein oder bei der geschlechtsgebunden vererbten Form der Retinopathia pigmentosa.

Dominant oder unregelmäßig dominant erblich sind die Anlagen zu Retinoblastom (falls es nicht sporadisch auftritt) und Marfanschem Syndrom. Den Befallenen wird man von der Fortpflanzung abraten. Katarakt, Strabismus, Glaukom des Erwachsenen, Astigmatismus und Keratoconus sind weitere Augenleiden, die vorwiegend dominant vererbt werden. Nur selten wird man hierbei raten müssen, keine Kinder zu haben.

Hohe (maligne) Myopie, Mikrophthalmus, Hydrophthalmie, totale Farbenblindheit und die Pigmentdegeneration der Retina werden meist *rezessiv* vererbt (die Pigmentdegeneration kann auch dominant und sehr selten auch rezessiv-geschlechtsgebunden vererbt werden). Makuladegeneration und Keratokonus kommen dominant oder auch rezessiv erblich vor. Vor Verwandtenehen, Ehen unter Erkrankten oder zwischen Familien mit dieser Anlage wird man dringend warnen.

Die Verletzungen des Auges

Eine Erosio corneae oder eine Ultraviolettschädigung muß der Praktiker selbst behandeln können (S. 86). Verletzungen des Auges gehören aber im übrigen sofort in fachärztliche Behandlung. Wenn noch andere Verletzungen vorliegen, wie

z. B. bei einem Verkehrsunfall, soll der Augenarzt primär mit zur ersten operativen Versorgung hinzugezogen werden. Der praktische Arzt muß die Früh- und Spätgefahren kennen. Von seiner ersten Hilfe hängt oft entscheidend ab, ob ein Auge mit Kalkverätzung erblindet oder nicht. Von der Sorgfalt seiner Anamnese hängt das spätere Gutachten ab, das über die Entschädigung entscheidet.

Wir teilen die Verletzungen ein in Verätzung und Verbrennung, Prellung und in perforierende Verletzung.

Bei der *Verätzung* (vgl. S. 83) kommt es darauf an, sofort durch sehr reichliches Spülen mit Wasser alle schädigenden Stoffe (Kalk, Lauge, Tintenstiftmine, Verbrennungsrückstände) aus dem Bindehautsack zu entfernen, nachdem man durch Anaesthetika (Kerakain®, Novesin®, Cornecain®) und Desmarressche Lidhaken ein Öffnen der Augen ermöglichte. Die weitere Therapie ist im allgemeinen Sache des Facharztes. Bei schweren Verätzungen wird er die Bindehaut am Limbus mit der Schere umschneiden (Operation nach PASSOW), die weitere Nachbehandlung erfolgt mit gefäßerweiternden Mitteln (z. B. Priscol®). Späte *Verletzungsfolgen* sind Hornhauttrübung, Sekundärglaukom und Symblepharon (Verwachsungen zwischen der Bindehaut des Lides und der Augapfelbindehaut).

Bei *Prellungen* sind die *Früh*gefahren Infektion einer Erosio der Hornhaut, Blutungen in die Vorderkammer und in den Glaskörper, Linsenverlagerung, Netzhautablösung und Sekundärglaukom. Als *Spät*folgen kommen besonders die Netzhautablösung und das Sekundärglaukom (dieses noch nach Jahren) vor. Die *Therapie* besteht zunächst im Ruhigstellen des Auges durch binokularen Verband oder durch Lochbrille, sowie in Bettruhe. Sorgfältige Untersuchung von Fundus und i.o. Druck!

Perforierende Verletzungen können bei kleinen Wunden, besonders wenn diese durch die Bindehaut oder Lider verdeckt sind, sehr schwer erkennbar sein. Stets muß man nach genauer Aufnahme der Anamnese eine Röntgenaufnahme veranlassen, um festzustellen, ob es sich um eine Perforation mit oder ohne intraokularen Fremdkörper handelt. Wundstar, Infektion und Blutung erschweren oft die Fundusuntersuchung. Bei *Perforation ohne i.o. Fremdkörper* sind die gleichen Früh- und Spätgefahren wie bei Prellungen vorhanden, wobei zusätzlich noch die i.o. Infektion hinzutritt, deren Bekämpfung mit Antibiotika als wichtigste Therapie im Vordergrund steht (Beginn mit 1 Mill. E. Penicillin i.m.). Sobald der Verletzte in die Klinik kommt, wird man alle Wunden sehr sorgfältig vernähen. Auch Lidwunden müssen vom *Augenarzt* ohne großzügige Wundexision versorgt werden, nicht vom Chirurgen! Die geringste Stufe des Lidrandes oder ein nicht durchgängiges Tränenröhrchen bedeuten später zeitlebens erhebliche Belästigungen für den Kranken. Vorgefallene Iris kann man reponieren, wenn die Verletzung erst einige Stunden her ist und keine erkennbare Infektion vorliegt; andernfalls muß man die Iridektomie vorziehen, die später Blendung zur Folge hat, wenn sie im Lidspaltenbereich liegt.

Bei *Perforation mit i.o. Fremdkörper* gilt es, zunächst den Fremdkörper zu entfernen, weil er Infektionskeime trägt und je nach seinem Material zu Spätschäden führt. Hiernach folgen die Wundnaht, Bekämpfung des Infektes, Ruhigstellung des Auges und Therapie der Entzündung. Mit einfachen oder stereoskopischen Röntgenaufnahmen läßt sich oft nicht feststellen, ob der Fremdkörper im Augeninnern ist oder nicht. Man verwendet hierzu besondere Lokalisationsverfahren mit Röntgenaufnahmen in zwei Ebenen, wobei man den Limbus durch eine Haftschale mit Bleimarken kennzeichnet (Verfahren nach COMBERG, GOLDMANN u.A.). Nur metallische

Fremdkörper wird man gut darstellen können. In Zweifelsfällen kann auch ein Probezug mit dem Riesenmagneten *(Magnetversuch)* durch die Schmerzreaktion des Patienten anzeigen, daß ein magnetisierbarer Splitter vorhanden ist. In diesen Fällen pflegt die Extraktion mit Riesenmagnet oder bei größeren Splittern mit dem dann ausreichenden schwächeren Handmagneten keine Schwierigkeiten zu bieten. Ein Splitter ist um so schwieriger magnetisierbar, je kleiner er ist! Außerordentlich

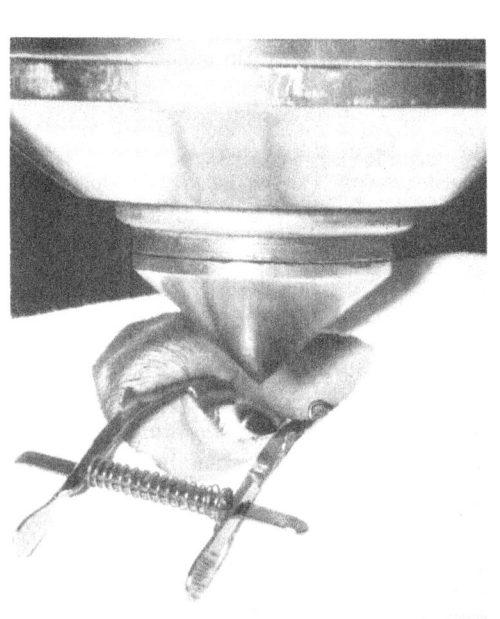 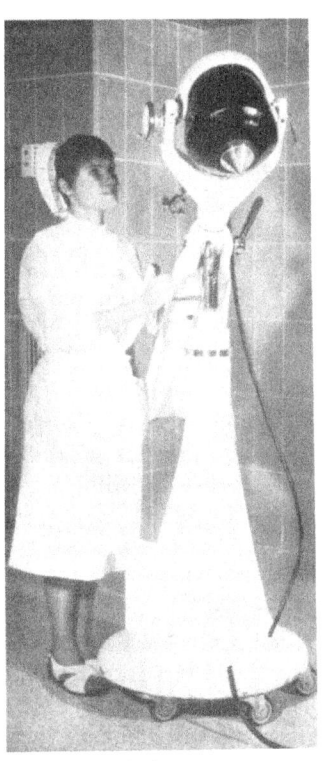

Abb. 279   Abb. 280

Abb. 279. Riesenmagnet über dem Auge

Abb. 280. Riesenmagnet. Zum Größenvergleich die Schwester

schwierig ist die Entfernung nicht magnetisierbarer Fremdkörper aus Kupfer, Blei, Aluminium, Glas oder Holz, die man möglichst mit Hilfe eines Instrumentes mit Beleuchtung und Greifvorrichtung, ähnlich einem sehr kleinen Cystoskop, nach exakter Lokalisation herauszieht. Splitter aus Stein und Glas oder Zilien werden oft reizlos vertragen, wenn kein Infekt vorliegt. Eisenhaltige Splitter führen zu *Siderosis* bulbi (S. 158). Am gefährlichsten sind Kupfersplitter, die in wenigen Tagen einen Glaskörperabszeß und später eine *Chalcosis* bulbi (Verkupferung) erzeugen. Jahrelange i.o. Entzündungen, die oft mit der Erblindung enden, können durch die Haare mancher Raupen entstehen, die sich im Laufe der Zeit durch die Hornhaut hindurcharbeiten.

Als unglücklichen Endausgang schwerer Verletzungen findet man außer der schon genannten Netzhautablösung oder dem Sekundärglaukom die *Phthisis bulbi*

(Schrumpfung und Hypotonie des Auges), die nach großem Glaskörperverlust oder langer Entzündung vorkommt.

Im einzelnen sind außer der Infektion einige Verletzungsfolgen zu beachten:

1. Lidrandverletzungen sind primär durch den Facharzt sehr exakt zu versorgen, ebenso

2. Verletzungen des Tränenröhrchens.

3. Vorderkammerblutungen (Hyphäma) sind auch für den Unerfahrenen leicht erkennbar. Meist saugen sie sich von selbst auf. Bei längerem Bestehen kann es zur Blutdurchtränkung der Cornea kommen, die nicht reversibel ist, man muß also das Blut aus der Vorderkammer ablassen, wenn es sich nicht von selbst aufsaugt.

4. Risse im Pupillarrand (Sphinkterrisse) und Iridodialyse (S. 123) entstehen nach Prellung, oft zusammen mit

5. Linsensubluxation oder — luxation (Irisschlottern),

6. Prellungsstar (S. 107) und

7. mikroskopisch feinen Verletzungen des Kammerwinkels, die manchmal auch gonioskopisch sichtbar sind und als Folge Sekundärglaukom haben.

8. Traumatische Mydriasis durch Sphinkterlähmung mit oder ohne Akkommodationsparese ist seltener.

9. Bei sehr schwerer Prellung (Stockschlag, Kuhhornstoß) kann die Sklera konzentrisch zum Limbus bei unversehrter Bindehaut platzen (Bulbusruptur), Iris, Ziliarkörper, Glaskörper oder Linse fallen subkonjunktival vor. Blutungen im Augeninnern sind die unmittelbaren Folgen, Netzhautablösung und/oder Sekundärglaukom die Spätfolgen, Erblindung sehr oft das Endergebnis.

10. Blutungen im Glaskörper sind der Therapie (Kurzwellen) wenig zugänglich. Sie hellen sich oft von selbst allmählich auf, können aber durch die gleichzeitige Verletzung von Retina und Chorioidea oft eine Netzhautablösung zunächst verschleiern.

11. Einrisse der Aderhaut (Retinopathia sclopetaria) sind S. 158 beschrieben,

12. das Berlinsche Netzhautödem S. 158. Es ist meist in der Makula, manchmal aber auch in der Peripherie lokalisiert und kann in Tagen bis Wochen ohne Folgen verschwinden oder einen

13. Makulascha den zurücklassen,der wie eine senile Degeneration oder wie ein scharfrandiges Loch aussieht. Verbrennungen durch Beobachten einer Sonnenfinsternis, Koagulation mit dem Lichtkoagulator oder Laser hinterlassen pigmentierte Narben.

14. Die Angiopathia retinae traumatica (PURTSCHER) ist eine viel seltenere Fernschädigung bei Zusammenpressen des Brustkorbes: Es treten Netzhautblutungen und weiße Herde in Gefäßnähe auf, die nach einigen Wochen verschwinden.

15. Ablatio retinae tritt nach Prellung bei jungen Menschen oft durch einen Orariß ein, bei älteren häufiger an Stellen cystoider peripherer Degeneration, nach perforierender Verletzung an der Stelle der Verletzung oder am Sitz des Splitters,

16. ein Hämatom oder Ödem der Opticusscheiden kann nach schwerem Schädeltrauma zur Erblindung in den ersten Tagen führen, während die Atrophie erst nach 2 Wochen sichtbar wird.

17. Ein Brillenhämatom gilt gewöhnlich als Zeichen eines Schädelbasisbruches. Man muß aber die Lage des Verletzten nach dem Unfall beachten: Es könnte sich auch um eine zunächst einseitige subcutane Blutung handeln, die der Schwere folgend zur anderen Seite lief.

18. Bei Blutung in die Orbita kann ein Exophthalmus mit Beweglichkeitseinbuße entstehen; die Motilität normalisiert sich von selbst. Seltener ist ein Enophthalmus, wobei meist die knöcherne Wand der Orbita verletzt wurde (Röntgenaufnahme).

Begutachtung und Berufskrankheiten

Tabelle 5. *Richtlinien der D.O.G. für die Beurteilung*

Führerscheinklasse	1 Sehschärfe mit Korrektur (zugelassene Brillenglasstärke)	
	bei Zweiäugigen	bei praktisch Einäugigen[a]
1	0,5/0,2 (+5,0 sph = +2,0 cyl) (−7,0 sph = −2,0 cyl)	0,8 (+2,0 sph = +1,0 cyl) (−3,0 sph = −1,0 cyl)
2		
a) Beförderung fremder Personen (gewerblich oder im Auftrag) b) Lkw (zulässiges Gesamtgewicht mehr als 3,5 t) c) Kraftfahrzeuge mit mehr als 170 km/h Höchstgeschwindigkeit 3	1,0/0,8 (+2,0 sph = +1,0 cyl) (−3,0 sph = −1,0 cyl)	untauglich
sonstige Kraftfahrzeuge der Klasse 3	0,5/0,2 (+ 8,0 sph = +3,0 cyl) (−10,0 sph = −3,0 cyl)	0,8 (+5,0 sph = +2,0 cyl) (−7,0 sph = −2,0 cyl)
Traktor bis zu 20 km/h 4	0,4/0,1 (+12,0 sph = +3,0 cyl) (−15,0 sph = −3,0 cyl)	0,5 (+ 8,0 sph = +2,0 cyl) (−10,0 sph = −2,0 cyl)
sonstige Kraftfahrzeuge der Klasse 4	0,5/0,2 (+ 8,0 sph = +3,0 cyl) (−10,0 sph = −3,0 cyl)	0,8 (+5,0 sph = +2,0 cyl) (−7,0 sph = −2,0 cyl)
5		

[a] Vor der Ersterteilung oder Wiedererteilung einer Fahrerlaubnis soll 1 Jahr Gewöhnung verstrichen sein.

[b] „Gleichwertiges beidäugiges Gesichtsfeld" bedeutet hier, daß die Gesamtausdehnung mindestens der eines normalen einäugigen Gesichtsfeldes entspricht und daß bei Gewährleistung einer ständigen Fusion kleinere parazentrale Ausfälle an einem Auge vom Gesichtsfeld des anderen Auges gedeckt sind.

[c] Deuteranomalie mit geringer Einstellbreite ist zugelassen.

Gutachten werden hauptsächlich aus drei verschiedenen Gründen angefordert: Es soll die Eignung für eine bestimmte Tätigkeit beurteilt werden, oder die Berufs- bzw. Erwerbsunfähigkeit, oder es soll die Schädigung des Sehorgans nach ihrem Ausmaß und dem Zusammenhang mit einer vom Geschädigten angegebenen Ursache abgeschätzt werden. Diese Gutachten sind Sache des Facharztes. Hier können wir nur einige Grundsätze, die den praktischen Arzt interessieren, besprechen.

der Fahrtauglichkeit durch den Augenarzt (Mindestanforderungen)

2 Erforderliche Gesichts- feldgröße	3 stereoskopisches Sehen	4 Farbsehen	5 Nachtsehen	6 Empfind- lichkeit gegen Blendung
normales Gesichtsfeld *eines* Auges oder gleichwertiges beidäugiges Gesichtsfeld[b]				
normales Gesichtsfeld *beider Augen*	normales stereoskopisches Sehen erforderlich	normaler[c] Farbsinn erforderlich	normale Adaptation erforderlich	darf nicht erhöht sein
normales Gesichtsfeld *eines* Auges oder gleichwertiges beidäugiges Gesichtsfeld[b]				
normales Gesichtsfeld *eines* Auges oder gleichwertiges beidäugiges Gesichtsfeld[b]				
normales Gesichtsfeld *eines* Auges oder gleichwertiges beidäugiges Gesichtsfeld[b]				

Allgemeine Bemerkungen: Bei der Beurteilung der Fahrtauglichkeit muß der Augenarzt den Zustand der optischen Medien und des Augenhintergrundes sowie die Motilität berücksichtigen. Außerdem muß er sich davon überzeugen, daß die benutzten Brillen eine zweckmäßige Form und einen richtigen Sitz haben.

Eine Anleitung zur Bewertung der verschiedenen krankhaften Befunde wird in einem besonderen Merkblatt gegeben.

Fahrlehrer sind nach den Anforderungen an die Führerscheinklasse 2 zu beurteilen.

Diese Richtlinien gelten nur für den Ersterwerb einer Fahrerlaubnis. Bei späteren Nachuntersuchungen der Fahrtauglichkeit sind die Verhältnisse des Einzelfalles zu berücksichtigen.

Eignungsgutachten für den Beruf des Lenkers von Schiffen, Lokomotiven oder Flugzeugen sind schon seit Jahrzehnten Vorschrift, wobei neben Sehschärfe und Gesichtsfeld das Farbsehvermögen besonders zu beachten ist. Es muß auch bei schwierigen Umständen (hohe Geschwindigkeit, diesiges Wetter) normal sein. Stets ist die Untersuchung am Anomaloskop nötig. Neuerdings werden Gutachten über die Tauglichkeit zum Lenken eines Kraftfahrzeuges gefordert. Eine gute Grundlage bilden Richtlinien der Deutschen Ophthalmologischen Gesellschaft, die hier wiedergegeben sind und laufend überarbeitet werden. Oft werden ergänzende psychologisch-technische Gutachten angefordert, die nicht Sache des Augenarztes sind.

Bei den **Rentengutachten** über *Berufs-* bzw. *Erwerbsunfähigkeit* (Invalidität) muß der Gutachter entscheiden, ob die zentrale Sehschärfe, das Gesichtsfeld und das Farbenerkennungsvermögen für den Beruf des Antragstellers noch ausreichen. Ist dies nicht der Fall, so ist der Untersuchte *beruf*sunfähig. Ferner muß der Gutachter in der Regel auch entscheiden, ob der Rentenbewerber noch auf dem allgemeinen Arbeitsmarkt eingesetzt werden kann oder ob er auch *erwerbs*unfähig ist. Ein Bauhandwerker z. B., der ein Auge verliert, ist für Arbeiten auf einem Gerüst untauglich, kann aber sehr wohl im Straßenbau auf ebener Erde seinen Lebensunterhalt verdienen. Er ist berufsunfähig, aber nicht erwerbsunfähig. Erwerbsunfähig ist nach § 1247 Abs. 2 der Reichsversicherungsordnung (RVO) „der Versicherte, der infolge von Krankheit oder anderer Gebrechen oder Schwäche seiner körperlichen und geistigen Kräfte auf nicht absehbare Zeit eine Erwerbstätigkeit in gewisser Regelmäßigkeit nicht mehr ausüben oder nicht mehr als nur geringfügige Einkünfte durch eine Erwerbstätigkeit erzielen kann".

Schadensgutachten haben einzuschätzen, wie groß die *Minderung der Erwerbsfähigkeit* in Prozenten ist. Dabei werden alle Funktionen des Sehorgans gemeinsam berücksichtigt: Sehvermögen, Gesichtsfeld, Dunkelanpassung, Farbensinn, Augenbewegung, binokulare Zusammenarbeit, räumliches Sehen, außerdem auch Störungen der Tränensekretion, des Lidschlusses oder Entstellungen. Einen Anhalt für die Einschätzung bei berufsgenossenschaftlich Versicherten bietet eine Empfehlung der Deutschen Ophthalmologischen Gesellschaft aus dem Jahre 1953, aus der eine Tabelle hier abgedruckt ist. Hiernach ist die Erwerbsminderung (EM) bei Verlust des Sehvermögens beider Augen 100%, bei einseitiger Erblindung 25%. Zwischenwerte werden meist in Anlehnung an diese Tabelle geschätzt. Es gibt auch andere Vorschläge, die besonders schwierigen Fällen gerecht werden, wie sie z.B. bei Gesichtsfeldausfällen, hoher Myopie oder der Kombination mehrerer Funktionsschäden vorliegen. Einseitige Linsenlosigkeit wird jetzt meist mit 20% EM bewertet (in der Schweiz 15%, ebenso vor einigen Jahren auch in Deutschland), doppelseitige Aphakie mit 30% (Schweiz: 20%) unter Berücksichtigung des Alters und des Berufes. Gesichtsfeldausfälle in der unteren Hälfte bedingen eine höhere EM als solche in der oberen Hälfte. Beiderseitige völlige Erblindung berechtigt außer der EM von 100% zu einer Pflegezulage von 25% (Schweiz: degressive Hilflosenrente von 30—15%). Bei privaten Versicherungen sind nicht selten besondere Tarife vereinbart.

Ferner ist in Schadensgutachten der *kausale Zusammenhang* mit einem vom Geschädigten angeschuldigten Ereignis zu beurteilen. Oft verwechselt der Patient einen zeitlichen mit einem ursächlichen Zusammenhang, oder er entdeckte zufällig erst nach dem Schadensereignis einen Funktionsausfall, der ihm vorher nicht bewußt wurde, oder er versucht aus dem Ereignis Kapital zu schlagen. Für den Gutachter ergeben sich keine Probleme, wenn der Schaden eindeutig unabhängig von einem äußeren Ereignis ist, z. B. wenn es sich um eine Refraktionsanomalie handelt. Gleichfalls ist die Beurteilung einfach, wenn der Funktionsausfall mit Sicherheit oder mit überwiegender Wahrscheinlichkeit auf das angeschuldigte Ereignis zurückzuführen ist, z. B. eine typische Cataracta traumatica nach perforierender Verletzung. Schwierig wird das Gutachten, wenn sich anlagebedingte Leiden und die möglichen Folgen des äußeren Ereignisses nicht sicher trennen lassen.

Beispiele. 1. Alte Hornhautnarben, Herabsetzung des Sehvermögens nicht durch frühere ärztliche Befunde belegt. Jetzt als Unfallereignis Erosio, anschließend Hornhautgeschwür, frische Hornhautnarben. Ferner unfallunabhängige Tränensackentzündung, die aber für die Entstehung des Hornhautgeschwürs mit entscheidend war. — 2. Netzhautablösung nach Kopfprellung. Die Untersuchung zeigt eine erhebliche Disposition zur Ablatio, da eine cystoide Degeneration der Retina besteht. — 3. Glaucoma simplex, das bekanntlich nicht exogen ist, wird nach Entlassung aus mehrjähriger Gefangenschaft entdeckt. — *Begutachtungsmöglichkeiten* zu 1.: Versuch, die möglichen Störungen durch die alten Hornhautnarben von denen durch die frischen Narben zu trennen. Falls Erosio als Unfallereignis nachgewiesen (Zeugen, Befund des erstuntersuchenden Arztes, genaue Zeitangabe, ärztliche Behandlung erfolgte wie bald nach dem Unfall?), ist das Hornhautgeschwür als Unfallfolge anzuerkennen. Es hätte zwar auch ohne den Unfall infolge der Tränensackeiterung entstehen können, doch läßt sich nicht beweisen, daß ohne das angeschuldigte Ereignis dieser Verlauf stattgefunden hätte. — Zu 2.: Auch hier wäre trotz der Disposition der Zusammenhang anzuerkennen, falls nachgewiesen wird, daß es sich um ein plötzliches äußeres und ungewöhnliches Ereignis, nicht aber um die tägliche Berufsarbeit handelte, und wenn dieses Ereignis in der Lage ist, die eingetretene Folge zu verursachen, ferner der Zeitabstand zwischen dem Ereignis und der Netzhautablösung ärztlicher Erfahrung entsprach und „Brückensymptome" vorhanden waren. Der Versicherte ist *mit seiner Disposition versichert* und zu entschädigen, wenn kein Anhalt dafür besteht, daß ohne das angeschuldigte Ereignis der Schaden *zur gleichen Zeit und in gleichem Ausmaß* eingetreten wäre. — Zu 3.: Ohne nähere Angaben läßt sich nicht abschätzen, ob ein Teil des Schadens entschädigungspflichtig ist. Dies wäre zum Beispiel der Fall, wenn der Geschädigte nachweislich Untersuchung oder Behandlung verlangte, die ihm verweigert wurde und wenn er sogleich nach Entlassung aus der Gefangenschaft einen Facharzt aufsuchte. Andernfalls kann unterstellt werden, daß der Patient von seinem anlagebedingten Leiden nichts bemerkte und auch in der Freiheit keinen Arzt aufgesucht hätte, was ja leider im Frühstadium die Regel ist.

Wichtig für den praktischen Arzt wie auch für den Facharzt in eigener Praxis sind einige *Hinweise.* Nach Unfällen muß er sehr genaue Aufzeichnungen über die Zeit des Unfalles, Zeit des Eintreffens beim Arzt und alle sonstigen Angaben des Geschädigten sowie über den Befund aufschreiben, da er mit größter Wahrscheinlichkeit später vom Versicherungsträger danach gefragt wird und sie für die Beurteilung maßgebend sind. Nachträgliche Angaben sind als solche zu kennzeichnen und mit Skepsis zu betrachten, da sie dem menschlichen Kausalitätsbedürfnis und dem Rentenbegehren entspringen können. Der Gutachter ist neutral, er ist nicht der Anwalt des Patienten oder der Versicherungsgesellschaft. In dubio pro reo würde nicht, wie es oft fehlinterpretiert wird, ein Entscheid für den Patienten sein, denn dieser ist Kläger und nicht Angeklagter. Richtig ist es, Zweifel und Unklarheiten im Gutachten niederzuschreiben. —

Es gibt Patienten, die den Gutachter unter Druck zu setzen suchen, wenn er ihnen nicht willfährt. Solche Gutachten gibt der niedergelassene Arzt besser an die nächste Klinik ab.

Oft macht der Untersuchte über das Ausmaß seiner Sehbehinderung falsche Angaben. Ein erfahrener Augenarzt kann solche Unstimmigkeiten nahezu immer aufdecken und meist auch den wahren Funktionsverlust abschätzen. Kliniken verfügen über besondere Hilfsmittel. Deshalb sind bei solchen Fällen Obergutachten durch eine Universitätsklinik zu empfehlen. Die Entscheidung, ob falsche Angaben auf Simulation (Vortäuschen nicht vorhandener Leiden) oder Aggravation (Übertreiben von Beschwerden) beruhen, ob sie dem Untersuchten bewußt sind oder nicht, ist nicht Sache des augenärztlichen Gutachters. Es genügt, von „unzutreffenden" oder „wechselnden" Angaben zu sprechen, ohne den Untersuchten weiter psychiatrisch zu klassifizieren. Solche Menschen verschaffen sich oft über einen Sachverwalter eine Kopie des Gutachtens und versuchen, den Arzt wegen einer angeblich herabsetzenden Bezeichnung anzugreifen. Die genaue Beschreibung von Simulationsproben gehört *nicht* in das Gutachten, eben weil der Simulant oder Aggravant so belehrt und gewarnt wird! Im Umgang mit Gutachtenpatienten, die falsche Angaben machen, haben sich Liebenswürdigkeit und Gelassenheit besser bewährt als Vorhaltungen, Belehrungen oder Grobheit.

Berufskrankheiten entstehen als Folge langdauernder schädlicher Einflüsse im Gegensatz zu Unfällen, die ein plötzlich eingetretenes einmaliges Ereignis sind. Folgende Augenkrankheiten können eine Berufskrankheit sein: Der Glasbläserstar, der auch nach Arbeit vor starken Hitzequellen auftreten kann (Eisengießer), Röntgenstar, Nystagmus bei Bergarbeitern und einige chronische Vergiftungen, die den Sehnerv schädigen (z. B.: Blei, Methylalkohol, Trinitrotoluol, Dinitrophenol, Schwefelkohlenstoff).

Tabelle 6. *Rententabelle der Deutschen Ophthalmologischen Gesellschaft*
Die senkrechte Spalte B und die horizontale Spalte A geben die vorhandene Sehschärfe an, die zugehörigen Tabellenwerte die entsprechende Minderung der Erwerbsfähigkeit. Die mit * versehenen Werte können je nach Lage des Falles um 5 % erhöht werden.

B \ A	$5/5$-$5/7$	$5/10$	$5/12$	$5/15$	$5/20$	$5/25$	$5/35$	$5/50$	$1/20$	$1/50$	0
1,0—0,6	0	0	5	5	5*	10	15	15	20	25	25
0,5	0	5	5*	10	10	15	15	20	20*	25	25
0,4	5	5*	10	15	15	20	20	25	25	30	35
0,3	5	10	15	20	20	20*	25	25*	30	35	40
0,25	5*	10	15	20	30	30	30	35	40	45	45*
0,2	10	15	20	20*	30	40	40	45	50	55	55
0,14	15	15	20	25	30	40	50	50	50*	55	60
0,1	15	20	25	25*	35	45	50	60	70	80	85
0,05	20	20*	25	30	40	50	50*	70	80	85	90
0,02	25	25	30	35	45	55	55	80	85	95	95*
0	25	25	35	40	45*	55	65	80	90	95*	100

Fürsorge für Blinde und Schwachsichtige

Im wissenschaftlichen Sinne ist ein Auge *blind*, wenn es keinen Lichtschein wahrnimmt (Amaurose). Blindheit im gesetzlichen Sinne besteht, wenn die Sehkraft bei freiem Gesichtsfeld weniger als $1/60$ beträgt, oder wenn die Sehkraft $1/25$ bis $1/60$ beträgt, die Gesichtsfeldaußengrenzen aber auf 15° eingeengt sind (z. Zt. geltende Definition). Einfacher gesagt: Wenn das Auge kein Hilfsmittel zur Orientierung in fremder Umgebung ist. Die häufigsten Ursachen für die Erblindung in Europa sind Glaukom, Uveitis und Ablatio. In Ländern mit ungenügender augenärztlicher Versorgung stehen Katarakt, Trachom oder andere Infektionskrankheiten (z. B. in Afrika die durch Insekten übertragene Onchocerkose) an erster Stelle. In Europa ist etwa 1 von 1000 Menschen blind.

Der Blinde empfindet die Abhängigkeit von anderen Menschen drückender als den Verlust des Sehens. Die Hilfe besteht deshalb in erster Linie in der Eingliederung in ein normales Arbeitsleben, so daß der Blinde seinen Lebensunterhalt selbst verdienen kann. Hilfs- und Schutzmittel im Straßenverkehr sind der weiße Blindenstock, die gelbe Armbinde mit den drei schwarzen Punkten und ein besonders abgerichteter Führhund. Lesen ist mit Hilfe der Fingerspitzen möglich. Die Blindenschrift von Braille besteht aus erhabenen Punkten, die von der Rückseite her in dickes Papier gepreßt sind. Jeder Buchstabe entspricht einer anderen Zahl und Anordnung der Punkte, z. B.:

A⠃   B⠇   C⠉

Bei der Ausbildung muß man zwischen Menschen unterscheiden, die in früher Kindheit erblindeten und deshalb keine optischen Vorstellungen haben, und spät Erblindeten. Die Ausbildung zu zahlreichen Berufen erfolgt in Schulen, die in nachstehendem Verzeichnis aufgeführt sind. Auch das Hochschulstudium ist möglich. Es gibt ferner Schulen für Kinder, die blind und taubstumm sind oder bei denen außer der Blindheit noch sonstige körperliche oder geistige Gebrechen vorliegen. Dort wird in stiller Geduld täglich eine bewundernswerte Lebenshilfe geleistet.

Hochgradig Sehschwache (Sehvermögen $1/60$—$1/25$ bei freiem Gesichtsfeld) werden in Blindenschulen ausgebildet.

Schwachsichtig sind Kinder mit einem Sehvermögen von $1/4$—$1/20$, die deshalb dem normalen Schulunterricht nicht folgen können. Sie werden in Sehschwachen-Schulen unterrichtet. Sie haben eine weit größere Wahl von Berufen als Blinde offen.

Es ist wichtig, diese Kinder rechtzeitig, ehe sie wegen ihrer Sehschwäche zurückbleiben, aus der normalen Schule herauszunehmen und in Sehschwachenschulen zu bringen. Optische Sehhilfen für bestimmte Arten der Schwachsichtigkeit sind S. 40 erwähnt.

Blindenschulen und Sehbehindertenschulen:

Deutsche Bundesrepublik

Blindenschulen	Schülerzahl
Augsburg	30
Berlin 41, Rothenburgstr. 14	70
Bingen a. Rhein	36
Düren	121

Umschulungsstätten für Späterblindete Schülerzahl

Rheinische Umschulungsstätte für Späterblindete, Düren 75
Blinden-, Kur- und Erholungsheim mit Rehabilitationsstätte, Saulgrub 20
Späterblindete werden weiterhin ausgebildet in den Blindenanstalten
Berlin, Hannover, Heiligenbronn, Marburg, Neuwied, Nürnberg,
Paderborn, Soest, Stuttgart und Würzburg

Umschülerzahl insgesamt ca. 120

Blindenstudienanstalt

Blindenstudienanstalt, Marburg a. d. Lahn 110

Selbständige Sehbehindertenschulen

Hermann-Herzog-Schule, Berlin 65, Müllerstr. 158 97
Schule für sehbehinderte Kinder, Bremen, Horner Heerstr. 17 40
Martin-Bartels-Schule, Dortmund, Kreutzstr. 145 44
Städt. Schule für sehbehinderte Kinder, Düsseldorf, Höhenstr. 5 61
Sonderschule für sehbehinderte Kinder, Duisburg-Neudorf,
Hebbelstr. 1 100
Richard-Hessberg-Schule, Essen-Steele, Neuholland 38 90
Hermann-Herzog-Schule, Frankfurt a. Main, Pfingstbrunnenstr. 15 70
Sehbehindertenschule, Gelsenkirchen, Skagerakstr. 62 32
Sonderschule für Sprach- und Sehbehinderte, Gießen, Goethe-Schule 13
Sonderschule für Sehbehinderte, Hannover, Schlägerstr. 36 97
Sehbehindertenklasse an der Auefeld-Schule, Kassel, Hans-Böckler-
Straße 97 7
Schule für sehbehinderte Schüler, Köln-Deutz, Neuhöffer Straße 12 70

DDR
Blindenheime

Berlin, Klement-Gottwald-Allee 193/197
Grimma, Nerchauer Str. 9
Karl-Marx-Stadt, Flemmingstr. 8
Langendorf über Weißenfels, Christof-Buchen-Str. 2/4

Potsdam, Ludwig-Richter-Str. 25
Schöneiche bei Berlin, Wittstockstr. 8
Weimar, Schwabestr. 11
Spremberg/NL.

Blindenschulen, Rehabilitationszentren, Sehschwachenschulen
Erweiterte Oberschule für Sehgeschädigte und Oberschule für Blinde, Königs-
wusterhausen, Luckenwalder Str. 20
Oberschule für Blinde, Karl-Marx-Stadt, Flemmingstr. 8
Rehabilitationszentrum für Blinde, Karl-Marx-Stadt, Flemmingstr. 8
Rehabilitationszentrum für Blinde und Sehgeschädigte, Halle a. d. Saale, Bugen-
hagenstr. 30
Rehabilitationszentrum für Blinde, Neukloster, August-Bebel-Allee 3
Sehschwachenoberschule, Berlin, Hirtenstr. 4
Sehschwachenschule, Halle a. d. Saale, Bugenhagenstr. 30
Sehschwachenschule, Leipzig, An der Märchenwiese 77
Sehschwachenschule, Neukloster
Sehschwachenoberschule, Weimar, Schwabenstr. 20/22

Blindenkurheime
Ostseebad Boltenhagen, Strandweg 74
Georgenthal (Thür.), Schwimmbachstr. 4
Bad Gottleuba, Vierzehn-Nothelfer-Weg 3 a
Paulinzella über Rudolstadt
Wernigerode, Amelungsweg 6
Kurheim für doppeltgeschädigte Blinde, Rochsburg über Rachlitz

Druck- und Verlagswesen
Deutsche Zentralbücherei für Blinde, Leipzig, Gustav-Adolf-Str. 7

Österreich

Blinden-Erziehungsanstalten	Schülerzahl
Staatliches Blinden-Erziehungsinstitut, 1020 Wien, Wittelsbachstr. 5	79
angeschlossen ein Kindergarten für blinde Kinder	13
Odilien-Blindenanstalt, Graz, Leonhardstr. 130	30
Blinden-Lehr- und Erziehungsanstalt, Innsbruck, Ing.-Etzelstr. 71	22

Sonderschule für sehgestörte Kinder
| 1150 Wien, Zinkgasse 12 | 150 |

Blinden-Versorgungsheime
Versorgungs- und Beschäftigungsanstalt für erwachsene Blinde, 1080 Wien, Josefstädterstr. 80	80
Zweiganstalt Baumgarten, 1140 Wien, Baumgartenstr. 71	40
Odilien-Blindenanstalt, Graz, Leonhardstr. 130	66
Kärntner Landes-Blindenanstalt, Klagenfurt, Gutenbergstr. 9	20
Tiroler Blindenanstalt, Innsbruck, Ing.-Etzel-Str. 71	41
Landesblindenheim, Salzburg, Müllner Hauptstr. 56	28
Landesblindenheim, Linz-Dornach, Johann-Wilhelm-Klein-Str. 73	20

Wohnheime für Blinde

Graz-Gösting, Exerzierplatzstr. 50—52	15
Klagenfurt, Gutenbergstr.	15
Innsbruck, Amraserstr.	10

Schweiz

Blindenschulen   Schülerzahl

Sonderschule der Schweiz. Vereinigung der Eltern blinder und sehschwacher Kinder, Basel, Missionsstr. 48	4
Sonderklasse für Sehbehinderte, Basel, Nonnenweg 32	9
Schulheim für Blinde und Sehschwache, Zollikofen	59
Blindeninstitut Sonnenberg, Fribourg	55
Asile des Aveugles, 15, av. de France, Lausanne	25
Blindenschule, Zürich, Arbentalstr. 28	8

Blindenheime, Werkstätten und Eingliederungszentren

Blindenheim, Basel, Kohlenberggasse 20	23
Blindenheim des bernischen Blindenfürsorgevereins, Bern, Neufeldstr. 97	46
Vereinigte Blindenwerkstätten, Bern, Neufeldstr. 31	28
Luzernisches Blindenheim, Horw, Waldegg	59
Ostschweizerisches Blindenheim, St. Gallen	40
Berufliche Schulungsstätte für Blinde und Sehschwache, St. Gallen, Bruggwaldstr. 37	23
Werkstätte für selbständige Blinde, St. Gallen, Austr. 18	4
Blindenheim, Boningen SO	28
Home Recordon pour femmes, Lausanne, 15, av. de France	29
Home Dufour pour hommes, Lausanne, 30, av. de France	23
Arbeitsheim Wangen ZH, Wangen bei Dübendorf	6
Blindenarbeitsheim für Männer, Zürich, St.-Jakobs-Str. 7	15
Blinden-Leuchtturm, Zürich, Leonhardstr. 14	18
Blindenwohnhaus des Vereins Blindenhaus, Zürich, Seefeldstr. 65	9
Frauen-Blindenheim Dankesberg, Zürich, Bergheimstr. 22	23
Werkstätte für Blinde und Gebrechliche Oerlikon, Zürich, Wehntalerstr. 294/296	2

Blinden-Altersheime

Foyer pour aveugles agés de la Suisse romande, Genève/Chêne-Bougeries	22
Ostschweizerisches Blinden-Altersheim, St. Gallen, Bruggwaldstr. 37 c	38
Asilo dei Ciechi, Lugano-Ricordone, Via Torricelli	26
Emilienheim für alte Blinde, Kilchberg ZH, Stockenstr. 22	30

Heime für mehrfachgebrechliche Blinde

Gebrechlichenheim (Blindenabteilung), Kronbühl SG	2
Le Foyer (Aveugles intellectuellement handicapés), Lausanne, 90—92, route d'Oron	92

Repetitorium

Die folgende Sammlung von Fragen soll den Studenten zur Selbstprüfung anleiten, ob er das Buch mit Erfolg durchgearbeitet hat. Jeder Prüfer wird auf seine Weise besonders fragen. Bei der Examensvorbereitung empfiehlt es sich deshalb, auch die Mitschrift der Vorlesung heranzuziehen.

Untersuchungsmethoden, Refraktion

Welche Wellenlänge haben die Schwingungen, die wir als Licht wahrnehmen? (S. 1)

Wieviel Dioptrien beträgt die Brechkraft der Hornhaut, wieviel die des gesamten Auges? (S. 2 und 42)

Wie lang ist das Auge sagittal? (S. 3)

Welche Tatsache aus der Entwicklungsgeschichte ist für die Entstehung einer Netzhautablösung wichtig? (S. 6)

Welches sind die Aufgaben des Ziliarkörpers? (S. 7)

Wohin fließt das venöse Blut aus dem Auge ab? (S. 7 und 8)

Woher stammt das arterielle Blut? (S. 7)

Welche Hirnnerven sind am Auge beteiligt? (S. 10 und 11)

Welche Strukturen des Auges werden vom Sympathicus versorgt? Welche Funktionen hat er? (S. 10)

Welche Strukturen des Auges werden vom Parasympathicus versorgt? Welche Funktionen hat er? (S. 10)

Wie kann man die Sensibilität der Hornhaut prüfen? (S. 82)

Demonstrieren Sie die Untersuchung mit fokaler Beleuchtung! (S. 12)

Wer erfand den Augenspiegel? Wann? (S. 12 und 14)

Welchen Abstand muß man von Patientenaugen bei dem Spiegeln im umgekehrten Bild einhalten? Warum? (S. 14)

Untersucht man besser im umgekehrten Bild oder im aufrechten Bild oder mit beiden Methoden, warum? (S. 15)

Was ist das Prinzip der Skiaskopie? (S. 18 und 19)

Wozu dient die diasklerale Durchleuchtung? (S. 19)

Welche klinische Bedeutung hat die Elektro-Retinographie? (S. 21)

Wie prüft man die Netzhautfunktion bei stark herabgesetztem Sehvermögen behelfsmäßig? (S. 25)

Was ist der Unterschied zwischen Gesichtsfeld und Blickfeld? Wie nennt man das Gerät zur Prüfung des Gesichtsfeldes? (S. 26 ff.)

Wie kann man das Gesichtsfeld grob behelfsmäßig ohne Geräte prüfen? (S. 30)

Welche praktische Bedeutung haben Farbensinnstörungen? (S. 31 ff.)

Welches sind die häufigsten Farbensinnstörungen? (S. 33)

Welche Farbensinnstörung ist im Straßenverkehr besonders wichtig? (S. 33)

Wie untersucht man Farbensinnstörungen? (S. 33)

Welche Veränderungen des Sehens treten bei Dämmerungsadaptation auf? (S. 34)

Bei welchen Erkrankungen kommt Nachtblindheit vor? (S. 35)
Welche Sehhilfen gibt es für Menschen, die in der Ferne und in der Nähe ein Glas
  brauchen? (S. 36ff.)
Welches sind die Anzeigen und die Gegenanzeigen von Haftschalen? (S. 39)
Welche Schutzbrillen kennen Sie? (S. 40)
Was bedeutet der Begriff Emmetropie? (S. 42)
Besteht dabei stets volles Sehvermögen? (S. 42)
Mit welcher Art von Brillen korrigiert man ein myopes Auge? (S. 44)
Soll man dem Kurzsichtigen ein möglichst starkes oder ein möglichst schwaches
  Glas geben? (S. 44)
Wie kann man hohe Kurzsichtigkeit besser korrigieren als mit Brillengläsern?
  (S. 44)
Welche Refraktionsverhältnisse liegen bei einem Menschen vor, der bis ins hohe
  Alter für die Ferne und Nähe kein Glas braucht? (S. 44 und 45)
Welche Fundusveränderungen kommen bei der malignen Myopie vor? (S. 45)
Kann man Refraktionsfehler durch Übungen bessern? (S. 45)
Soll man dem Hypermetropen ein möglichst starkes oder möglichst schwaches Glas
  geben? (S. 46)
Welche Augenveränderungen kommen bei Hypermetropie vor? (S. 47)
Was ist Astigmatismus? (S. 47ff.)
Wann kommt unregelmäßiger Astigmatismus vor? (S. 47 und 48)
Wie korrigiert man unregelmäßigen Astigmatismus? (S. 48)
Wie nennt man die ungleiche Bildgröße auf beiden Netzhäuten und wann stört
  diese? (S. 50)
In welchem Alter braucht man eine Lesebrille? (S. 51)
Wodurch erfolgt die Akkommodation? (S. 51)
Bei welchen Krankheiten ist die Akkommodation gestört? (S. 52)
Wann kommt eine tonische Akkommodation vor? (S. 52)
Was ist Asthenopie? (S. 52)

Lider

Was sind die im Volksmund sog. Tränensäcke? (S. 54)
Wodurch kann eine Ptosis entstehen? (S. 54 und 55)
Welche Folgen kann eine Ptosis haben? (S. 55)
Was ist der Unterschied zwischen Gerstenkorn und Hagelkorn? (S. 57)
Welche Erkrankungen der Lidhaut kommen vor? (S. 58ff.)
Welches ist die Differentialdiagnose des entzündlichen Lidödems? (S. 59)
Nennen Sie gutartige Lidtumoren! (S. 60)
Welche bösartigen Lidtumoren sind am häufigsten? (S. 60)

Tränenorgane

Woher kommen die Tränen, woraus bestehen sie und wohin fließen sie? (S. 62 und 63)
Wie prüft man die Durchgängigkeit der Tränenwege? (S. 63)
Welche Ursachen für Tränenträufeln kennen Sie? (S. 64)
Wie behandelt man eine Entzündung des Tränensackes? (S. 64)
Womit könnte man eine Entzündung der Tränendrüse verwechseln? (S. 65)

Welche Folgen hat die Verminderung der Tränensekretion? (S. 65)
Wie wird die Tränensekretion gesteuert? (S. 10)
Mit welcher Operation kann man einen neuen Abfluß der Tränen in die Nase her-
stellen? (S. 64)
Bei welchem Syndrom kommt eine Schwellung von Tränendrüsen und Speichel-
drüsen vor? (S. 65)
Welche Folgen hat eine verminderte Tränenbildung? (S. 65)
Welche weiteren Symptome gehören zu dem Sjögren-Syndrom? (S. 65)

Bindehaut

Demonstrieren Sie das Ektropionieren des Oberlides (S. 67) und des Unterlides!
(S. 67)
Wodurch unterscheidet sich die konjunktivale von der ziliaren Injektion? (S. 69)
Aus welchen Ursachen kann eine Bindehautentzündung entstehen? (S. 69 ff.)
Welches können die Ursachen der Conjunctivitis simplex sein? (S. 71)
Mit welchen Mitteln kann man sie behandeln? (S. 71)
Welche in der Augenheilkunde benutzten Medikamente können gefährliche Neben-
wirkungen haben, wodurch? (S. 71, 72, 83, 91, 133, 176)
Welches sind die Symptome der Keratoconjunctivitis epidemica? (S. 72)
Wodurch entsteht sie? (S. 72)
Nennen Sie weitere durch ein Virus entstehende Augenentzündungen! (S. 74 und
75)
Wodurch beugt man der Gonoblennorrhoe vor? (S. 73)
Was muß der Augenarzt bei der Untersuchung eines Kindes mit Gonoblennorrhoe
beachten? (S. 73)
Wie behandelt man die Gonoblennorrhoe? (S. 73)
Womit könnte man die Gonoblennorrhoe verwechseln? (S. 74)
Welche Viruserkrankung kommt an der Bindehaut des Erwachsenen und des Kin-
des in verschiedenen Erscheinungsformen vor? (S. 74)
Welche Erscheinungen verursacht das Trachom? (S. 75)
Welche zwei Hauptstadien unterscheidet man? (S. 75)
Welches sind die Spätfolgen? (S. 75)
Wie behandelt man das Trachom? (S. 75)
Wie behandelt man eine akute bakterielle Bindehautentzündung? (S. 75)
Durch welche Erreger könnte sie entstehen? (S. 75 und 76)
Wodurch entsteht die Conjunctivitis angularis? (S. 77)
Was ist eine Conjunctivitis (oder Ophthalmia) nodosa? (S. 77)
Woher hat die Conjunctivitis scrofulosa ihren Namen, welche Untersuchungen muß
man dabei vornehmen? (S. 77 und 78)
Welche allergischen Entzündungen des Auges kennen Sie? (S. 78)
Was ist ein Symblepharon? (S. 79)
Welche Degenerationen der Bindehaut sind häufig? (S. 79)
Wie behandelt man ein Flügelfell? (S. 79)
Wie verhält sich der Arzt, wenn er einen fraglichen Naevus sieht und nicht sicher
ist, ob es sich um ein malignes Neoplasma handelt? (S. 80)
Was bedeutet eine subkonjunktivale Blutung? (S. 81)

Hornhaut

Wie groß ist der Hornhautdurchmesser beim Säugling und beim Erwachsenen? (S. 82)

Wie dick ist die Hornhaut? (S. 82)

Wie hoch ist die Brechkraft der Hornhaut? (S. 82)

Von welchem Nerv wird die Sensibilität der Hornhaut versorgt? (S. 10)

Welche Untersuchungen kann man an der Hornhaut vornehmen? (S. 82)

Womit kann man die Hornhaut anaesthesieren? (S. 82 und 83)

Wie behandeln Sie als praktischer Arzt eine Kalkverätzung? (S. 83 und 84)

Welche Stadien einer Kalkverätzung kommen vor? (S. 83)

Wie kann man den Kalk aus dem Gewebe lösen? (S. 84)

Welche sonstigen Verätzungen kennen Sie? (S. 84)

Wie ist die Behandlung? (S. 84)

Was muß man beim Verdacht auf eine perforierende Verletzung vornehmen? (S. 85)

Wie entfernt man einen Hornhautfremdkörper? (S. 85)

Was ist eine rezidivierende Erosio? (S. 86)

Wie behandelt man eine Erosio? (S. 86)

Wodurch zeichnet sich ein Hornhautinfiltrat aus? (S. 86 ff.)

Wodurch unterscheidet sich das Hornhautinfiltrat von dem Hornhautgeschwür? (S. 88)

Welches können die Folgen eines Hornhautgeschwüres sein? (S. 88 und 89)

Wie bezeichnet man eine dichte weiße Hornhautnarbe? (S. 88)

Was ist eine Descemetocele? (S. 88)

Welche Hornhautentzündungen kennen Sie? (S. 90 ff.)

Wodurch entsteht ein Ulcus serpens? (S. 90)

Was untersucht man bei Verdacht auf Ulcus serpens? (S. 90)

Welche beiden Formen der Herpeserkrankung der Hornhaut kennen Sie? (S. 91)

Wodurch unterscheiden beide Formen sich therapeutisch? (S. 91 und 92)

Wie sieht ein Zoster ophthalmicus aus? (S. 92)

Welche weiteren Viruserkrankungen der Hornhaut kennen Sie? (S. 93)

Was ist die Hutchinsonsche Trias? (S. 95)

Kann man die Keratitis parenchymatosa durch eine spezifische Behandlung der Lues heilen? (S. 95)

Kann man das 2. Auge vor Erkrankung schützen? (S. 95)

Wo befindet sich die Entzündung bei der Keratitis e lagophthalmo, wo bei der Keratitis neuroparalytica und wo bei der Keratitis marginalis? (S. 95)

Was ist eine Keratitis filiformis? (S. 65)

Wodurch kann eine Keratitis punctata superficialis entstehen? (S. 96)

Welche Bedeutung hat der Greisenbogen der Hornhaut, womit könnte man ihn verwechseln? (S. 97)

Welche Hornhautdegenerationen kennen Sie? (S. 97 und 98)

Was ist ein Keratokonus, wie ist die Behandlung? (S. 98)

Welche beiden Arten der Hornhautüberpflanzung kennen Sie? (S. 99)

Wie groß sind die überpflanzten Scheiben? (S. 99)

Welches sind die Anzeigen zur Hornhautüberpflanzung? (S. 99)

Wie sind die Erfolgsaussichten der Hornhautüberpflanzung? (S. 100)

Was ist die Keratomalacie? (S. 100)

Lederhaut

Wohin fließt das Kammerwasser aus dem Schlemmschen Kanal? (S. 100)
Bei welchen Krankheiten schimmert die Sklera bläulich? (S. 100)
Differentialdiagnostisch wichtiges Kennzeichen der Episkleritis? (S. 101)

Linse

In welchem Fetalmonat bildet sich die Linse? (S. 101)
Von welchem Keimblatt stammt die Linse? (S. 101)
Wodurch wird die Linse trotz fortdauernden Wachstums im Laufe des Lebens nicht
   wesentlich vergrößert? (S. 102)
Wann beginnt das Altern der Linse? (S. 102)
Worauf beruht die Presbyopie? (S. 102)
Wie hoch ist die Brechkraft der Linse im Auge? (S. 102)
Welches Glas muß man zur Korrektur eines früher emmetropen Auges nach der
   Staroperation vorsetzen? (S. 102)
Warum ist dieses Glas schwächer als die Brechkraft der Linse im Auge? (S. 102)
Welche Krankheitssymptome fehlen in der Linse? (S. 104)
Wie untersucht man Linsentrübungen? (S. 104)
Wie überzeugt man sich von der Funktion der Netzhaut bei dicht getrübter Linse?
   (S. 104)
Wie teilt man die Alterstrübungen der Linse ein? (S. 104 und 106)
Bei welchen innersekretorischen Störungen kommt eine Linsentrübung vor? (S. 107)
Nach welchen Verletzungen (im weiteren Sinne) kommen Linsentrübungen vor?
   (S. 107 und 108)
Gibt es eine Linsentrübung als Berufskrankheit? (S. 108)
Welche Linsentrübungen kommen bei Vergiftungen vor? (S. 109)
Bei welchen Linsentrübungen soll man dem Patienten gegenüber nicht von Star
   sprechen? (S. 104 sowie S. 109)
Was nennt man Irisschlottern, worauf weist es hin? (S. 111)
Wann kommt monokulare Diplopie vor? (S. 111)
Welche Operationsverfahren gibt es bei Katarakt? (S. 111)
Welche modernen Fortschritte der Staroperation kennen Sie? (S. 113)
Welche Gründe sprechen für die Operation des einseitigen grauen Stars? (S. 115)
Wie kann man das Sehvermögen des Patienten korrigieren, der an einseitigem grauen
   Star operiert ist? (S. 115)
Soll man Kinder mit angeborenem grauen Star operieren, wann? (S. 115)
Gibt es Gründe, einen Erwachsenen am grauen Star auch dann zu operieren, wenn
   wahrscheinlich die Netzhaut nicht normal ist? (S. 105)
Welche Gefahren bringen eine jahrelang bestehende Katarakt mit sich? (S. 105 und
   106)

Iris

Hat die Iris sensible Nerven? (S. 115)
Wovon hängt die Farbe der Iris ab? (S. 116)
Welche Gebilde begrenzen die Kammerbucht? (S. 116)
Welche Allgemeinleiden kann man an der Iris erkennen? (S. 117, 120)

Was ist die Irisdiagnose? (S. 117)
Welche Folgen hat eine Entzündung der Iris? (S. 119)
Wie teilt man die Iritisformen ein? (S. 119)
Welche Ursachen kann eine Iritis haben? (S. 120)
Welche allgemeinen Untersuchungen veranlaßt der Augenarzt bei einem Patienten
    mit Iritis? (S. 120)
Welche besonderen Formen der Iritis, insbesondere welche sehr schweren Formen
    der Iritis kennen Sie? (S. 120 und 121)
Welches ist die Differentialdiagnose zum akuten Glaukomanfall? (S. 122)
Wann kommt eine Gefäßneubildung auf der Iris vor? (S. 122)
Darf man jede Iritis ohne weiteres mit pupillenerweiternden Mitteln behandeln?
    (S. 122)
Welche Folgen hat eine Verletzung der Iris? (S. 123)
Welche Spätfolgen können aus einer Verletzung entstehen? (S. 123)
Welche Geschwülste der Iris haben die größte Bedeutung? (S. 125)

Aderhaut

Welches ist die Aufgabe der Aderhaut? (S. 125)
Wie kann man die Aderhautentzündungen einteilen? (S. 127)
Welche Untersuchungen veranlaßt der Augenarzt bei einer Aderhautentzündung?
    (S. 128 und 120)
Welche Tumoren der Aderhaut kennen Sie? (S. 129)

Pupille

Demonstrieren Sie die Prüfung der wichtigsten Pupillenreaktionen! (S. 130)
Beschreiben Sie die Pupillenreflexbahn! (S. 131)
Wann findet man enge Pupillen? (S. 131)
Wann findet man weite Pupillen? (S. 131)
Mit welchem Fachausdruck bezeichnet man eine ungleiche Pupillengröße beider
    Augen? (S. 132)
Welches ist das von ROBERTSON beschriebene Pupillenphänomen? (S. 132)
Womit kann man es verwechseln? (S. 132)
Welche Ursachen für eine absolute Pupillenstarre kennen Sie? (S. 132)
Mit welchem Mittel würden Sie die Pupille zu einer diagnostischen Untersuchung
    in der Sprechstunde erweitern? (S. 132)
Welche pupillenerweiternden Mittel kennen Sie? Wie wirken sie? (S. 132)
Welche Medikamente oder Gifte beeinflussen die Akkommodation? Wie? (S. 133)
Welches sind die Gefahren pupillenerweiternder Mittel? (S. 132 und 133)
Wie schützt man sich vor den Gefahren? (S. 132 und 133)

Glaskörper

Welche Glaskörpertrübungen kennen Sie? (S. 133 und 134)
Bei welcher schweren Erkrankung spielt die Glaskörperveränderung eine Rolle?
    (S. 133 und 45)
Woran würden Sie bei plötzlich auftretenden Glaskörpertrübungen denken? (S. 134
    und 139)
Welche Diagnosen erwägen Sie, wenn der Patient über herumschwimmende schwarze
    Punkte klagt? (S. 133 und 139)

Netzhaut

Wodurch unterscheidet sich die Netzhautmitte von der Netzhautperipherie anatomisch? (S. 135)

Was wissen Sie über die Duplizitätstheorie? (S. 136)

Wodurch wird die Netzhaut ernährt? (S. 136)

Durch welche Faktoren wird das ophthalmoskopische Bild des gesunden Fundus beeinflußt? (S. 137)

Wie ändert sich die Netzhaut im Alter? (S. 137)

Unscharfe Papillengrenzen entstehen wodurch? (S. 138, 160, 163)

Subjektive Symptome bei Beginn einer Netzhautablösung? (S. 139)

Differentialdiagnose einer Ablatio retinae? (S. 141, 129)

Was ist eine Traktionsablatio? Wann kommt sie vor? (S. 141)

Was ist die Voraussetzung für das Entstehen einer Netzhautablösung? (S. 141)

Welche Behandlungsmethoden der Netzhautablösung kennen Sie? (S. 141)

Was ist das gemeinsame Grundprinzip aller Behandlungsmethoden der Netzhautablösung? (S. 141)

Welche Netzhauttumoren gibt es im Kindesalter? (S. 143, 145)

Kann man einen Netzhauttumor exzidieren? (S. 145)

Welche Behandlungsmethoden wendet man an, wenn beide Augen von einem Retinoblastom befallen sind? (S. 145)

Dürfen Eltern mit einem Kind, das an Retinoblastom verstarb, weitere Kinder bekommen? (S. 145)

Welche weiteren Vorsichtsmaßnahmen sind nötig, wenn man an einem Auge eines Kindes ein Retinoblastom entdeckte? (S. 144)

Welche Augenkrankheit kommt nur bei Frühgeburten vor? (S. 145)

Welche Augenveränderungen findet man bei Bluthochdruck? (S. 147, 148)

Gibt es eine für die Schwangerschaft typische Augenerkrankung? (S. 148)

Wodurch zeichnen sich diabetische Netzhautveränderungen aus? (S. 149)

Welche weiteren Augenkomplikationen durch Diabetes kennen Sie? (S. 107 und 122)

Welches ist die häufigste Komplikation einer Zentralvenenthrombose der Netzhaut? (S. 151)

Wie sieht der Augenhintergund bei einer Embolie der Netzhautarterie aus? (S. 151)

Warum entsteht der sog. kirschrote Fleck? (S. 151)

Welches ist eine häufige Degeneration der Netzhaut? (S. 153)

Kann man die Pigmentdegeneration schon im Kindesalter feststellen? (S. 154)

Erblindet man an einer Makuladegeneration? (S. 154)

Welche Krankheit führt häufig zu Blutungen in den Glaskörper? (S. 155)

Welche Augenveränderungen kommen bei angeborener Lues vor? (S. 157)

Welche traumatischen Veränderungen der Netzhaut kennen Sie? (S. 158)

Warum ist die normale Papille temporal schärfer begrenzt und blasser als nasal? (S. 160)

Welche Bedeutung hat ein Venenpuls auf der Papille? (S. 160)

Was ist eine Pseudoneuritis, wodurch unterscheidet sie sich von der Sehnervenentzündung? (S. 160)

Wodurch unterscheidet sich die Stauungspapille von der Neuritis? (S. 161)

Kann man aus der Stauungspapille auf den Ort eines Hirntumors schließen? (S. 161)

Wann entsteht trotz erhöhten Hirndrucks keine Stauungspapille? (S. 161)

Woran denkt man bei einseitiger Stauungspapille mit Beweglichkeitsbeschränkung?
  (S. 162)
Was sind die Symptome der retrobulbären Neuritis? (S. 163)
Aus welchen Ursachen kann eine Neuritis entstehen? (S. 163)
Darf man vor Klärung der Ursachen bereits Corticosteroide geben? (S. 164)
Welche Tumoren des Sehnervs kennen Sie? (S. 165)

Sehbahn

Welcher Gesichtsfeldausfall entsteht bei Durchtrennung des linken Tractus opticus?
  (S. 169)
Welche Gesichtsfeldausfälle entstehen bei Läsion in der Chiasmagegend? (S. 169)
Welche Faserzüge kreuzen im Chiasma? (S. 165, Abb. 213)

Glaukom

Wie ist der Mitteldruck des gesunden Auges, wie ist die untere und obere Grenze
  des Druckes? (S. 169)
Wieviel Kammerwasser wird pro Minute gebildet, woher kommt es und wohin fließt
  es? (S. 170)
Wie mißt man den Augeninnendruck? (S. 173 ff.)
Wann erhält man mit dem Schiötz-Tonometer irreführende Werte? (S. 175)
Welche beiden Hauptformen des primären Glaukoms kennen Sie? (S. 177)
Welche Formen der sekundären Glaukome kennen Sie? (S. 176, 177)
Kann Glaukom durch Medikamente verursacht werden? (Durch Corticosteroide,
  S. 72, 176, Typ Glaucoma simplex; durch Mydriatica, akuter Glaukomanfall
  bei engem Kammerwinkel S. 172, 182).
Gibt es linsenbedingte Glaukome? (S. 106)
Welches ist der wichtigste Unterschied zwischen Glaucoma simplex und Winkel-
  blockglaukom? (S. 177)
Was wissen Sie über die soziale Bedeutung des Glaukoms? (S. 178)
Wie stellt man die Frühdiagnose des Glaukoms? (S. 180)
Mit welchem Miotikum beginnt man die Glaukombehandlung? (S. 183)
Welche sonstigen Mittel kennen Sie zur Behandlung des Gl. simplex? (S. 182)
Wie ist die Wirkungsweise der Miotika? (S. 182)
Welches sind die Unterschiede zwischen akutem Glaukom und Iritis? (S. 122)
Wie behandelt man einen akuten Glaukomanfall? (S. 185)
Welches ist die Anzeige zur Operation bei Glaucoma simplex und bei Winkelblock-
  glaukom? (S. 181 und 185)
Welche Operationsverfahren kennen Sie, wie wirken diese? (S. 187 ff., Abb. 238—246)
Was ist Glaucoma absolutum? (S. 190)
An welche Ursache muß man bei Glaucoma absolutum denken? (S. 190)
Welches sind die Frühsymptome des Glaukoms beim Kleinkind? (S. 190)
Soll man bei Hydrophthalmie operieren oder medikamentös behandeln? (S. 191)
Von welchem Alter ab kann man bei Hydrophthalmie operieren? (S. 192)

Orbita

Wie kann man ohne Instrumente einen Exophthalmus feststellen? (S. 193)
Welche Ursachen für einen Exophthalmus kennen Sie? (S. 194—196)

Mit welcher Untersuchungsmethode kann man eine Myositis der Augenmuskeln feststellen? (S. 195)

Was ist ein maligner Exopthalmus? (S. 195)

Therapie des malignen Exophthalmus? (S. 195)

Kommt die Basedowsche Krankheit einseitig vor? (S. 195)

Was ist ein intermittierender Exophthalmus? (S. 196)

Wodurch entsteht ein pulsierender Exophthalmus? (S. 196)

Augenmuskellähmungen

Wodurch unterscheidet sich das klinische Bild des Strabismus paralyticus vom konkomittierenden Schielen? (S. 205)

Warum ist der sekundäre Schielwinkel bei Strabismus paralyticus größer als der primäre? (S. 199)

Wodurch entsteht eine typische Kopfhaltung bei Augenmuskellähmung? (S. 199)

Zu welchem Krankheitsbild kann diese Kopfhaltung führen? (S. 202, Abb. 265

Was kann die Ursache einer Augenmuskellähmung sein? (S. 199 ff.)

Schildern Sie den Verlauf und die Funktion des Musculus obliquus superior! (S. 202)

Schildern Sie das Krankheitsbild der Trochlearislähmung! (S. 202)

Was ist eine Ophthalmoplegia totalis? (S. 204)

Welche Symptome sprechen für eine Okulomotoriuslähmung? (S. 204)

Wann soll man frühestens nach einer Augenmuskellähmung operieren? (S. 204)

Was ist eine Blicklähmung? (S. 204)

Welches sind die wichtigsten Geräte zur Untersuchung bei Augenmuskellähmungen (Maddoxkreuz und Rotglas, Synoptophor)? (S. 210 und 212)

Welche Ursachen für Nystagmus kennen sie? (S. 204)

Schielen

In welchem Lebensalter entsteht das Schielen im allgemeinen? (S. 206)

In welchem Lebensalter erreicht das Kind die volle Sehschärfe? (S. 206)

Mit welchen Worten belehren Sie die Eltern eines Kindes von 2 Jahren, das wegen Schielens zu Ihnen gebracht wird? (S. 206)

Wodurch entsteht die Schielschwachsichtigkeit? (S. 206 und 207)

Nach welchem Alter tritt keine Schielschwachsichtigkeit trotz Abdecken eines Auges mehr auf? (S. 206)

Welche monokularen Anpassungen an das Schielen kennen Sie? (S. 207)

Welche binokulare Fehlentwicklung kann beim Schielen auftreten? (S. 207)

Welche Ursachen kann das Schielen haben? (S. 207 und 208)

Was ist Heterophorie? (S. 209)

Warum sehen manche Menschen nach Alkoholgenuß doppelt? (S. 209)

Welche Untersuchungen nimmt man bei Schielen vor? (S. 209 ff.)

Worin besteht die Behandlung der Schwachsichtigkeit? (S. 211)

Wie nennt man die Behandlungsmethode durch Übungen? (S. 213)

Welche weitere Therapie kommt in Frage, wenn die Schwachsichtigkeit beseitigt ist? (S. 213)

Was ist der Unterschied zwischen Pleoptik und Orthoptik? (S. 211 und 213)

Was ist der Winkel Gamma? (S. 208)

Was muß man beim Zubinden des führenden Auges beachten? (S. 212)

Entwicklungsgeschichte

Woher stammt die primäre Augenblase? (S. 213)

Nennen Sie Beispiele für Mißbildungen, die aus einer Fehlentwicklung stammen! (S. 216 und 217)

Welche Krankheiten der Mutter können Augenkrankheiten des Kindes verursachen? (S. 109)

Nennen Sie Beispiele für geschlechtsgebunden rezessive Augenleiden! (S. 218)

Wann wird man den Eltern augenkranker Kinder vor weiterer Fortpflanzung abraten? (S. 218)

Verletzungen

Welche Maßnahmen muß man bei Verdacht auf eine perforierende Augenverletzung ergreifen? (S. 85)

Welche Folgen kann das Eindringen eines Fremdkörpers ins Auge haben? (S. 219 und 220)

Welche Folgen entstehen nach einer Prellung des Auges? (S. 219—221)

Wie hoch ist die Erwerbsminderung bei Verlust eines Auges, wenn das andere Auge normal ist? (S. 224)

Wie hoch ist die Erwerbsminderung bei Verlust oder Erblindung beider Augen? (S. 224)

Welche Aufgabe hat der praktische Arzt bei Augenverletzungen, abgesehen von der Versorgung und Weiterleitung des Patienten? (S. 225)

Notfälle. Sonstige Fragen

In welchen Notfällen ist besonders dringend eine Kliniksaufnahme nötig?

Zum Beispiel: Gonoblennorrhoe, perforierende Verletzung, Raupenhaarverletzung, Verätzung oder Verbrennung, akutes Glaukom, Nezthautablösung, Verschluß der Zentralarterie.

Was können weiße Herde am Augenhintergrund bedeuten?

Zum Beispiel: Chorioretinitis, Cotton-Wool-Exsudate bei Hypertonie, Kalkspritzerdegenerationen bei Diabetes, Retinitis circinata, atrophische Bezirke bei Myopie, Karzinommetastase.

Was können unscharfe Papillengrenzen bedeuten?

Zum Beispiel: Drusenpapille, Pseudoneuritis hypermetropica, Stauungspapille, Neuritis, Zentralvenenthrombose, nephrogener Hochdruck.

Was kann eine plötzliche Sehverschlechterung bedeuten?

Zum Beispiel: Embolie, Neuritis, retrobulbäre Neuritis, Thrombose, Netzhautblutung, Netzhautablösung, Glaukomanfall, zentrale Retinitis, Iridocyclitis.

Wann kommen Augenschmerzen vor? Zum Beispiel:

a) Fremdkörpergefühl: bei allen Hornhauterkrankungen mit Epithelläsion; Stellungsanomalien der Lider; Fremdkörper; Entzündung von Bindehaut oder Hornhaut;

b) dumpfer Schmerz im Auge: Skleritis, Iritis, Neuritis;

c) Schmerz im Auge und vom Auge ausstrahlend: Glaukomanfall.

Welche Praktiken soll der praktische Arzt beherrschen?

Zum Beispiel: Untersuchung der Pupillenreflexe S. 130, in fokalem Licht S. 12, in durchfallendem Licht S. 16, mit dem Augenspiegel S. 13, Prüfung des Sehvermögens ohne Gläser S. 25, Prüfung des Farbensehens S. 33, grobe Prüfung des Gesichtsfeldes S. 30, Tonometrie S. 173—175, Gabe von Salben oder Tropfen, Augenverband S. 170—171, Ektropionieren S. 67, Entfernen eines Hornhaut-Fremdkörpers S. 85.

Welche Vorsichtsmaßnahmen sind bei der Anwendung von Medikamenten am Auge zu beachten?

Zum Beispiel: Wimpern und Bindehaut nicht mit der Pipette berühren (S. 70). Im Senium keine adstringierenden Augentropfen verordnen (S. 71). Nie Gluko-corticoide bei Epitheldefekten der Hornhaut, nie zum Dauergebrauch ohne häu-fige Druckkontrolle. Bei Infekten mit Antibiotika kombinieren (S. 72, 91 u. 176). Kein Lokalanaesthetikum zu Händen des Patienten (S. 72 u. 83). Kein Mydria-tikum ohne vorherige Gonioskopie (S. 133 u. 182).

Sachverzeichnis

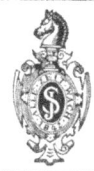

SPRINGER-VERLAG
BERLIN · HEIDELBERG · NEW YORK

Neue medizinische Lehrbücher

M. Arnold: Histochemie

Einführung in Grundlagen und Prinzipien der Methoden. Mit 68 Abbildungen.
Etwa 272 Seiten. 1968. In Vorbereitung

Jawetz / Melnick / Adelberg: Medizinische Mikrobiologie

Zweite, überarbeitete und erweiterte Auflage. Übersetzt von G. Maass und
R. Thomssen. Mit 192 Abbildungen. XII, 748 Seiten. 1968.
Gebunden DM 38,—; US $ 9.50

Steinegger / Hänsel: Lehrbuch der Pharmakognosie

Auf phytochemischer Grundlage. Zweite, neubearbeitete Auflage.
XII, 531 Seiten. 1968. Gebunden DM 78,—; US $ 19.50

Kinderheilkunde

Herausgegeben von G.-A. von Harnack. Mit 195 Abbildungen.
XII, 451 Seiten. 1968. Gebunden DM 38,—; US $ 9.50

Garrè / Stich / Bauer: Lehrbuch der Chirurgie

18./19. Auflage, neubearbeitet von K. H. Bauer. Unter Mitarbeit zahlreicher
Fachwissenschaftler. Mit 727 z. T. farb. Abbildungen. Etwa 1080 Seiten.
1968. Gebunden DM 88,—; US $ 22.00

E. Kern: Allgemeine Chirurgie

Mit 118 Abbildungen. XII, 213 Seiten. 1967.
Gebunden DM 28,—; US $ 7.00

K. Idelberger: Lehrbuch der Orthopädie

In Vorbereitung.

H. J. Weitbrecht: Psychiatrie im Grundriß

Zweite, überarbeitete Auflage. Mit 24 Abbildungen. XVI, 490 Seiten. 1968.
Gebunden DM 46,—; US $ 11.50

Cashell / Durran: Grundriß der Orthoptik

Übersetzt von S. Mattheus. Mit etwa 36 Abbildungen. Etwa 188 Seiten. 1968.
In Vorbereitung

The manufacturer's authorised representative in the EU is Springer
Nature Customer Service Centre GmbH, Europaplatz 3, 69115 Heidelberg,
Germany. If you have any concerns regarding our products, please
contact ProductSafety@springernature.com

Printed and bound by CPI Group (UK) Ltd, Croydon, CR0 4YY

24/04/2026

02096317-0007